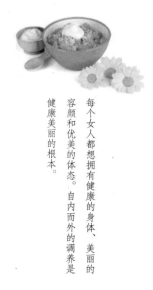

每个女人都想拥有健康的身体、美丽的容颜和优美的体态。自内而外的调养是健康美丽的根本。

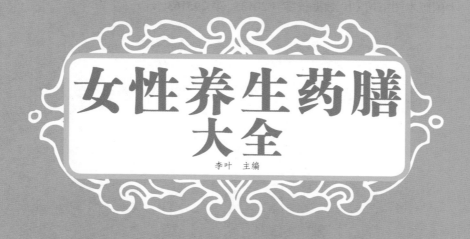

女性养生药膳
大全

李叶 主编

北京联合出版公司
Beijing United Publishing Co.,Ltd.

北京科学技术出版社

图书在版编目（CIP）数据

女性养生药膳大全 / 李叶主编 . — 北京：北京联合出版公司，2014.1（2022.3 重印）

ISBN 978-7-5502-2411-7

Ⅰ . ① 女 … Ⅱ . ① 李 … Ⅲ . ① 女性 – 食物养生 – 菜谱 Ⅳ . ① R247.1 ② TS972.164

中国版本图书馆 CIP 数据核字（2013）第 293163 号

女性养生药膳大全

主　　编：李　叶

责任编辑：张　萌

封面设计：韩　立

内文排版：李　蕊　李丹丹

北京联合出版公司
北京科学技术出版社　出版

（北京市西城区德外大街 83 号楼 9 层　100088）

三河市万龙印装有限公司印刷　新华书店经销

字数 350 千字　720 毫米 × 1020 毫米　1/16　20 印张

2014 年 1 月第 1 版　2022 年 3 月第 2 次印刷

ISBN 978-7-5502-2411-7

定价：68.00 元

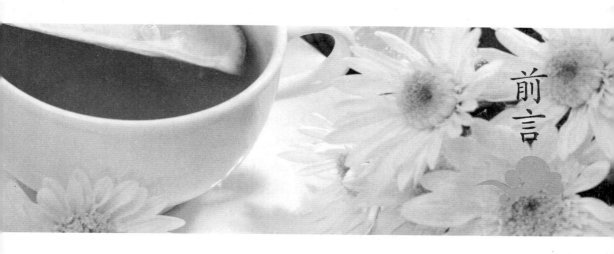

每个女人都想拥有健康的身体、美丽的容颜和优美的体态。随着社会的发展，人们的保健和爱美意识也不断增强，越来越多的女性意识到真正的美丽不能单靠化妆品的修饰和掩盖，而是由内而外焕发出的健康与靓丽，尤其现代女性工作繁忙、生活压力大、精神紧张，容易产生免疫力下降、内分泌紊乱、毒素堆积等多种健康问题。从中医学角度讲，这是由脏腑损伤、功能失调、气血异常、阴阳失衡所致，由此可见，自内而外的调养是健康与美丽的根本。

中医养生药膳来源于生活的实践与验证，充分结合了中国传统医药学、养生学和现代医药学、营养学，以其独特的效果、简便的制作和天然安全的特性受到广大群众的喜爱，是女性调养身体、保持优美体态的日常必需品。中医学理论认为，食疗药膳最宜扶正固本。这是由于食疗所用食物和药物多属补品，形虽为食品，性则为药品，它取药物之性，用食物之味，共同配伍，相辅相成，能起到食借药力、食助药威的协同作用，达到药物治疗和食物调养的双重功效。在防病治病上，与单纯的药物治疗具有异曲同工之妙。

尽管食疗药膳种类繁多、疗效确切，但并非每一种食疗药膳均适合于任何人。女性天生柔弱，在体质、体力等方面都与男性有很大的差别，因此其养生的侧重点也与男性不同。此外，缩小到"女性"这个范畴，每个人的体质又不同，临床表现也各异，因此在选用食疗时，应该按照中医辨证施膳的原则，根据自己的证型加以甄选。

本书的编写参考了《黄帝内经》《本草纲目》这两本医学著作，共分为五章，并对《黄帝内经》里所讲的女性养生进行了扩充，再结合《本草纲目》里的药材和食材功效，对女性有益的药材、食材均搭配了合理的药膳进行调理。此外，本书还分别从女性常见的亚健康症状，经、带、胎、产等常见病及常见妇科杂病三个角度来分析女性疾病，对59种常见的女性症状和疾病进行了总结和分析，并列举了对症的药膳供广大女性患者选择。希望女性读者能从中受益，做好日常保健护理，远离疾病的困扰，保持健康与美丽。

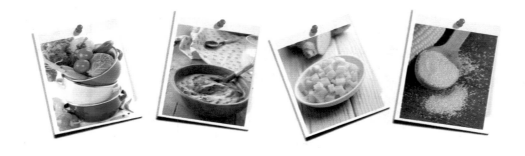

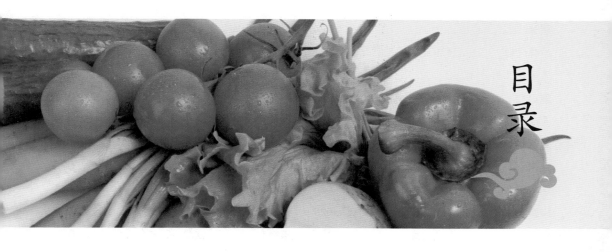

目录

🍐 **第一章** | **《黄帝内经》中的女人养生智慧**

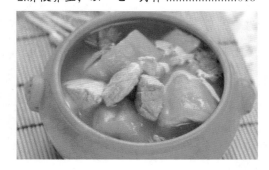

🍐 **第二章** | **《本草纲目》解析女性保健、养生、治病的101种食物**

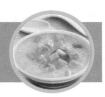

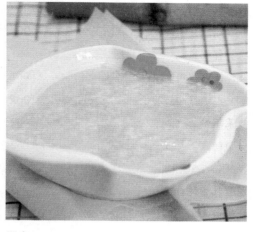

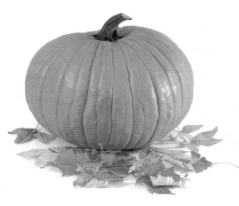

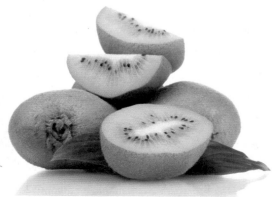

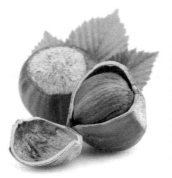
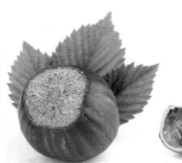
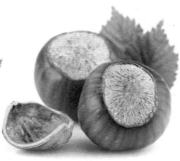

第三章 调节女性亚健康状况的药膳良方

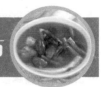

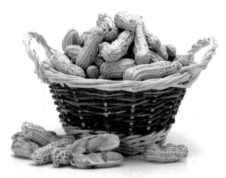
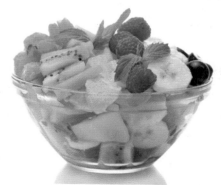

第四章 | 经、带、胎、产女性特殊期的药膳养生

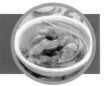

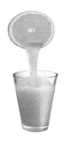
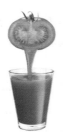
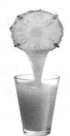
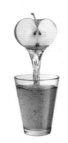
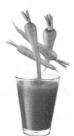

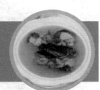

第五章 | 常见女性疾病的药膳调养

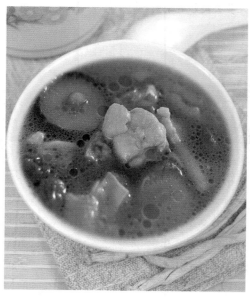

第一章
《黄帝内经》中的
女人养生智慧

　　美丽永远是从健康开始的，只有身体健康、体质良好的女性，才能从内到外透露出良好的气色和精神状态。《黄帝内经》认为："有诸内，必行于诸外。"也就是说，身体内部的不健康，会从外表显现出来，所以说颜面反映了一个人的身体健康状况。所以，要想做真正的美女，必须从"内"做起。

　　本章结合了《黄帝内经》里所讲的女性养生知识，从女性健康的必备条件、九种女性体质调理以及五脏养生、以"七"为律的阶段养生等方面进行了详细的阐述和讲解，全面科学地教您做个健康、美丽的女人。

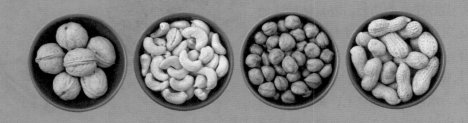

① 九种女性体质特征及其调理

女性朋友们要想通过食用药膳来养生，首先要辨清自己是何种体质，这样才能因人施膳，从而达到养生的目的。《黄帝内经》将人的体质大致分为九种。

1.平和体质

平和体质是一种健康的体质，其主要特征为：阴阳气血调和，体形匀称健美，面色、肤色润泽，头发稠密有光泽，目光有神，鼻色明润，嗅觉通利，唇色红润，不易疲劳，不易生病，生活规律，精力充沛，耐受寒热，睡眠良好，饮食较佳，二便正常。此外，性格开朗随和，对于环境和气候的变化适应能力较强。

平和体质的女性一般不需要特殊调理，但人体的内部环境也易受外界因素的影响，如夏季炎热、干燥少雨，人体出汗较多，易耗伤阴津，所以可适当选用一些滋阴清热的食材或药材，如百合、玉竹、银耳、枸杞子、沙参、梨、丝瓜、甘蔗、猪瘦肉、鸭肉、兔肉等。在梅雨季节，气候多潮湿，则可选用一些健脾祛湿的食物或药材，如鲫鱼、茯苓、砂仁、藿香、白扁豆、山药、赤小豆、莲子、薏苡仁、绿豆、马蹄、冬瓜等。秋季较干燥，可常食滋阴润燥的食物，如银耳、百合、雪梨、猕猴桃、桑葚、火龙果、莴笋、菌菇类、芝麻、杏仁，多吃绿叶蔬菜，少吃辛温燥热之品。冬季较寒冷，适合温补，因此可适当摄入温阳散寒的食物，如羊肉、鸡肉、牛肉、洋葱、辣椒、花椒、桂皮等。总之，平和体质的女性在饮食调理方面宜顺应四时变化规律。

饮食调理上除了注意顺应四时的变化外，还可运用药膳来调养身体，这里推荐一道适合平和体质女性食用的"鲫鱼枸杞汤"。此汤具有健脾利水、养肝明目、益气宁心的功效。其具体做法如下：选用新鲜鲫鱼1条，去鳞、去内脏，处理干净后用适量姜丝、盐、料酒将鱼腌渍入味，装盘；20克枸杞子洗净泡发后均匀地撒在鲫鱼身上；将盘放入锅内，上火隔水蒸6～7分钟至熟，撒上适量葱花，淋上香油即可食用。

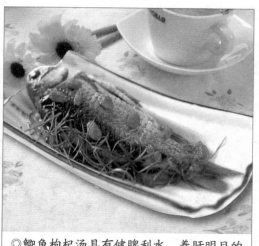

◎鲫鱼枸杞汤具有健脾利水、养肝明目的功效

2. 气虚体质

气虚体质是由于一身之气不足，以气虚体弱、脏腑功能低下为主要特征的体质状态。其主要特征为：元气不足，肌肉松软不实，平素语音低弱，气短懒言，容易疲乏，精神不振，易出汗，舌淡红，舌边有齿痕，脉弱，易患感冒、内脏下垂等。此外，性格内向，不喜冒险，不耐受风、寒、暑、湿邪。

气虚体质者宜吃性平偏温的，具有补益作用的药材和食材。例如：中药有人参、西洋参、党参、太子参、山药等；果品类有大枣、葡萄干、苹果、龙眼肉、橙子等；蔬菜类有白扁豆、红薯、淮山、莲子、白果、芡实、南瓜、卷心菜、胡萝卜、土豆、香菇等；肉食类有鸡肉、猪肚、牛肉、羊肉、鹌鹑等；水产类有泥鳅、黄鳝等；调味料有麦芽糖、蜂蜜等；谷物类有糯米、小米、黄豆制品等。

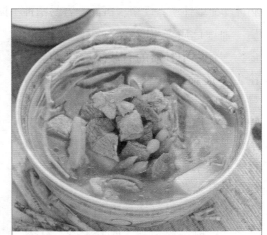

◎党参麦冬瘦肉汤具有益气滋阴、健脾和胃的功效

这里推荐两道适合气虚体质女性食用的养生汤，一道是"党参麦冬瘦肉汤"，此汤具有益气滋阴、健脾和胃的功效。其具体做法如下：选用300克猪瘦肉，洗净后将其切成小块；将15克党参、10克麦冬，分别用清水洗净；山药和生姜各适量，洗净后去皮，切片；然后将猪瘦肉入沸水中氽去血污，洗净后沥干水分，备用；另起锅，锅内注水烧沸，放入瘦肉、党参、麦冬、山药、生姜，小火炖至熟烂，加入盐和鸡精调味即可食用。另一道为"黄芪蔬菜汤"。此汤具有益气补虚、均衡营养的功效。其具体做法如下：将300克西蓝花切小朵，剥除梗子的硬皮，洗净；1个西红柿洗净，在外表轻划数刀，入沸水中氽烫至皮卷起，捞起剥皮，切块；15克香菇洗净，对切；15克黄芪加4碗水煮开，转小火煮10分钟，再加入西红柿和香菇续煮15分钟；加入西蓝花，转大火煮滚，加盐调味。

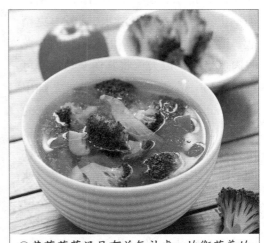

◎黄芪蔬菜汤具有益气补虚、均衡营养的功效

3. 血虚体质

血虚是指血液生成不足或血的濡养功能减退，月经期会使得人体内的部分血液流失，易形成血虚体质。主要特征有：面色苍白、唇色及指甲淡白无华、头发枯焦、舌淡苔白，偶有头晕目眩、肢体麻木等。易患贫血、手脚抽筋、心律失常、失眠多梦等病证。血虚体质者性格多沉静，容易精神不振、健忘，注意力不能集中。

血虚体质者平时应常吃补血养血的食物。蔬菜中补血的有菠菜、红苋菜、花生、莲藕、黑木耳等；肉禽类有乌鸡、鸡肉、动物肝脏、动物血、羊肉、驴肉、牛肉、乳鸽、老鸭等；水产类有鳝鱼、甲鱼、海参、紫菜、海带等；粮豆类有黑米、红米、红小豆等；水果可选用桑葚、葡萄、红枣、桂圆、草莓、樱桃等；中药材可选择当归、熟地黄、首乌、阿胶、白芍等。此外米酒、红酒均是补血佳品。

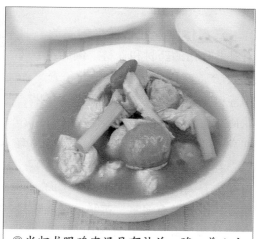

◎当归龙眼鸡肉汤具有补益心脾、养血安神的功效

这里推荐两道适合血虚体质女性食用的养生汤，一道是"当归龙眼鸡肉汤"。此汤具有补益心脾、养血安神的功效，适合心血亏虚引起的失眠心悸、头晕乏力者食用。其具体做法如下：精选200克鸡胸肉，洗净，切成小块；10颗龙眼肉洗净，备用；5克当归洗净，备用；汤锅上火，加入适量清水，调入4克精盐、适量葱段和姜片，下入鸡胸肉、龙眼肉、当归，以大火将其煲至熟烂即可食用。另一道是"五指毛桃熟地黄炖甲鱼"。此汤具有滋阴补血、降低血糖的功效，尤其适合贫血者、低血压者食用。具体做法如下：新鲜甲鱼1只，处理干净，斩块，汆水；五指毛桃根、熟地黄、枸杞子各适量，分别洗净，入清水浸泡10分钟后将其放入砂锅中，注入适量清水烧开，放入甲鱼，用小火煲4小时，加盐调味即可食用。

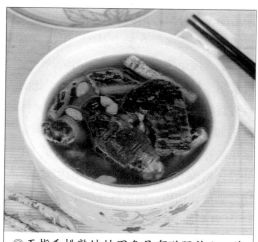

◎五指毛桃熟地炖甲鱼具有滋阴补血、降低血糖的功效

4. 阳虚体质

　　阳虚体质是指人体的阳气不足，人的身体出现一系列的阳虚症状。其主要症状为：畏寒怕冷，手足不温，肌肉松软不实，喜热饮食，精神不振，舌淡胖嫩，脉沉迟，易患痰饮、肿胀、泄泻等病证，感邪易从寒化。此外，性格多沉静、内向，耐夏不耐冬，易感风、寒、湿邪。

　　阳虚体质者可多食温热之性的药材和食材。例如：中药有鹿茸、杜仲、肉苁蓉、淫羊藿、锁阳等；果品类有荔枝、榴梿、龙眼肉、板栗、大枣、核桃、腰果、松子等，干果中最典型的就是核桃，可以温肾阳，最适合腰膝酸软、夜尿多的女性；蔬菜类包含生姜、韭菜、辣椒、山药等；肉食类有羊肉、牛肉、狗肉、鸡肉等；水产类有虾、黄鳝、海参、鲍鱼、淡菜等；调料类有麦芽糖、花椒、姜、茴香、桂皮等。

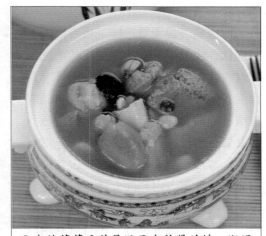

◎肉苁蓉莲子羊骨汤具有补肾益精、润燥滑肠的功效

　　这里推荐两道适合阳虚体质女性食用的养生药膳，一道是"肉苁蓉莲子羊骨汤"。此汤具有补肾益精、润燥滑肠的功效，适合肾阳亏虚、性欲减退、四肢不温者食用。其具体做法如下：将400克羊骨洗净，切件，汆水；20克肉苁蓉洗净，切块；20克莲子洗净，去心；将羊骨、肉苁蓉、莲子放入炖盅；锅中注水，烧沸后放入炖盅，以小火炖2小时，调入6克盐和适量鸡精即可食用。另一道是"生姜猪肚粥"。此粥具有温脾暖胃、益气补虚的功效。其具体做法如下：120克猪肚洗净，切条，用适量盐、料酒腌渍；80克大米淘净，浸泡半小时；30克生姜洗净，去皮，切末；锅中注水，放入大米，旺火烧沸后放入腌好的猪肚、姜末，中火熬煮至米粒开花，改小火熬至粥浓稠，加盐、味精调味，滴入香油，撒上葱花即可。

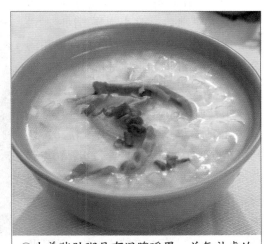

◎生姜猪肚粥具有温脾暖胃、益气补虚的功效

5. 阴虚体质

阴虚是指精血或津液亏损。其主要特征为：口燥咽干，手足心热，体形偏瘦，鼻微干，喜冷饮，大便干燥，舌红少津，脉细数，易患虚劳、不寐等病证，感邪易从热化。此外，性情急躁，外向好动、活泼，耐冬不耐夏，不耐受暑、热、燥邪。

阴虚症多源于肾、肺、胃或肝的不同症状，应根据不同的阴虚症状而选用药材或食材。例如：中药材有银耳、百合、石斛、玉竹、枸杞子等；食材类有石榴、葡萄、柠檬、苹果、梨、香蕉、罗汉果、西红柿、马蹄、冬瓜、丝瓜、苦瓜、黄瓜、菠菜、生莲藕等，新鲜莲藕非常适合阴虚内热的女性，可以在夏天榨汁喝，如果莲藕稍微老一点，质地粉，补脾胃效果则更好。也可以利用以上的药材和食材做成药膳，不仅美味，而且营养丰富，滋阴润燥。

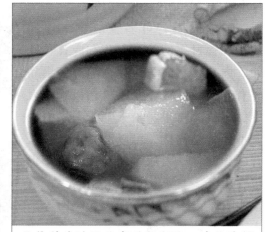
◎雪梨猪腱汤具有滋阴润肤、清热降解燥、降火解毒的功效

这里推荐两道适合阴虚体质女性食用的养生药膳，一道是"雪梨猪腱汤"。此汤具有滋阴润肤、清热降燥、降火解毒的功效。其具体做法如下：将500克新鲜的猪腱洗净，切块；1个雪梨，洗净后去皮，切成小块；8个无花果用清水洗净后浸泡；把以上全部用料放入煲内，加入适量清水，大火煮沸后，改小火煲2小时，最后加适量盐调成咸汤或加冰糖调成甜汤食用即可，此时可根据自己的口味调汤。另一道是"冬瓜瑶柱汤"。此汤具有滋阴补血、利水祛湿的功效。其具体做法如下：将200克冬瓜去皮，洗净，切片；20克瑶柱洗净，泡发，备用；10克草菇洗净，对切；30克虾剥去壳，挑去泥肠，洗净；10克生姜去皮，切片；锅上火，放入姜片爆香，下入适量高汤、冬瓜、瑶柱、虾、草菇煮熟，加盐、鸡精调味即可食用。

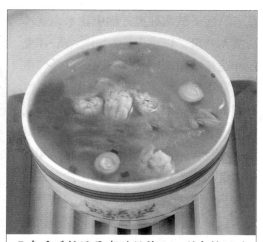
◎冬瓜瑶柱汤具有滋阴补血、利水祛湿的功效

6. 气郁体质

气郁体质者大都性格内向不稳定，敏感多虑。常表现为：神情抑郁，忧虑脆弱，形体瘦弱，烦闷不乐，舌淡红，苔薄白，脉弦，易患脏躁、梅核气、百合病及抑郁症等。此外，气郁体质者对精神刺激适应能力较差，不适应阴雨天气。

气郁体质者养生重在疏肝理气、健胃消食。中医有言：肝气过旺易犯脾，因此，气郁体质者也容易出现食欲不振、气滞腹胀现象，可选陈皮、菊花、酸枣仁、香附、山楂、木香、麦芽、玫瑰花、茉莉花等中药。陈皮能顺气消食、治肠胃不适；菊花能平肝、宁神静思；香附有温经、疏肝理气的功效；酸枣仁能安神镇静、养心解烦；茉莉花、玫瑰花均可疏肝理气、调畅心情。食材方面可选橘子、柚子、猕猴桃、西红柿、洋葱、丝瓜、卷心菜、香菜、萝卜、槟榔、大蒜、高粱、豌豆、黄花菜

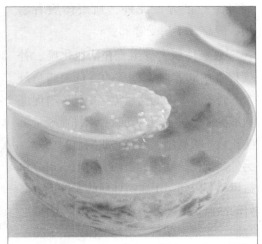

◎西米猕猴桃粥具有疏肝解郁、清心利尿的功效

等有解郁安神功效的食物，醋也可多吃一些，山楂粥、花生粥也颇为相宜。

这里推荐两道适合气郁体质女性食用的养生药膳，一道是"西米猕猴桃粥"。此粥具有疏肝解郁、清心利尿的功效。其具体做法如下：将200克猕猴桃冲洗干净，去皮，取瓤，切粒；100克西米用清水浸泡发好；取锅，倒入清水，旺火烧开，加入猕猴桃、西米，旺火煮沸，再改用小火略煮，然后加入白糖调味即可食用。另一道是"山楂陈皮菊花茶"。此茶具有行气解郁、清热除烦的功效，适合肝气郁结、心烦气躁、脾胃气滞、食欲不振者食用。其具体做法如下：将10克陈皮、10克山楂洗净，一起放入煮锅；加入400毫升清水，以大火煮开，转小火续煮15分钟，加入15克冰糖、5克菊花，焖一会儿即可食用。

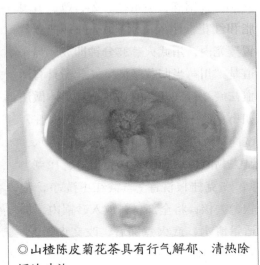

◎山楂陈皮菊花茶具有行气解郁、清热除烦的功效

7. 血瘀体质

血瘀体质的人血脉运行不通畅，不能及时排出和消散离经之血，久之，就会淤积于脏腑器官组织之中，从而产生疼痛。其主要特征为：肤色晦暗，色素沉着，容易出现瘀斑，口唇黯淡，舌暗或有瘀点，舌下脉络紫暗或增粗，脉涩，易患癥瘕及痛证、血证等。此外，血瘀体质者易烦、健忘，不耐受寒邪。

血瘀体质者养生重在活血化瘀、补气行气。调养血瘀体质的首选中药是丹参，丹参是著名的活血化瘀中药，有促进血液循环、扩张冠状动脉、增加血流量、防止血小板凝结、避免心肌缺血的功效。另外，桃仁、红花、当归、田七、川芎和益母草等中药对于血瘀体质的女性也有很好的活血化瘀功效。在食材方面，山楂、金橘、韭菜、洋葱、大蒜、桂皮、生姜、菌类、螃蟹、海参等都适合血瘀体质者食用。

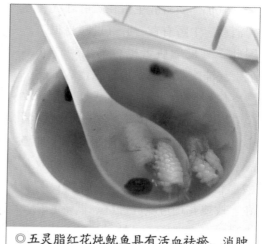

◎五灵脂红花炖鱿鱼具有活血祛瘀、消肿止痛的功效

这里推荐两道适合血瘀体质女性食用的养生药膳，一道是"五灵脂红花炖鱿鱼"。本品具有活血祛瘀、消肿止痛的功效。其具体做法如下：将200克鱿鱼洗净，切块；姜切片；葱切段；9克五灵脂、6克红花洗净，备用；把鱿鱼放在蒸盆内，加入10毫升绍酒，适量盐、姜、葱、五灵脂和红花，注入清水150毫升；把蒸盆置蒸笼内，用武火蒸35分钟即成。另一道是"川芎当归黄鳝汤"。此汤具有活血祛瘀、行气开郁的功效。其具体做法如下：将200克黄鳝剖开，去除内脏，洗净，入开水锅内稍煮，捞起过冷水，刮去黏液，切长段。10克川芎、12克当归、5克桂枝洗净；5颗红枣洗净，泡软，去核；将全部材料放入砂锅内，加适量清水，武火煮沸后，改文火煲2小时，加盐调味即可。

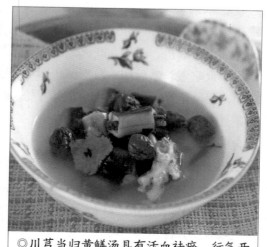

◎川芎当归黄鳝汤具有活血祛瘀、行气开郁的功效

8. 痰湿体质

痰湿体质者脾胃功能相对较弱，气血津液运行失调，导致湿气在体内聚积成痰。其主要特征为：体形肥胖，腹部肥满，面部皮肤油脂较多，多汗且黏，胸闷，痰多，口黏腻或甜，喜食肥甘甜黏，苔腻，脉滑，易患消渴、中风、胸痹等病证。此外，性格偏温和、稳重，多善于忍耐，对梅雨季节及湿重环境适应能力差。

痰湿体质者养生重在祛除湿痰，畅达气血，宜食味淡、性温平之食物。中药方面可选红豆、白扁豆、山药、薏苡仁等有健脾利湿功效的，也可选生黄芪、茯苓、白术、陈皮等有健脾、益气、化痰功效的。食材方面宜多食粗粮，如玉米、小米、紫米、高粱、大麦、燕麦、荞麦、黄豆、黑豆、芸豆、蚕豆、红薯、土豆等。有些蔬菜如芹菜、韭菜，含有丰富的膳食纤维，非常适合痰湿体质者食用。

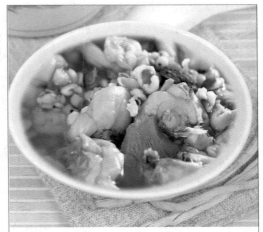

◎白术茯苓田鸡汤具有健脾益气、利水消肿的功效

这里推荐两道适合痰湿体质女性食用的养生药膳，一道是"白术茯苓田鸡汤"。此汤具有健脾益气、利水消肿的功效。具体做法如下：将1克白术、15克茯苓洗净，投入砂锅，加水文火约煲30分钟，去渣留汁；200克田鸡宰洗干净，去皮斩块，备用；20克芡实、30克白扁豆均洗净，投入砂锅内大火煮开后，转小火炖煮20分钟，再将田鸡放入锅中炖煮；加入5克盐与药汁，一同煲至熟烂即可。

另一道是"陈皮山楂麦芽茶"。此茶具有理气健脾、开胃消食的功效，适合脾胃气滞、腹胀痞满、不思饮食、食欲不振以及消化不良的患者食用。其具体做法如下：将10克陈皮、10克山楂、10克麦芽洗净，一起放入煮锅中；加入800毫升清水，以大火煮开，转小火续煮20分钟，加入10克冰糖，小火煮至溶化即可食用。

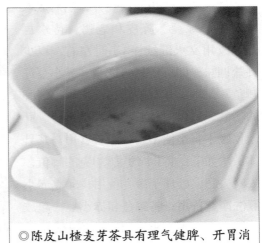

◎陈皮山楂麦芽茶具有理气健脾、开胃消食的功效

9. 湿热体质

湿热体质是以湿热内蕴为主要特征的体质状态，常表现为：面垢油光，易生痤疮，口苦口干，身重困倦，大便黏滞不畅或燥结，小便短黄，女性易带下增多，舌质偏红，苔黄腻，脉滑数，易患疮疖、黄疸、热淋等病证。此外，容易心烦急躁，对夏末秋初湿热气候、湿重或气温偏高环境较难适应。

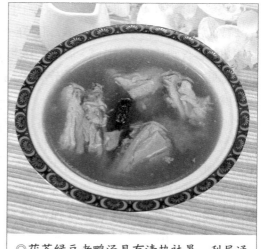

◎茯苓绿豆老鸭汤具有清热祛暑、利尿通淋的功效

湿热体质者养生重在疏肝利胆、祛湿清热，饮食以清淡为主。中药方面可选用茯苓、薏苡仁、玄参等清热利湿功效的。食材可多食绿豆、红豆、芹菜、黄瓜、丝瓜、荠菜、芥蓝、竹笋、莲藕、紫菜、海带、四季豆、兔肉、鸭肉等甘寒、甘平的食物。湿热体质者还可适当喝些凉茶，如决明子、金银花、车前草、淡竹叶、溪黄草、木棉花等，这对湿热体质者也有很好的效果，可驱散湿热，但不可多喝。

这里推荐两道适合湿热体质女性食用的养生药膳，一道是"茯苓绿豆老鸭汤"。此汤具有清热祛暑、利尿通淋的功效。其具体做法如下：先将500克老鸭洗净，斩件；20克土茯苓、200克绿豆和3克陈皮用清水浸透，洗净，备用；瓦煲内加入适量清水，先用武火烧开，然后放入土茯苓、绿豆、陈皮和老鸭，待水再开，改用文火继续煲3小时左右，以少许盐调味，即可。另一道是"赤小豆炖鲫鱼"。本品具有解毒渗湿、利水消肿的功效，适合湿热引起的肾炎水肿、肝硬化腹水、小便不畅等患者食用。其具体做法如下：将1个约重350克的鲫鱼，去鳞去腮，处理干净，备用；50克赤小豆洗净，备用；将鲫鱼和赤小豆一起放入锅内，加入2 000～3 000毫升清水，大火煮沸，转小火清炖，炖至鱼熟烂，加入适量盐调味即可食用。

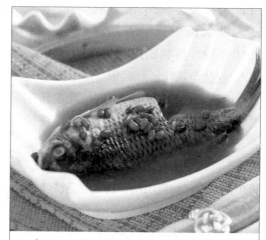

◎赤小豆炖鲫鱼具有解毒渗湿、利水消肿的功效

女性饮食养生

饮食是生命获取营养的源泉，是维持人体生长发育、完成各种生理功能、保证生命生存不可缺少的条件。现代女性的饮食观应更多地以科学、合理而适度的原则来补充营养。然而，养生又要从调理五脏开始，只有心、肝、脾、肺、肾都好了，才能达到增进机体健康、抗衰延寿的目的。

1. 调好五脏，调出美丽容颜

药材和食材都具有"五味"和"五色"。"五味"为酸、苦、甘、辛、咸五种味道，分别对应人体五脏：酸对应肝、苦对应心、甘对应脾、辛对应肺、咸对应肾。"五色"为绿、红、黄、白、黑五种颜色，也分别与五脏相对应：绿色养肝、红色养心、黄色养脾、白色养肺、黑色养肾。

（1）红色养心，苦味入心——容颜润泽如蜜

《黄帝内经·素问》曰："心主血，为生之本……心充脉华面，在液为汗，开窍于舌。"一个人的面色可以反映其气血是否充盈，气血充盈了，则面色红润有光泽。"心主神明"是把心看作人体的精神、意识、思维活动的主宰。心力的强弱，对健康起着决定性作用，心气虚弱，造成免疫力低下，容易引起心悸、失眠多梦等疾病。只有心力足身体才旺，所以我们一定要保养好心脏。

中医学认为，红色食物可养心，如动物心脏、动物血、红枣、红豆、紫米、桂圆肉、草莓、葡萄、阿胶、红花等。苦味入心，如苦参、苦瓜、莲子、黄芩、栀子等都是清心火的食物。此外，养护心脏，日常饮食在于"两多、三少"。"两多"：多吃杂粮、粗粮，多食新鲜蔬菜、大豆制品。"三少"：少吃高脂肪、高胆固醇食品，少饮酒，少吃盐。这里推荐一道心脏调理药膳——"玉竹猪心汤"。此汤具有安神宁心、养阴生津的功效。其具体做法如下：将500克猪心剖开洗净，与姜片同置锅内，煮至六成熟，捞出；10克玉竹洗净；将猪心、玉竹放在卤汁锅内，用小火煮熟后捞起。猪心切片后与玉竹一起放入碗内，在锅内加卤汁适量，再放入调味料加热成

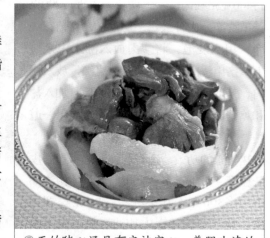

◎玉竹猪心汤具有安神宁心、养阴生津的功效

浓汁，淋在猪心上即可。

（2）绿色护肝，酸味入肝——女人的养分之源

《黄帝内经》有言："肝藏血，为罢极之本……充筋华爪，开窍于目。"肝所藏之血，是皮肤的养分之源，可充盈人体指甲，开窍明目。保证肝脏的藏血和疏泄功能正常，才能保证充足的养分供应。

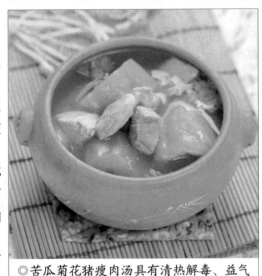

中医学认为肝是多气多血的脏腑，绿色养肝，绿色食物是人体的"清道夫"，其所含的各种维生素和矿物质，能帮助体内毒素的排出，保护肝脏，还可明目，如桑叶、枸杞叶、夏枯草、菠菜、韭菜、苦瓜、绿豆、青椒、大葱、芹菜、油菜等。酸味食物入肝，大体都有收敛固涩的作用，如五味子，或者可以增强肝脏的功能，促进胆汁排出，加快食物消化，如山楂。常用于盗汗自汗、泄泻、遗尿等虚证，如五味子，可止汗止泻、缩尿固精。食用酸味食物还可开胃健脾、增进食欲、消食化积。酸味食物有山楂、柠檬、吴茱萸、佛手、马齿苋等。

◎苦瓜菊花猪瘦肉汤具有清热解毒、益气补虚的功效

这里推荐两道肝脏调理药膳，一道是"苦瓜菊花猪瘦肉汤"，此汤具有清热解毒、益气补虚的功效。其具体做法如下：将400克猪瘦肉洗净，切块，余水；200克苦瓜洗净，去籽去瓤，切片；10克菊花洗净，用水浸泡；将瘦肉放入沸水中余一下，捞出洗净；锅中注水，烧沸，放入瘦肉、苦瓜、菊花慢炖，1.5小时后，加入盐和鸡精调味，出锅装入炖盅即可。另一道是"蒜蓉木耳菜"。本品具有消炎杀菌、清热解毒的功效。适合肝经湿热引起的皮肤瘙痒、带下过多者食用。其具体做法如下：将300克木耳菜洗净，20克蒜剥去皮，剁成蒜蓉；锅中加油烧热，先下入蒜蓉爆香；再加入木耳菜，大火翻炒至熟，调入盐、味精即可食用。

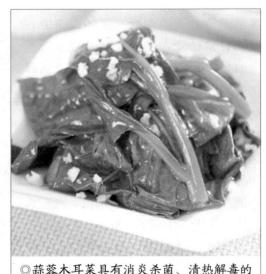

◎蒜蓉木耳菜具有消炎杀菌、清热解毒的功效

（3）黄色健脾，甘味入脾——为健康打好根基

黄色食物中富含维生素C，具有抗氧化、延缓皮肤衰老、提高人体免疫力等作用。黄色蔬果中的维生素D可促进钙、磷的吸收，可有效预防更年期女性骨质疏松。黄色食物中代表药材和食材有：黄芪、玉米、黄豆、柠檬、木瓜、柑橘、柿子、番薯、香蕉、蛋黄、姜等。

甘味药材和食材有健脾、益胃、缓急的作用，可以补充气血、缓解肌肉紧张和疲劳，多用于缓和因风寒引起的痉挛、抽搐、疼痛，适用于虚证、痛症。但食用过多会引起血糖升高，胆固醇增加。甘味代表药材和食材有：丹参、锁阳、沙参、黑芝麻、银耳、桑葚、黄精、百合、地黄、莲藕、茄子、萝卜、丝瓜、牛肉、羊肉等。

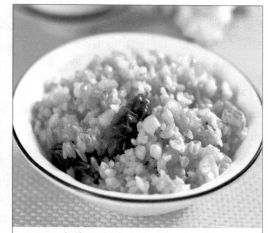

◎五谷丰登具有健脾益胃、增强免疫力、和胃益气的功效

这里推荐两道能调理脾胃的药膳，一道是"五谷丰登"。本品具有健脾益胃、增强免疫力、和胃益气的功效，尤其适合体质虚弱、抵抗力差以及营养不良者食用。其具体做法如下：将50克花生、50克玉米、50克大麦仁、50克荞麦、50克薏苡仁一起放入清水中洗净，泡发后备用；50克红枣洗净后去核，切成小粒；再将所有材料置入碗内，加入适量白糖，上蒸笼隔水蒸熟，即可食用。另一道是"蜂蜜南瓜饭"。本品具有润肠通便、益胃健脾的功效。其具体做法如下：将1个南瓜去顶，切下来的部分不要扔，备用；从上面把瓤挖干净；准备80克香米，铺一层在掏空了瓤的南瓜里，上面铺一层葡萄干，反复此做法至米占南瓜约一半的容积；往南瓜内注水，直至满；将切下来的顶，盖在南瓜上，用牙签固定；上锅蒸；待米饭熟透，掀起南瓜盖，淋入适量蜂蜜，即可食用。

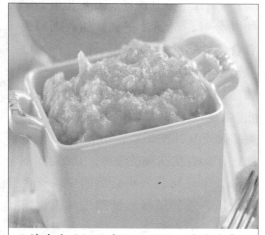

◎蜂蜜南瓜饭具有润肠通便、益胃健脾的功效

（4）白色润肺，辛味入肺——宣降中调出美丽

白色食物中的米、面富含碳水化合物，是人体维持正常生命活动不可或缺的能量之源。白色蔬果富含膳食纤维，能够滋润肺部，提高免疫力；白肉富含优质蛋白；豆腐、牛奶富含钙质；白果、莲子、杏仁有滋阴、固肾、补肺之功效，适宜肺虚咳嗽和肺气虚弱体质的哮喘；百合、银耳有补肺润肺的功效，肺虚干咳久咳或痰中带血的女性，非常适宜食用。

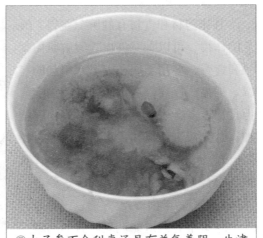

◎太子参百合甜枣汤具有益气养阴、生津润燥的功效

辛味药材和食材有宣发、发散、行血气、通血脉的作用，可以促进肠胃蠕动，促进血液循环，适用于气血阻滞或风寒湿邪等病证。但过量会使肺气过盛，患痔疮、便秘的女性要少吃。辛味食物的代表药材和食材有：葱、大蒜、香菜、洋葱、藿香、生姜、芹菜、辣椒、花椒、茴香、韭菜、酒、紫苏、肉桂等。

这里推荐两道能润肺的药膳，一道是"太子参百合甜枣汤"。此汤具有益气养阴、生津润燥的功效，适合肺胃阴虚、干咳、干呕患者服用。其具体做法如下：将30克百合剥瓣，洗净；5克太子参、5克红枣分别洗净，红枣泡发1小时；太子参、红枣盛入煮锅，加3碗水，煮约20分钟，至汤汁变稠，加入剥瓣的百合续煮5分钟，汤味醇香时，加冰糖煮至溶化即可。另一道是"南杏萝卜炖猪肺"。本品具有滋阴润肺、化痰止咳的功效。其具体做法如下：将250克猪肺反复冲洗干净，切成大件；4克南杏、50克花菇浸透洗净；100克萝卜洗净，带皮切成大小合适的中块；将以上用料连同适量上汤倒进炖盅，盖上盅盖，隔水炖之，先用大火炖30分钟，再用中火炖50分钟，最后用小火炖1小时，炖好后，加入10克盐、5克味精调味即可食用。

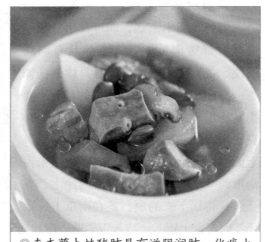

◎南杏萝卜炖猪肺具有滋阴润肺、化痰止咳的功效

（5）黑色固肾，咸味入肾——调出青春活力

黑色可以养血补肾，有效改善虚弱体质，同时还能提高机体的自愈能力。其富含的黑色素类物质可清除体内自由基，能促进血液循环、延缓衰老，对女性有很好的保健作用。黑色食物代表药材和食材有：何首乌、黑枣、木耳、黑芝麻、黑豆、黑米、海苔、海带、紫菜、香菇、乌鸡等。

咸味药材和食材有通便补肾、补益阴血、软化体内酸性肿块的作用，常用于治疗热结便秘等症。发生呕吐、腹泻不止时，适当补充些淡盐水，可有效防止虚脱。但心脏病、肾病综合征、高血压的女性不宜多吃。咸味食物的代表药材和食材有：蛤蚧、鹿茸、龟甲、海带、海藻、海参、蛤蜊、猪肉、盐等。

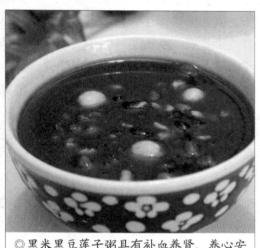

◎黑米黑豆莲子粥具有补血养肾、养心安神的功效

这里推荐两道能调理肾脏的药膳，一道是"黑米黑豆莲子粥"。本品具有补血养肾、养心安神的功效。其具体做法如下：将40克糙米、20克黑米、20克黑豆、20克红豆、30克燕麦均洗净，泡发；20克莲子洗净，泡发后，挑去莲心；锅置火上，加入适量清水，放入糙米、黑豆、黑米、红豆、莲子、燕麦，开大火煮沸；最后转小火煮至各材料均熟，粥呈浓稠状时，调入5克白糖，搅拌均匀即可食用。另一道是"首乌核桃羹"。本品具有滋阴养血、滋补肝肾的功效，适合肝肾亏虚、须发早白者以及老年性便秘者食用。其具体做法如下：将70克大米、30克薏苡仁均洗净，泡发；适量红枣洗净，去核，切片；适量核桃仁洗净；何首乌、熟地黄各适量均洗净，加水煮好，取汁待用；锅置火上，加入适量清水，倒入煮好的汁，放入大米、薏苡仁，以大火煮至开花；加入红枣、核桃仁煮至浓稠状，调入3克盐拌匀，即可食用。

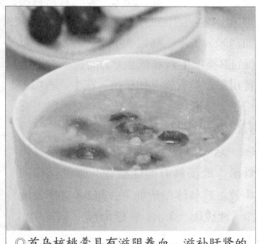

◎首乌核桃羹具有滋阴养血、滋补肝肾的功效

2.阶段养生，以"七"为律 ·····················•

养生除了要遵循自然规律和生活规律之外，人体的生理变化规律也不容忽视。以人体生理变化规律为理论基础，根据人在每个周期内的变化而进行相应的养生行为，就叫阶段养生。阶段养生与人的生理变化周期相关，《黄帝内经》中对于阶段养生，有"女七男八"的观点，以下依据《素问·上古天真论》中的分法，以"七"为律，介绍女性的阶段养生。

（1）"一七""二七"——发育期和青春期

"一七"，即7岁，《黄帝内经》中讲："女子七岁，肾气盛，齿更发长。"即女子到了7岁的时候，肾气开始充实，头发茂盛，牙齿更换。女子肾气充足的一个表现就是头发乌黑，七岁后头发生长较快，是精血充盈的表现，乳牙开始脱落，换成新牙。

"二七"，即14岁，《黄帝内经》有云："二七而天癸至，任脉通，太冲脉盛，月事以时下，故有子。"天癸是一种主宰人类生殖能力的基本物质。女子14岁时，肾气充盛，大多数女孩已经来月经了，骨骼也在不断发育，对营养的需求量也在增加，此时是身体生长发育的高峰阶段。

营养需求——合理饮食、营养均衡

"一七""二七"两个阶段的女孩正值身体发育的时期，从长头发、换牙、骨骼发育到卵巢成熟、月经来潮，这些过程都要求日常饮食营养要均衡，多食富含蛋白质、维生素以及钙、铁、锌、硒等微量元素的食物，以保证健康成长。

此阶段的女孩应保证钙质的摄入，促进骨骼生长，多食富含蛋白质的食物，如鱼类、蛋类、瘦肉类、虾等。多吃补血食物，如龙眼肉、红豆粥、菠菜、大枣、动物肝脏等。多吃蔬菜、瓜果、菌类食物，以保证维生素C、维生素E的摄入。多吃五谷杂粮，如糙米、玉米、高粱、小米、荞麦等，以保证B类维生素和维生素D的摄入。适当食用果仁类食物，如核桃、花生、杏仁、松子、芝麻等，能补脑益智，对大脑发育有积极的作用。

这里推荐一道调理药膳——核桃排骨汤。此汤具有健脑益智、强健体格的功效。其具体做法如下：将200克排骨洗净、砍成块，氽水；核桃100克，何首乌40克，当归15克，熟地黄5克，桑寄生25克，分别洗净，备用；再将备好的材料加水以小火煲3小时，起锅前加盐调味即可。

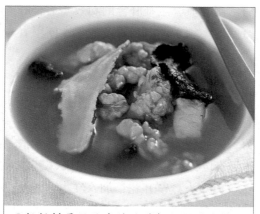

◎核桃排骨汤具有健脑益智、强健体格的功效

（2）"三七""四七" —— 青壮年期

"三七"，即21岁。《黄帝内经》中讲："三七肾气平均，故真牙生而长极。"到21岁的时候，肾气开始推动人的生殖功能的发育。当人自己发育成熟了以后，下一个任务就是繁衍后代，这就是大自然的规律。肾气就开始平衡了、平稳了。"真牙"就是俗称的智齿，智齿长出来后，表明已长到了极点，也就是到21岁的时候，女子快要长到头了。

"四七"，即28岁。《黄帝内经》说："四七筋骨坚，发长极，身体盛壮。"到了21岁，女性就会停止长个了，但是，她的肾精和肾气仍然在往高处走。这些能量不是去通过增加她的身高，而是在不断地充实她的内脏组织和器官，外在的表现就是筋骨壮。

营养需求——调经丰胸、益气养血

"三七"阶段的女性，要注意丰胸。因为在此阶段乳房有多大，将来就是多大了。这个年龄阶段的女性应多吃些促进体内激素分泌及富含维生素E的食物，如菜花、卷心菜、豆类、葵花子油、猪肝、牛乳、牛肉等食物。另外，梨中丰富的不饱和脂肪酸及维生素A、维生素E、维生素C等，不仅能促进乳房发育，还能防止乳房变形。此外，此阶段的女性还容易出现月经不调、痛经的现象，此时养生重在祛寒气、化瘀血，多吃具有散寒祛瘀的食物，如益母草、田七、当归、黄芪、乌鸡、山楂、陈皮等。

"四七"阶段的女性，身体强壮，身体各方面机能比较良好。养生重在益气养血，让自己更加美丽动人。因此，这一阶段的女性应适量食用阿胶、当归、黄芪、党参、山药、龙眼肉、动物肝脏、黑豆、菠菜、红肉等具有益气补血功效的药材和食材。

这里推荐一道适合该时期食用的调理药膳——麦冬黑枣乌鸡汤。此汤具有补气益血、润肺止咳、滋阴补虚的功效。其具体做法如下：将400克乌鸡洗净，斩件，入沸水中稍微余烫一下，捞出沥干；20克人参、20克麦冬分别洗净，切片；15克黑枣洗净，去核，浸泡；15克枸杞子洗净，浸泡；锅中注入适量清水，放入乌鸡、人参、麦冬、黑枣、枸杞子等食材，然后盖好盖；大火烧沸后以小火慢炖2小时，调入盐和鸡精即可食用。

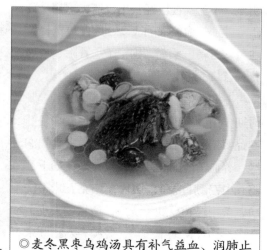

◎麦冬黑枣乌鸡汤具有补气益血、润肺止咳、滋阴补虚的功效

（3）"五七""六七"——中年期

"五七"，即35岁。"阳明脉衰"，足阳明是胃经，手阳明是大肠经，这两条经脉循行于手和脚的外侧，汇聚于头部和面部，这里是指胃和大肠的精气开始衰竭了。女性在此时的面容开始憔悴，头发也开始掉落了。

"六七"，即42岁。《黄帝内经》说："六七三阳脉衰于上，面皆焦，发始白。"当"阳脉衰于上"的时候，人的胃和大肠就开始衰弱了。到了42岁的时候，女人所有六脏的功能都开始衰退，手太阳小肠经、足太阳膀胱经、少阳经（包括胆和三焦）三阳脉也都有衰退迹象了，此时女性表现出来的就是脸发黑、发黄，还有头发干枯，出现白发。

营养需求——养精补血，健脾益胃

"五七"阶段，女性脱发的现象会越来越严重。从中医学养生角度来看，脱发的原因就在于精血不足。另外，脱发的人心火都比较旺，当女性到35岁时，脸色不好看了，自信也逐渐不足，担心的事、发愁的事也多了，就容易掉头发。因此处于"五七"阶段的女性，重在养精补血，保持心情舒畅，消除压力。要多吃补血安神的食物，如当归、龙眼肉、熟地黄、首乌、五味子、酸枣仁、黑米、菠菜、红枣、动物肝脏、乌鸡、芝麻、核桃、韭菜、莲子、薏苡仁、豆浆等。

"六七"阶段的女性，一定要照顾好自己的消化和吸收功能，也就是六脏的功能。让胃热乎点，让小肠热乎点。因此处于"六七"阶段的女性，重在健脾养胃，要多吃具有健脾胃的食物，如黄芪、山药、党参、佛手、香附、砂仁、陈皮、白术、鸡内金、山楂、猪肚、牛肉、鲫鱼、玉米、小米、黑米等。此外，40多岁的女人皮肤开始松弛，皱纹开始明显，不少女性已经长出色斑，这都是肾阴亏虚、气血瘀滞的表现，因此可选择熟地黄、首乌、桑葚、枸杞子、香附、玫瑰花、当归、红花等药材进行调理。

这里推荐一道适合"五七""六七"时期食用的调理药膳——猪肝炖五味子。本品具有滋肾温精、养心安神、益气润燥、养血清肝的功效。其具体做法如下：将180克猪肝洗净，切片；15克五味子洗净，备用；10克红枣洗净；适量姜去皮，洗净，切片；锅中注水，烧沸，入猪肝汆去血沫，捞出后冲洗干净；炖盅内装水，放入猪肝、五味子、红枣、姜片炖3小时，

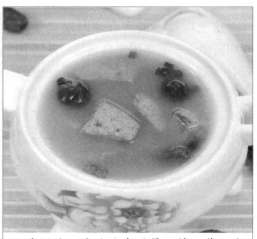

◎猪肝炖五味子具有滋肾温精、养心安神、养血清肝的功效

调入盐、鸡精后即可食用。

（4）"七七""八七" —— 中老年期

"七七"，即49岁。任脉开始虚弱了，太冲脉也衰微了。这个时候往往"天癸"没有了，也就不能怀孕，不能生孩子了。所以，49岁对女子来说就是绝经期、更年期，真正开始衰老了。

"八七"，即56岁。《黄帝内经》中的女性阶段养生只讲到"七七"，但是女性50岁后依然要注重保养，"八七"这个年龄阶段的女性，身体各项功能已经在逐渐衰退，五脏六腑的功能也开始退化。筋骨没有弹性，骨质开始疏松，也没了韧性。筋在人体中有一个作用是固定骨骼的位置，一旦筋不能动，骨头就没了保护，很容易受伤，所以容易出现腰酸腿痛、骨质增生、骨折等现象。

营养需求——补血安神，增加钙质

"七七""八七"这两个阶段的女性，摆脱了怀孕、生子、抚养、哺乳的沉重负担，开始为自己活了。女性只要安全度过这两个阶段，寿命比一般的男性要长。这一阶段的女性正处于更年期阶段，易出现红热、盗汗、易怒、失眠、抑郁等现象，就是所谓的"更年期综合征"，应多吃养心安神、补益气血的食物，如灵芝、天麻、海参、猪心、莲子等。此外，还要适当补钙，预防骨质疏松，可多喝骨头汤、核桃、花生、牛奶等富含钙质和维生素D的食物。

此阶段女性饮食宜清淡，应控制热量和脂肪的摄入。摄入过多热量和脂肪会引起肥胖，而肥胖又会导致糖代谢异常，增加心脑血管疾病的发生率。宜选用植物油，如菜籽油、葵花籽油等；多食低胆固醇的食物，如蔬菜、水果、瘦肉、鱼类、豆制品等，增加钙质；限制食盐的摄入；忌食辛辣刺激性食物，如烟酒、咖啡、浓茶以及辣椒、胡椒粉等。

这里推荐一道适合该时期食用的调理药膳——灵芝石斛甲鱼汤。此汤具有补肺益肾、强脾安神的功效，适合更年期女性食用。其具体做法如下：挑选新鲜甲鱼1只，将其处理干净，斩成大块；将15克灵芝洗净，掰成小块，10克石斛和少量枸杞子洗净，泡发；净锅注水上火烧开，放入甲鱼块，煮尽表皮血水，捞出后洗净；将甲鱼、灵芝、石斛、枸杞子放入瓦煲，加入适量清水，

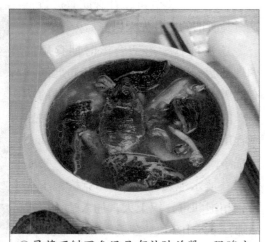

◎灵芝石斛甲鱼汤具有补肺益肾、强脾安神的功效

以大火煲沸后改为小火，煲3小时，最后加入适量盐调味即可食用。

（5）"八七"之后 — 老年期

人在"八七"56岁之后，就开始步入老年期，会出现掉牙齿、头发枯槁的问题。很多老年人到了这个年龄，一张嘴全是义齿，头发也很稀疏。这个阶段的女性，身体的机能已经衰退，胃肠蠕动功能也较差，骨骼也比较脆弱，骨质疏松，一不小心就容易发生骨折，许许多多的老年病也接踵而来。

营养需求——补脾健胃、增钙补肾

"八七"之后的老年女性，饮食更需重视。老年人牙齿常有松动和脱落，咀嚼肌变弱，消化液和消化酶分泌量减少，胃肠消化功能降低，因此，饭菜质地以软烂为好，可采用蒸、煮、炖、烩等烹调方法。选择的食物尽量避免纤维较粗、不宜咀嚼的食品，如肉类可多选择纤维较短、肉质细嫩的鱼肉，牛奶、骨头汤、鸡蛋、豆制品都是很好的选择。

老年人五脏虚弱、气血不足，而老年人补养又以调补脾肾最为重要。补脾健胃对延缓衰老、增强脏腑功能、提高防病抗病能力都有积极作用，特别对平素脾胃虚弱的老年人更为有益。日常生活中的食物，如山药、茯苓、红枣、芡实、扁豆、薏苡仁、绿豆、小米、黑米、高粱、燕麦等都具有健脾补气的作用，宜常吃。

对于老年人饮食养生来说，补脾健胃之外，还应注意补肾。根据阴虚、阳虚的不同，补肾又分为补肾益精和补益肾气两种，常见的补肾益精的食物包括海参、牡蛎肉、虾、龟肉、乳鸽、乌鸡、淡菜、甲鱼肉、鱼鳔、桑葚、枸杞子、韭菜、黑豆、黑芝麻等；补益肾气的药材和食物有核桃肉、冬虫夏草、杜仲、山药、莲子、猪肾、虾等。补肾可与补脾同时进行，这就是所谓的"补先天以养后天"。

这里推荐一道适合该时期食用的调理药膳——山药枸杞莲子汤。此汤具有健脾益胃、补气养肾、补虚安神的功效，非常适合脾肾虚弱、失眠健忘的患者食用。具体做法如下：将200克山药去皮洗净，切成滚刀块；100克莲子，去心洗净，清水泡发2小时，50克枸杞子洗净，稍泡即可；锅上火，加入适量清水煮沸，下入山药块、莲子，用大火炖25分钟，再下入枸杞子，继煮5分钟，待熟后，调入适量白糖，将汤煲入味即可食用。

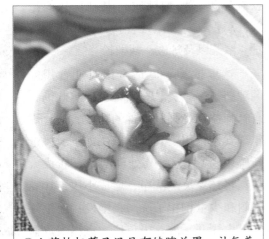

◎山药枸杞莲子汤具有健脾益胃、补气养肾、补虚安神的功效

第二章
《本草纲目》解析
女性保健、养生、治病的
101种食物

　　有些女性热衷于购买昂贵的保健品来养护身体，认为贵的才是最有效果的。其实不然，在我们身边随处可见的某些食物，其实都是不可多得的天然保养品，经常食用这些食物，不仅能远离疾病、保持健康，还能让女性朋友们拥有美丽的容颜、优美的体态。

　　本章选取了《本草纲目》中最具代表性的101种女性保健食物，通过对每种食物的性味归经、药用功效以及应用指南的详细介绍来让女性对这些食物有一个大致的了解与认识。对于每种食物，本章又分别提供了两道药膳方让女性朋友们细细品味。

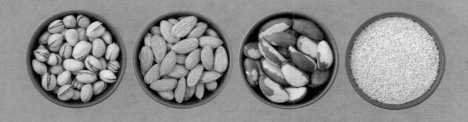

莲子

养心健脾，固肾止带

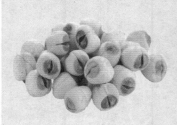

据《本草纲目》中记载：莲子鲜者性平，味甘、涩，归心、脾、肾经，能益心肾、固精气、强筋骨、补虚损、利耳目，久服轻身耐老，主治女子带下过多、心烦失眠、脾虚久泻、大便溏泄、久痢、腰疼、记忆衰退等症。

应用指南 ①治疗女子脾虚湿盛，带下绵绵。选用上好的莲子50克，淮山药30克，放入锅内，加水适量煮熟，加入炒熟的白果仁10枚，熬煮成粥，加白糖调味食用。②治疗女性更年期失眠多梦症状。用小米150克、莲子50克、百合10克，均洗净同入锅内，加适量水，煮成稠粥，加糖调味食用。

健康吃法1 白果莲子乌鸡汤

| 配 方 | 白果30克，莲子50克，乌鸡腿1个，盐5克

| 制 作 | ①鸡腿洗净、剁块，氽烫后捞出冲净；莲子洗净。②将乌鸡腿放入锅中，加水至盖过材料，以大火煮开，转小火煮20分钟。③加入莲子、白果，续煮30分钟，最后加盐调味。

适宜人群 腰膝酸软，带下量多、色白清稀的女性，月经不调者，失眠者，夜尿频多者，以及肺虚咳嗽者。

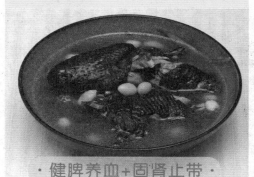

· 健脾养血+固肾止带 ·

健康吃法2 莲子茯神猪心汤

| 配 方 | 猪心1个，莲子200克，茯神25克，盐3克，葱段少许

| 制 作 | ①猪心洗净，氽去血水。②莲子、茯神洗净后入锅注水烧开，将猪尾的血水滚尽，捞起洗净。③把猪心、莲子放入炖盅，注入清水，小火煲煮2小时，加盐调味即可。

适宜人群 一般人群皆可食用，尤其适合心律失常者、失眠者、神经衰弱者食用。

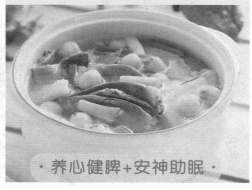

· 养心健脾+安神助眠 ·

小米

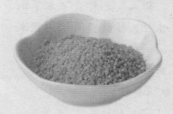

健脾益胃，养心安神

据《本草纲目》中记载：粟鲜者，性凉，味甘、咸；陈者性寒，味苦，归肾、脾、胃经，能益脾胃、养肾气、除烦热、利小便。主治脾胃虚热、反胃呕吐或脾虚腹泻；烦热消渴，口干；热结膀胱，小便不利等。

应用指南 ①用于产妇产后滋阴养血。选新鲜小米150克，洗净放入锅内，加适量清水，慢火熬至软烂，加入适量红糖即可。②减轻皱纹、色斑、色素沉积，养颜护肤。将小米100克、栗子100克、花生100克洗净，放入煲内，加入5碗清水，慢火煲2小时即可食用。

健康吃法1 牛奶鸡蛋小米粥

配方 牛奶50毫升，鸡蛋1个，小米100克，白糖5克，葱花少许

制作 ①小米洗净，浸泡片刻；鸡蛋煮熟后切碎。②锅置火上，注入清水，放入小米，煮至八成熟。③倒入牛奶，煮至米烂，再放入鸡蛋，加白糖调匀，撒上葱花即可。

适宜人群 气虚、皮肤黝黑、脾胃虚弱的女性。

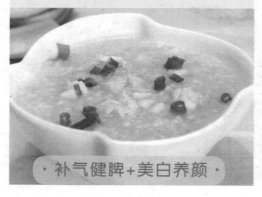

· 补气健脾+美白养颜 ·

健康吃法2 龙眼小米粥

配方 龙眼肉30克，小米100克，红糖20克

制作 ①将龙眼去壳取肉，与淘洗干净的小米一起入锅。②加水800毫升，用旺火烧开后转用小火。③熬煮成粥，调入红糖即成。

适宜人群 脾胃虚弱者，贫血者，心悸失眠、心烦不安者，更年期综合征患者。

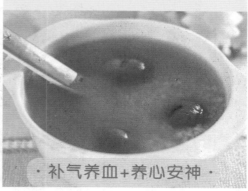

· 补气养血+养心安神 ·

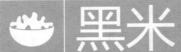

黑米

滋补肝肾，补血养精

黑米又称血糯米，有"药米"之称。《本草纲目》中认为：黑米性平，味甘，归脾、胃经。黑米能健脾开胃、补肝明目、滋阴补肾、益气强身、养精固肾。治疗体质虚弱、头晕贫血、白发、眼疾、腰酸膝软、四肢乏力等症状很奏效。

应用指南 ①利于产后组织恢复，滋阴润燥、丰肌泽肤。选黑米80克，瘦肉50克，红椒、芹菜适量。黑米清水煮开；加入瘦肉、红椒同煮至浓稠状，再加芹菜稍煮，调入调料即可。②针对女性滋阴补肾、益气活血。黑米70克，党参5克。锅内放入清水，放入黑米煮至米粒开花，入党参煮至浓稠状，调入白糖即可。

健康吃法 1 黑糯米糕

配 方 黑糯米500克，白砂糖150克、莲子4个

制 作 ①用温水将黑糯米泡3小时左右。②糯米中加入糖，拌匀。③再装入锡纸杯（模具），放上莲子，蒸40分钟，至熟即可。

适宜人群 慢性病患者，恢复期患者，孕妇，身体虚弱者，贫血者，肾虚、须发早白者。

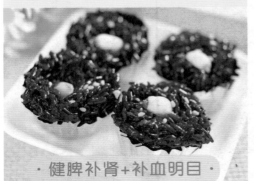

· 健脾补肾+补血明目 ·

健康吃法 2 黑米红豆椰汁粥

配 方 黑米60克，红豆30克，椰汁、陈皮各适量，冰糖适量

制 作 ①黑米、红豆均洗净，泡发；陈皮洗净，切丝。②锅置火上，倒入清水，放入黑米、红豆煮至开花。③注入椰汁，加入陈皮、冰糖同煮至浓稠状即可。

适宜人群 面色萎黄、大便秘结、小便不利、肾虚水肿者。

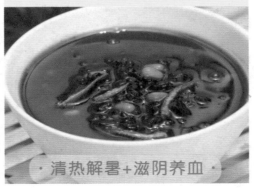

· 清热解暑+滋阴养血 ·

薏苡仁　美白养颜，利湿止带

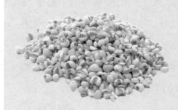

《本草纲目》中记载：薏米也称莘米、回回米、薏珠子，性微寒，味甘，归脾、肺、肾经。薏苡仁有利水消肿、健脾祛湿、舒筋除痹、清热排脓等功效。主治水肿、脚气、小便淋沥、湿温病、泄泻带下、风湿痹痛、筋脉拘挛、肺痈、肠痈、扁平疣等。

应用指南 ①用于女性清热解毒、利水消痰、除烦止渴。薏苡仁100克，瘦猪肉、冬瓜各适量。薏苡仁清水煮开，加入冬瓜煮至浓稠状，再放入猪肉丝煮熟即可。②利于女性补血养颜、丰肌健体。排骨300克，冬瓜、薏苡仁、荷叶各适量。排骨、薏苡仁清水大火煮沸，入冬瓜小火慢炖2小时。

健康吃法1 薏苡仁猪蹄汤

|配　方|薏苡仁200克，猪蹄2只，红枣5克，葱段、姜片、盐、胡椒粉各适量
|制　作|①将薏苡仁去杂后洗净，红枣泡发。②猪蹄洗净斩件，氽水，捞出沥水。③将薏苡仁、猪蹄、红枣、葱段、姜片放入锅中，注入清水，烧沸后改用小火炖至猪蹄熟烂，拣出葱段、姜片，加入胡椒粉和盐调味，出锅即可。

适宜人群 水肿患者，小便不利者，产后缺乳者，皮肤粗糙、无弹性者。

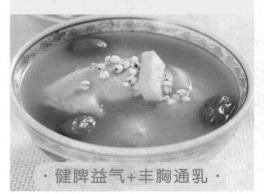

· 健脾益气+丰胸通乳 ·

健康吃法2 薏苡仁炖菱角

|配　方|薏苡仁300克、菱角30克、糖5克
|制　作|①将薏苡仁洗净泡发；菱角洗净，切两半。②将薏苡仁、菱角同放入炖锅内，加水1 500毫升，置武火上烧沸，再用文火炖煮35分钟。③加入糖，继续煮至入味即可。

适宜人群 水肿、脚气、小便淋沥、湿温病、泄泻带下、风湿痹痛、筋脉拘挛、肺痈、肠痈、扁平疣患者。

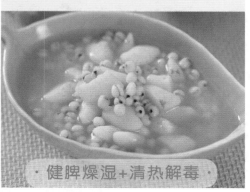

· 健脾燥湿+清热解毒 ·

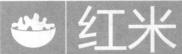

红米

益气养血，美颜调经

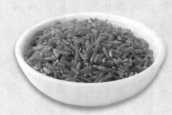

红米又称红曲、红曲米。《本草纲目》中记载：红米性温，味甘，归肝、脾、大肠经。红米具有健暖脾胃、活血化瘀的功效。多用于消化不良、女性血气腹痛、产后瘀血不下等症状，同时红米也有很好的降血压、降血脂的作用。

应用指南 ①治疗女性精神不振、失眠多梦。核桃仁30克，红米80克，枸杞子适量。红米洗净泡发，入清水煮至开花，加入核桃仁、枸杞子煮至浓稠，白糖调味即可。②利于女性益气补血、润肤养颜。红米80克，红枣、枸杞子各适量。红米洗净泡发，入清水煮至开花，加入红枣、枸杞子同煮至浓稠状，红糖调味即可。

健康吃法1 红米粥

配方 红米100克，红豆50克，红枣10枚，盐、味精、花椒、姜末各适量

制作 ①将红米、红豆、红枣洗净，用清水泡软。②将红米、红豆入锅中加适量水煮成粥。③红枣去核，待粥沸时加入，用文火再煮半个小时，加入调味料即可。

适宜人群 消化不良者，女性血气腹痛、产后瘀血患者，高血脂、高血压患者。

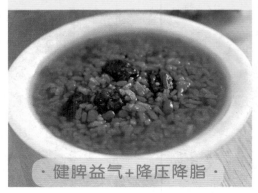

·健脾益气+降压降脂·

健康吃法2 桂圆养生粽

配方 桂圆、绿豆、燕麦片、红豆各30克，松子、南瓜子各15克，红枣、枸杞各10克，红糯米200克，栗子2个

制作 ①红枣去核，和桂圆切碎；栗子切片。②洗净红糯米、红豆、绿豆、燕麦，倒入2杯水浸泡，和红枣、桂圆、栗子一起入锅中煮，等煮熟时拌入松子、南瓜子、枸杞子等，包入粽叶或锡箔纸内，食用时再加热即可。

适宜人群 气虚、血虚者，失眠患者。

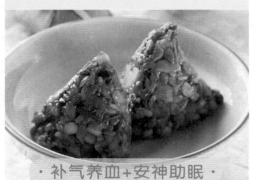

·补气养血+安神助眠·

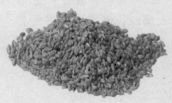

小麦

养心安神，益气敛汗

小麦又名麦子。《本草纲目》中记载：小麦性凉，味甘，归心经。小麦能养心神、敛虚汗、生津止汗、养心益肾、镇静益气、健脾厚肠、除热止渴。对于体虚多汗、口干舌燥、心烦失眠等症患者有辅助疗效；更年期妇女食用未精制的小麦还能缓解更年期综合征症状。

应用指南 ①缓解更年期综合征症状，益气安神。猪排120克，小麦60克，黑豆20克。小麦、黑豆洗净泡发，排骨入清水，大火煮沸半小时，入小麦、黑豆，小火熬煮成粥即可。②治疗烫伤、外出血、皮肤生疮。取新鲜小麦磨成粉末状，敷于患处即可。

健康吃法 1 麦仁红枣粳米粥

配 方 麦仁、粳米各40克，红枣适量，冰糖、葱各8克

制 作 ①麦仁、粳米均洗净泡发；红枣洗净，切片；葱洗净，切花。②锅置火上，倒入清水，放入麦仁与粳米，以大火煮开。③加入红枣、冰糖同煮至浓稠状，撒上葱花即可。

适宜人群 肺燥咳嗽、干咳无痰、咳痰带血患者，更年期综合征患者，低血压患者。

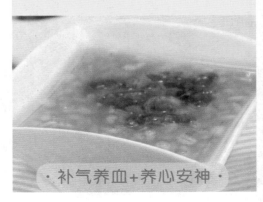

·补气养血+养心安神·

健康吃法 2 麦仁花生鸡肉粥

配 方 麦仁80克，鸡肉150克，花生米60克，料酒、盐、葱花各适量

制 作 ①鸡肉洗净，切块，用料酒腌渍；花生米洗净；麦仁淘净，用清水浸泡3小时后捞出，备用。②锅中注水，下入麦仁，大火烧沸，再下入鸡肉、花生米，转中火熬煮至麦仁软散。③小火将粥熬至黏稠时，加盐调味，撒上葱花即可。

适宜人群 脾胃虚弱者，乳汁不行、营养不良者。

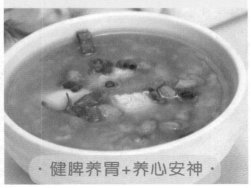

·健脾养胃+养心安神·

黄豆

宽中下气，润燥补血

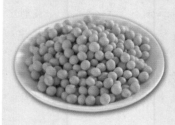

黄豆也称大豆、黄大豆。《本草纲目》中记载：性平，味甘，归脾、大肠经，具有宽中下气、润燥、补血的功效。主治大便不畅，消水肿胀；还能降低胆固醇，对于癌症的防治也有一定的功效。

应用指南 ①利于女性下气通便，益气补血。大米100克，淮山30克，黄豆20克。大米清水煮开，放入淮山、枸杞子、黄豆，小火慢炖至浓稠状，加入白糖调味即可。②缓解更年期综合征症状，健脑安神。鸡脚、猪肚、排骨各100克，黄豆50克，红枣10颗。黄豆、红枣泡发，清水烧开后放入全部食料，小火慢炖2小时即可。

健康吃法 1 黄豆猪蹄汤

| 配 方 | 猪蹄300克，黄豆300克，葱1根，盐5克，料酒8毫升
| 制 作 | ①黄豆洗净，泡入水中至涨两三倍大；猪蹄洗净，斩块；葱洗净，切丝。②猪蹄入沸水汆烫，捞出沥水；黄豆放入锅中加水煮开，再改小火慢煮至豆熟。③加入猪蹄，再续煮约1小时，调入盐和料酒，撒上葱丝即可。

适宜人群 气虚者，乳汁不行者，皮肤无光泽、无弹性者。

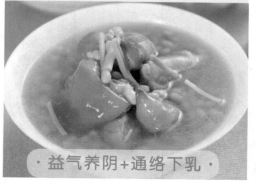

· 益气养阴+通络下乳 ·

健康吃法 2 小米黄豆粥

| 配 方 | 小米80克，黄豆40克，白糖3克，葱5克
| 制 作 | ①小米淘洗干净；黄豆洗净，浸泡至外皮发皱后，捞起沥干；葱洗净，切成花。②锅置火上，倒入清水，放入小米与黄豆，以大火煮开。③待煮至浓稠状，撒上葱花，加入白糖，拌匀即可。

适宜人群 便秘患者，气虚者，更年期综合征患者。

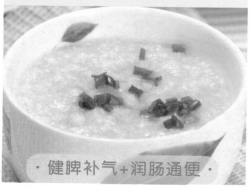

· 健脾补气+润肠通便 ·

黑豆

补肾健脾，利水解毒

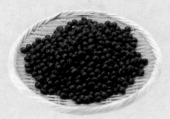

黑豆又名乌豆、黑大豆、马料豆。《本草纲目》中记载：其性平，味甘，归心、肝、肾经。黑豆具有祛风除湿、调中下气、活血、解毒、利尿、明目等食疗作用。对体虚、脾虚水肿、白带频多、妊娠腰痛、腰膝酸软的女性有明显作用。

应用指南 ①治疗女性失眠多梦，腰酸体虚。黑豆、玉米各30克，大米70克。大米、黑豆泡发，清水煮开；玉米粒洗净煮至浓稠，白糖调味即可。②利于女性滋阴补肾、活血润肤。莲藕750克，猪蹄1只，黑豆100克，陈皮10克，红枣4颗。清水大火煮沸，放入全部食材，转小火炖3小时即可。

健康吃法1 蜜炼黑豆

|配 方|黑豆80克，红糖3汤匙
|制 作|①黑豆洗净，先用水泡一晚，再沥干水分。②取一砂锅，将豆子与红糖按一层豆子再一层红糖分层铺完。③盖上锅盖，以文火焖煮至豆子熟软即成。

适宜人群 脾虚水肿、脚气水肿者，热证后出虚汗者，妊娠腰痛或腰膝酸软、白带频多、产后中风、四肢麻痹者。

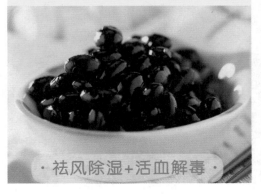

·祛风除湿+活血解毒·

健康吃法2 黑豆牛蒡炖鸡

|配 方|黑豆300克，牛蒡300克，鸡腿1个，盐6克
|制 作|①黑豆淘净，以清水浸泡30分钟。②牛蒡削皮，洗净，切块；鸡腿剁块，汆烫后捞出，备用。③黑豆、牛蒡先下锅，加6碗水煮沸，转小火炖15分钟，再下鸡肉续炖20分钟。④待肉熟烂，加盐调味即成。

适宜人群 湿疹、神经性皮炎、白癜风患者，肾虚阴亏、肾气不足者。

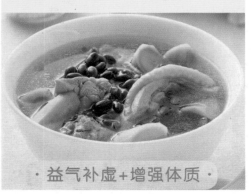

·益气补虚+增强体质·

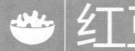

红豆

健脾止泻，清热利尿

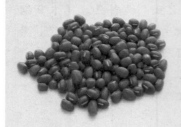

红豆别名红小豆、红饭豆。《本草纲目》中记载：其性平，味甘、酸，归心、小肠经。红豆具有止泻、消肿、滋补强壮、健脾养胃、利尿、抗菌消炎、排出毒素等功效，主要治疗食欲不振、消化不良等症状。

应用指南 ①利于女性补血养颜。章鱼、猪尾各70克，红豆10克。清水煮沸，下猪尾滚尽血渍。全部食料入煲内，加水大火烧开，改小火炖2小时即可。②用于女性气血两虚。黑枣30克，红豆20克，糯米80克。糯米、红豆洗净泡发。清水加热，放入糯米、红豆，大火烧开。加入黑枣煮至浓稠，白糖调味。

健康吃法 ① 红豆牛奶汤

配 方 红豆15克，低脂鲜奶190毫升，果糖5克

制 作 ①红豆洗净，泡水8小时。②红豆放入锅中，开中火煮约30分钟，再用小火焖煮约30分钟，备用。③将红豆、果糖、低脂鲜奶放入碗中，搅拌均匀即可。

适宜人群 产妇、乳母，便秘患者，心脏病和肾病综合征、水肿患者。

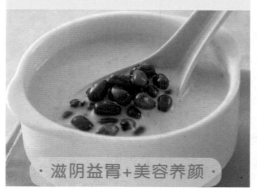

· 滋阴益胃+美容养颜 ·

健康吃法 ② 节瓜红豆生鱼汤

配 方 生鱼、节瓜各150克，淮山药、红豆、红枣、花生米各适量，干贝20克，盐少许，姜3片

制 作 ①生鱼处理干净，切块后余去血水；节瓜去皮切片；淮山药、干贝分别洗净；红豆、红枣、花生米均洗净，泡软。②净锅上火倒入水，放入所有材料煲熟，加盐调味即可。

适宜人群 水肿患者，病后虚弱者，产后缺奶和产后水肿者，肥胖者。

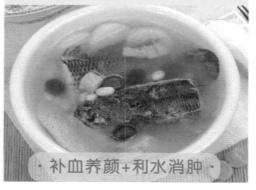

· 补血养颜+利水消肿 ·

绿豆

清热解毒，降压降脂

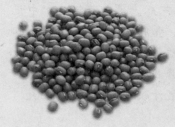

绿豆又名青小豆。《本草纲目》中记载：其性凉，味甘，归心、胃经。绿豆具有降压、降脂、滋补强身、调和五脏、保肝、清热解毒、消暑止渴、利水消肿等功效。常用于治疗由痈肿疮疖、丹毒等热毒所致的皮肤感染及高血压、水肿、急性卡他性结膜炎等病症。

应用指南 ①治疗女性小便不畅，预防高血压。大米、绿豆各40克，水发海带30克，青菜20克。大米、绿豆清水煮开，放入海带煮至浓稠状，再加入青菜，稍煮即可。②适于女性清热解毒、生津止渴。大米、绿豆各50克，苋菜30克，枸杞子5克。大米、绿豆洗净泡发，同枸杞子清水煮至开花；至浓稠状入苋菜，冰糖调味即可。

健康吃法1 绿豆陈皮排骨汤

配方 绿豆60克，排骨250克，陈皮15克，盐少许，生抽适量

制作 ①绿豆除去杂物和坏豆子，清洗干净。②排骨洗净斩件，汆水；陈皮浸软，刮去瓤，洗净。③锅中加适量水，放入陈皮先煲开，再将排骨、绿豆放入煮10分钟，改小火再煲3小时，加盐调味即可。

适宜人群 脾虚、饮食减少、消化不良者，脘腹胀满患者，上火者。

健康吃法2 百合绿豆菊花粥

配方 百合30克，绿豆80克，菊花适量，盐2克

制作 ①绿豆洗净泡发；百合洗净，切片；菊花洗净。②锅置火上，倒入清水，放入绿豆，煮至开花。③加入百合同煮至浓稠状，加入盐拌匀，撒上菊花即可。

适宜人群 咽喉肿痛、内火旺盛者，长期面对电脑者，失眠患者。

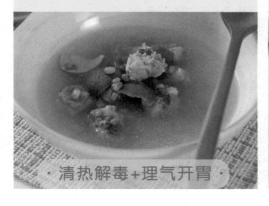

·清热解毒+理气开胃·

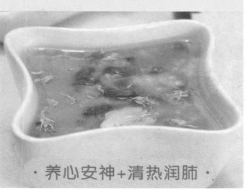

·养心安神+清热润肺·

黑芝麻

补肝益肾，润肠通乳

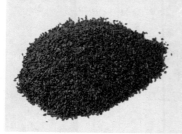

黑芝麻又名胡麻、芝麻。《本草纲目》中记载：黑芝麻性平，味甘，归肝、肾、肺、脾经，具有润肠、通乳、补肝、益肾、养发、强身体、抗衰老等功效。主要用于治疗高脂血症、高血压、身体虚弱、贫血、妇女产后乳汁缺乏、多发性神经炎、习惯性便秘等疾病。

应用指南 ①用于治疗女性贫血、身体虚弱。熟黑芝麻、纯牛奶各适量，大米80克。大米清水煮至开花，注入牛奶、黑芝麻煮至浓稠状，白糖调味即可。
②用于女性乌发养颜。黑芝麻20克，大米80克。大米清水煮至米粒开花，加入蜂蜜、黑芝麻，同煮至浓稠状，白糖调味即可。

健康吃法1 核桃仁芝麻糊

配 方 白芥子10克，核桃仁15克，黑芝麻20克，杏仁粉10克，蜂蜜1大匙
制 作 ①白芥子煎汁备用。②核桃仁、黑芝麻一起用小火炒香，取出待凉后，放入搅拌机中搅打成细末，放入杯中，加入杏仁粉，倒入已备好的汤汁，待冷却至60℃以下时再加入蜂蜜即可。

适宜人群 腰膝酸软者，大便秘结者，肺肾不足、虚寒喘咳、肺虚久咳、气喘者。

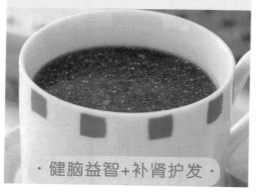

·健脑益智+补肾护发·

健康吃法2 红枣首乌芝麻粥

配 方 红枣20克，何首乌10克，黑芝麻少许，大米100克，红糖10克
制 作 ①何首乌入锅，倒入一碗水熬至半碗，去渣待用；红枣去核洗净；大米洗净泡发。②锅置火上，注水，放入大米，用大火煮至米粒绽开。③倒入何首乌汁，放入红枣、黑芝麻，用小火煮至粥稠，放入红糖即可。

适宜人群 躁郁症、心神不宁者，肾虚、须发早白者，贫血者。

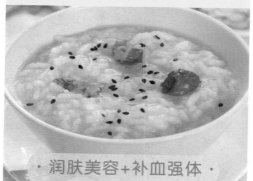

·润肤美容+补血强体·

板栗

养胃健脾，补肾强腰

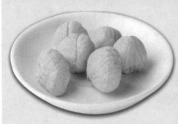

板栗别名毛栗、凤栗、栗子。《本草纲目》中记载：板栗性温，味甘、平，归脾、胃、肾经。板栗具有养胃健脾、补肾强腰之功效，可防治高血压、冠心病、动脉硬化、骨质疏松等病症，是抗衰老、延年益寿的滋补佳品。

应用指南 ①治疗女性食欲不振、贫血。大米100克，板栗30克。大米清水大火煮至开花，放入板栗，中火熬至熟烂，白糖调味即可。②利于女性滋阴补肾。板栗250克，排骨500克，胡萝卜1根，无花果30克。所有食材大火煮沸，转小火煮30分钟即可。

健康吃法1 栗子排骨汤

配 方 鲜栗子250克，排骨500克，胡萝卜1条，盐1小匙

制 作 ①栗子入沸水中用中小火约煮5分钟，捞起剥皮。②排骨入沸水氽烫。③胡萝卜削皮，冲净切块。④将所有材料放入锅内，加水至盖过材料，以大火煮开，再转小火续煮约30分钟，加盐调味即成。

适宜人群 脾胃虚弱者，肾亏引起的小便频繁、腰腿无力者，骨质疏松者。

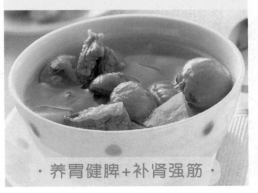

· 养胃健脾＋补肾强筋 ·

健康吃法2 板栗桂圆炖猪蹄

配 方 新鲜板栗200克，桂圆肉100克，猪蹄2只，盐2小匙

制 作 ①板栗入开水中煮5分钟，捞起剥皮，洗净沥干。②猪蹄斩块后入沸水中氽烫捞起，冲洗干净。③将板栗、猪蹄放入炖锅，加水煮开，改用小火炖70分钟，再将桂圆肉入锅中续炖5分钟，加盐调味即可。

适宜人群 一般人都可食用，是老人、妇女和手术、失血过多者的食疗佳品。

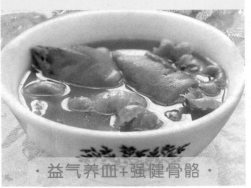

· 益气养血＋强健骨骼 ·

核桃仁

温补肺肾，定喘润肠

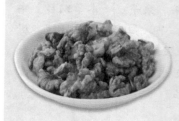

核桃仁又称胡桃仁、核仁、胡桃肉。《本草纲目》中记载：核桃仁性温，味甘，归肾、肺、大肠经。核桃仁有温补肺肾、定喘润肠的功效。可用于治疗由于肝肾亏虚引起的腰腿酸软、筋骨疼痛、牙齿松动、须发早白、虚劳咳嗽、小便频数、妇女月经和白带过多等症。

应用指南 ①利于孕产妇补血养颜。瘦肉500克，核桃仁、当归各适量。瘦肉、核桃仁、当归放入炖盅，清水大火慢炖1小时，转小火炖熟即可。
②治疗女性妊娠、产后精神不振。排骨200克，核桃100克，何首乌40克，当归、熟地黄、桑寄生各15克。全部食材加清水，小火煲炖3小时即可。

健康吃法① 核桃枸杞蒸糕

配方 核桃50克，枸杞子5克，糯米粉200克，糖20克

制作 ①核桃切小片。②糯米粉加适量水拌匀，加糖调味。③煮锅加水煮开，将调好味的糯米粉移入蒸约10分钟，将核桃、枸杞子撒在糕面上。④继续煮10分钟即可。

适宜人群 肾虚腰痛、健忘、耳鸣、尿频等症患者，肺气虚弱、肺肾两虚、喘咳短气者，肠燥便秘、大便干涩者。

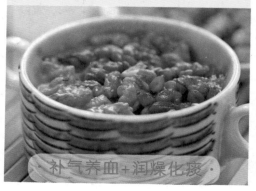

· 补气养血+润燥化痰 ·

健康吃法② 虎皮核桃

配方 净核桃仁250克，芝麻30克，白糖30克，盐2克

制作 ①将锅烧热，下入芝麻炒香。②锅内加油烧热，下入净核桃仁，用小火烧至糖汁稠浓，紧包在核桃仁上。③炒锅上火，放麻油烧热，倒入核桃仁，加入盐，炸至金黄色，捞出即可。

适宜人群 肝肾精血不足所致的眩晕、须发早白、脱发、腰膝酸软、四肢乏力、皮燥发枯、肠燥便秘等患者。

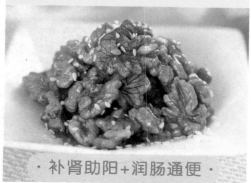

· 补肾助阳+润肠通便 ·

白果

敛肺定喘，止带缩尿

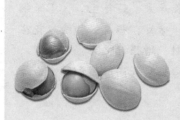

白果也名白果肉、银杏肉。《本草纲目》中记载：其性平，味甘、苦、涩，归肺、肾经。白果具有敛肺气、定喘咳、止带浊、缩小便的功效。主要用于治疗哮喘、白带、淋证、小便频数等病证。现代医学研究证明，白果外用还能消毒杀菌。

应用指南 ①治疗女性咳喘、白带异常。白果20克，猪肉50克，玉米粒30克，红枣10颗，大米50克。取白果、玉米粒、红枣、大米入锅，加入清水，大火烧开；加入猪肉，改中火煮至熟。②用于女性滋阴补肾、丰肌健体。乌鸡1只，白果25克，莲子、糯米各50克。取全部食材放入炖盅，小火慢炖2小时即可。

健康吃法1 白果炖乳鸽

配　方 白果30克，乳鸽1只，枸杞子10克，火腿片2克，盐、味精各适量

制　作 ①将白果去外壳，去心；枸杞子洗净；乳鸽洗净斩件。②锅中加水烧开，下入乳鸽，焯去血水后捞出。③将白果仁、乳鸽、枸杞子一同放炖锅内，加水2升，置武火上烧沸，再用文火炖2小时，加盐、味精、胡椒粉即成。

适宜人群 产后体虚者，肺虚久咳者，心悸失眠者，贫血者，妊娠咳嗽者。

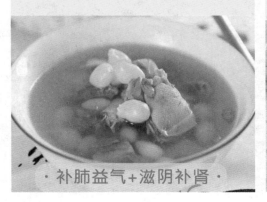

· 补肺益气+滋阴补肾 ·

健康吃法2 瑶柱白果粥

配　方 香米50克，瑶柱10克，白果20克，盐5克，味精2克，鸡精2克

制　作 ①瑶柱泡发，瑶柱汁留用；白果去膜洗净；香米淘洗干净。②锅中加入清水烧开，加入香米煲成粥。③放入调味料，加入瑶柱及汁、白果，煲熟即可。

适宜人群 肺阴不足、干咳少痰、咽干口渴、神经衰弱、疮痈红肿患者，腹中宿食、烦渴、阴虚劳损者。

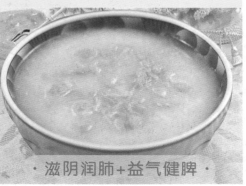

· 滋阴润肺+益气健脾 ·

花生

益智抗衰，延长寿命

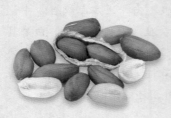

花生别名长生果、长寿果、落花生。《本草纲目》中记载：花生性平，味甘，归脾、肺经。花生可以促进人体的新陈代谢、增强记忆力，可益智、抗衰老、延长寿命，对心脏病、高血压和脑出血等病症有食疗作用。

应用指南 ①用于女性补血健脾、健体丰胸。猪蹄450克，花生米20克，红豆18克，红枣5颗。猪蹄清水煮沸，打去浮沫，再放入花生、红豆、红枣煲熟即可。②利于女性养肝护脾。熟花生米60克，牛肚120克，大米粥2碗。牛肚洗净入开水汆烫至熟，切丝。大米粥加适量开水，同牛肚丝、熟花生米熬煮即可。

健康吃法[1] 蜜饯红枣花生

| 配 方 | 干红枣50克，红砂糖50克，花生米100克

| 制 作 | ①花生米略煮一下放冷，去皮，与泡发的红枣一同放入煮花生米的水中。②再加适量冷水，用小火煮半小时左右。③加入红砂糖，待糖溶化后，收汁即可。

| 适宜人群 | 产后营养不良及恶性贫血者，血小板减少症患者。

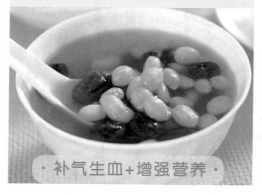

· 补气生血+增强营养 ·

健康吃法[2] 章鱼花生猪蹄汤

| 配 方 | 猪蹄250克，章鱼干40克，花生20粒，盐适量

| 制 作 | ①将猪蹄洗净、切块，汆水；章鱼干用温水泡透至回软；花生米用温水浸泡，备用。②净锅上火倒入水，调入盐，放入猪蹄、花生米煲至快熟时，再放入章鱼干同煲至熟即可。

| 适宜人群 | 产后气血不足、乳汁少或无乳者。

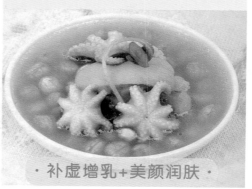

· 补虚增乳+美颜润肤 ·

松子

滋阴补骨，补益气血

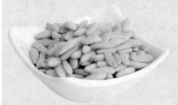

松子别名松子仁、海松子、红果松、罗松子。《本草纲目》中记载：松子性平，味甘，归肝、肺、大肠经。松子具有滋阴补骨、补益气血、润燥滑肠之功效，可用于病后体虚、肌肤干燥、肺燥咳嗽、口渴便秘、头晕目眩、自汗、心悸等病证。

应用指南 ①用于治疗女性便秘、皮肤干燥。松子仁、芦荟各适量，大米100克。将大米用清水煮至米粒开花，加入芦荟、松子仁，改小火至浓稠即可。
②利于女性滋阴润肺、美容抗衰。松子仁20克，核桃仁30克，大米80克。将大米用清水煮至米粒开花，加入松子仁、核桃仁，煮至浓稠状即可。

健康吃法1 大米松子仁粥

|配 方| 大米60克，松子仁（去壳）20克
|制 作| 将大米淘洗干净，置于冷水中浸泡半小时后，捞出沥干水分，同去壳的松子仁一起放入锅中，煮至米粒开花即可。
|适宜人群| 糖尿病患者，阴虚盗汗、骨蒸劳热、口渴多饮、多尿、皮肤干燥瘙痒、便秘、失眠等证患者。

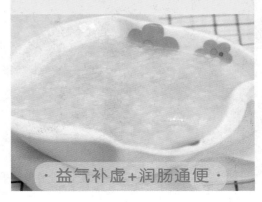

· 益气补虚+润肠通便 ·

健康吃法2 黄金粟米盏

|配 方| 新奇士橙3个，粟米50克，青豆、松子仁各30克，盐、油各适量
|制 作| ①将橙子洗净，去掉上面1/5的皮，再将里面挖空，备用；将挖出的橙肉切成小粒。②锅置火上，放入油烧热，再放入粟米、青豆、松子仁，炒熟。③将炒熟的粟米、青豆、松子仁放入挖空的橙子内，再将橙粒放在上面。
|适宜人群| 胸膈满闷、恶心欲吐者，饮酒过多、宿醉未醒者，大便燥结者。

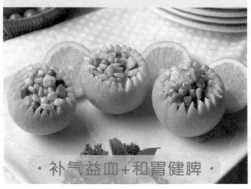

· 补气益血+和胃健脾 ·

腰果

润肠通便，润肤美容

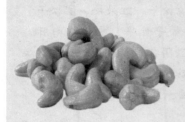

腰果又名肾果、树花生、鸡腰果。《本草纲目》中记载：其性平，味甘，归脾、肾、胃经。腰果对食欲不振、心力衰竭、下肢水肿及多种炎症有显著疗效，还可以润肠通便、润肤美容、延缓衰老。

应用指南 ①治疗女性食欲不振、小便不畅。腰果20克，糯米80克。糯米清水煮至米粒开花，加入腰果同煮至浓稠状，撒上葱花、白糖调味即可。②利于女性润肤养颜、延年益寿。大米70克，腰果、核桃仁、北杏仁各30克。大米清水煮至米粒开花，加入腰果、核桃仁、北杏仁同煮至浓稠状，冰糖调味即可。

健康吃法1 红豆腰果燕麦粥

配方 红豆30克，腰果适量，燕麦片40克，白糖4克

制作 ①红豆洗净泡发，备用；燕麦片洗净；腰果洗净。②锅置火上，倒入清水，放入燕麦片和红豆、腰果，以大火煮开。③转小火将粥煮至浓稠状，调入白糖，拌匀即可。

适宜人群 动脉硬化、心血管疾病、脑卒中和心脏病患者，便秘患者。

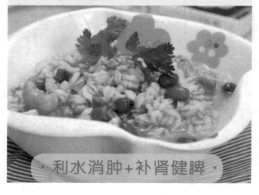

· 利水消肿+补肾健脾 ·

健康吃法2 西芹百合炒腰果

配方 西芹100克，鲜百合、腰果、胡萝卜、盐、玉米油各适量

制作 ①将百合洗净，分成瓣；胡萝卜切片；西芹切块。②锅内倒入玉米油，放入腰果炸至酥脆，捞出；倒入胡萝卜、西芹，大火翻炒。③再倒入百合，加盐，大火翻炒1分钟；关火，再倒入腰果，拌匀即可。

适宜人群 咳嗽、气阴两虚症状者，缺铁性贫血患者，高血压患者。

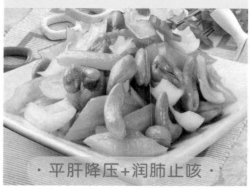

· 平肝降压+润肺止咳 ·

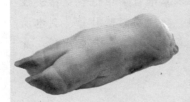

猪蹄

补虚益肾，滋润肌肤

猪蹄又名猪手、猪脚。《本草纲目》中记载：其性平，味甘、咸，归肾、胃经。猪蹄具有补虚弱、填肾精等食疗作用，多食可改善贫血及神经衰弱等症。猪蹄含有丰富的胶原蛋白，也具有很好的美白养颜功效，能改善皮肤粗糙、痘印等病症。

应用指南 用于女性润肤美容、延缓衰老。猪蹄200克，胡萝卜100克，人参须、黄芪、麦冬各10克，薏苡仁50克，生姜片适量。薏苡仁泡发，人参须、黄芪、麦冬洗净放入布袋中，同胡萝卜、生姜片、猪蹄清水大火煮沸转小火，熬至猪蹄熟透即可。

健康吃法1 红烧猪蹄

配方 猪蹄500克，八角、桂皮、葱段、姜、酱油、料酒、盐各适量

制作 ①将猪蹄切好，焯水后放入料酒、酱油，腌渍30分钟。②锅中放油，放入葱段、姜，煸炒后加入腌好的猪蹄，煸炒至皮呈金黄色。③然后放酱油、料酒、八角、桂皮、盐翻炒，放入清水，在高压锅中压制20分钟。

适宜人群 爱美女性，皮肤粗糙、干燥者。

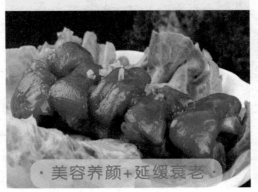

· 美容养颜+延缓衰老 ·

健康吃法2 黑木耳猪蹄汤

配方 猪蹄350克，黑木耳10克，红枣2颗，盐3克，姜片4克

制作 ①将猪蹄洗净，斩件；黑木耳泡发后洗净，撕成小朵；红枣洗净。②锅中注水烧开，放入猪蹄煮去血水，捞出洗净。③砂煲注水烧开，下入姜片、红枣、猪蹄、黑木耳，大火烧开后改用小火煲煮2小时，加盐调味即可。

适宜人群 腹泻、崩漏、尿血、齿龈疼痛、便血等患者，皮肤干燥、粗糙者。

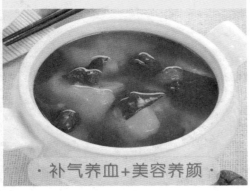

· 补气养血+美容养颜 ·

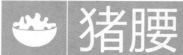

猪腰

滋阴补肾，利水消肿

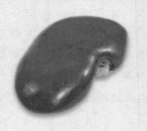

猪腰又名猪肾。《本草纲目》中记载：猪腰性平，味甘、咸，归肾经。猪腰有滋阴补肾、利水消肿的功效。主要用于改善肾虚腰痛、产后虚羸、身面水肿等症状。

应用指南 ①用于孕产妇滋阴补肾。人参10克，猪腰1副，油菜50克。人参清水大火煮开，转小火10分钟熬成高汤，转中火汤开，加入腰花片、油菜即可。②适宜女性补血养颜。羊肉300克，当归、生姜各适量，枸杞子、红枣各20克。取全部食材，加入清水小火慢炖2小时，放入调料稍炖即可。

健康吃法 ① 三色炒腰片

配 方 猪腰1副，木耳50克，荷兰豆50克，胡萝卜50克，盐4克

制 作 ①猪腰平剖为二，剔去内面白筋切片，氽去血水。②木耳洗净去蒂；荷兰豆撕去边丝，洗净；胡萝卜削皮，洗净，切片。③炒锅中加油，先下木耳、荷兰豆、胡萝卜炒匀，将熟前放入腰片煮熟，加盐调味即可。

适宜人群 肾虚所致的腰酸痛、耳聋、水肿、小便不利者。

健康吃法 ② 碎腰花

配 方 猪腰550克，生菜丝100克，绍酒、生抽、老抽、醋、味精、蚝油各适量，葱花、蒜泥、胡椒粉、麻油各少许

制 作 ①猪腰去腰臊，切成梳子花刀，洗净。②放入沸水，氽至断生捞起，用纯净水冲凉；将所有调味料调匀，配制成醉汁。③将腰花放入容器，浇入醉汁，用生菜丝围边。

适宜人群 肾虚引起的腰酸腰痛、盗汗者，老年人肾虚耳聋、耳鸣者。

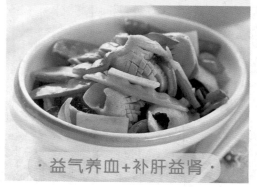

· 益气养血+补肝益肾 ·

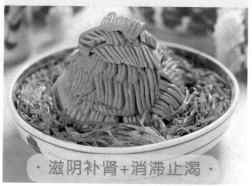

· 滋阴补肾+消滞止渴 ·

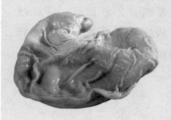

猪肚

补虚损，健脾胃

猪肚也称猪胃。《本草纲目》中记载：猪肚性微温，味甘，归脾、胃经。猪肚具有补虚损、健脾胃的功效，对脾虚腹泻、虚劳瘦弱、消渴、小儿疳积、尿频或遗尿等病证有食疗效果。

应用指南 ①改善女性睡眠，健脑安神。鸡脚、猪肚、排骨各100克，黄豆50克，红枣10颗。锅中注水，烧沸后放入全部食材，小火慢炖2小时即可。②适宜女性温中益气、调理脾胃。胡椒20克，老鸡100克，猪肚100克。将所有食材放入砂锅内，用清水盖过食材，大火煲沸后改小火，炖2小时即可。

健康吃法 1 滋阴补凉猪肚汤

配 方 猪肚250克，银耳100克，花旗参25克，乌梅3粒，盐6克

制 作 ①银耳以冷水泡发，去蒂，撕小块；花旗参洗净，备用；乌梅洗净，去核。②猪肚刷洗干净，氽水，切片。③将猪肚、银耳、花旗参、乌梅放入瓦煲内，大火烧沸后再以小火煲2小时，再加盐调味即可。

适宜人群 脾胃虚弱者，失眠、烦躁、记忆力衰退及老年痴呆等患者。

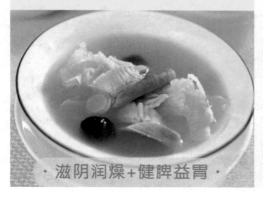

· 滋阴润燥+健脾益胃 ·

健康吃法 2 莲子猪肚

配 方 猪肚1个，莲子50克，葱1棵，姜15克，蒜10克，盐、香油各适量

制 作 ①莲子洗净泡发，去心；猪肚洗净，内装莲子，用线缝合；葱、姜切丝；蒜捣泥。②放入锅中，加清水炖至熟透，捞出晾凉后切成细丝，同莲子放入盘中。③调入葱丝、姜丝、蒜泥和调味料，拌匀即可。

适宜人群 脾胃气虚引起的胎漏下血、滑胎患者，脾肾两虚引起的胎动不安者。

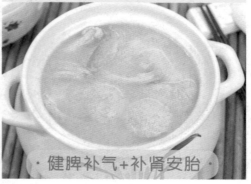

· 健脾补气+补肾安胎 ·

猪肝

补气养血，养肝明目

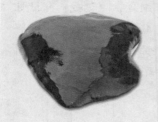

猪肝别名血肝。《本草纲目》中记载：猪肝性温，味甘、苦，归肝经。猪肝具有补气养血、养肝明目等功效，主要用于增强人体免疫力、抗氧化、防衰老、延年益寿，也具备一定的抗肿瘤的作用。

应用指南 ①改善女性体虚贫血。猪肝200克，菠菜150克，当归1片，黄芪15克，丹参、生地黄、生姜、米酒各适量。菠菜、当归、黄芪、丹参、生地黄洗净熬成药汁，猪肝炒半熟，药汁、米酒入锅煮开，放入猪肝、菠菜，稍煮即可。②利于女性补血养颜。取猪肝200克，冬菇30克，红枣6颗，生姜、枸杞子各适量，上蒸笼蒸3小时即可。

健康吃法1 胡萝卜红枣猪肝汤

配方 猪肝200克，胡萝卜300克，红枣10颗，盐、料酒各适量

制作 ①将胡萝卜洗净切块，放油略炒后盛出；红枣洗净。②猪肝洗净，切片，用盐、料酒腌渍。③把胡萝卜、红枣放入锅内，加足量清水，大火煮沸后，以小火煲至胡萝卜熟软，放猪肝再煲沸，加盐调味。

适宜人群 肝血不足者，两眼昏花及维生素A缺乏所致之夜盲症等患者。

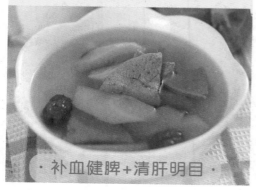

·补血健脾+清肝明目·

健康吃法2 参芪枸杞猪肝汤

配方 党参10克，黄芪15克，枸杞子5克，猪肝300克，盐2小匙

制作 ①将猪肝洗净，切片。②党参、黄芪洗净，放入煮锅，加6碗水以大火煮开，转小火熬高汤。③约熬20分钟，转中火，放入枸杞子煮约3分钟，放入猪肝片，待水沸腾，加盐调味即成。

适宜人群 气虚者，夜盲症患者，长时间在电脑前工作者。

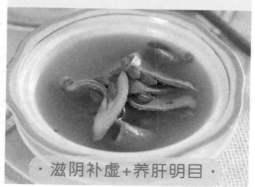

·滋阴补虚+养肝明目·

牛肉

补脾胃，益气血，强筋骨

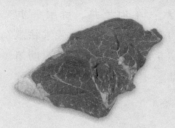

《本草纲目》中记载：牛肉性平，味甘，归脾、胃经。牛肉可补脾胃、益气血、强筋骨，对虚损瘦弱、脾弱不运、水肿、腰膝酸软等病症有一定的食疗作用。主要用于改善食欲不振、四肢乏力、利尿消肿等症状。

应用指南 ①治疗女性夜尿频多，健脾祛湿。豌豆50克，牛肉100克，大米80克，枸杞子适量。大米泡发，同豌豆、枸杞子入锅，加入清水，旺火煮沸，再加入牛肉，改中火熬至粥成。②利于女性益气养胃、强身健体。牛肉450克，黄芪6克。将牛肉、黄芪用清水煲至成熟，撒入葱段、香菜，调味即可。

健康吃法 1 杏汁焗牛柳

配 方 牛肉500克，杏仁粉5克，姜末、葱末各15克，盐、味精、杏仁汁、生粉、花生油、白酒各适量

制 作 ①将牛肉洗净切成厚片，加入杏仁粉、姜末、葱末、白酒，腌渍1小时。②将腌好的牛肉放入锅中，用少量油煎熟，摆放在碟上。③锅上火，加入清水和所有调味料，煮沸后用生粉勾芡，淋在碟中。

适宜人群 虚劳咳嗽者，气短体虚者。

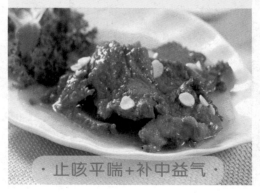

· 止咳平喘+补中益气 ·

健康吃法 2 黄花菜炒牛肉

配 方 瘦牛肉250克，黄花菜150克，红甜椒35克，黄甜椒35克，蚝油10克，太白粉5克，砂糖3克，白胡椒粉2克

制 作 ①牛肉切条，以调味料腌渍30分钟入味；甜椒去子后切成长条，备用。②起油锅，放入牛肉炒2分钟，取出备用。③将黄花菜、红甜椒、黄甜椒放入原油锅炒熟，再放入牛肉，炒至熟即可。

适宜人群 脾胃虚弱者，乳汁不下者。

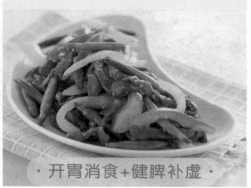

· 开胃消食+健脾补虚 ·

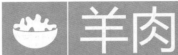

羊肉

益气补虚，散寒祛湿

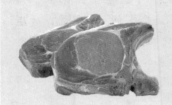

《本草纲目》中记载：羊肉性热，味甘，归脾、胃、肾、心经。羊肉具有益气补虚、散寒祛湿的功效。羊肉还可增加消化酶，保护胃壁，帮助消化。腰膝酸软、腹中冷痛、虚劳不足者皆可将其作为食疗品。

应用指南 ①治疗女性体寒、气血两虚。桂圆70克，羊肉100克，大米80克。大米洗净，泡发，加入清水煮沸，放入羊肉、桂圆，改中火熬煮，再转小火煮至成粥即可。②用于孕产妇和中清火、益气和胃。羊肉350克，竹笋、甘蔗、胡萝卜各50克。锅中注水，烧沸，取全部食材入炖盅，隔水炖熟即可。

健康吃法1 风味羊肉卷

配 方 羊肉300克，葱、姜各10克，红心鸭蛋黄3个，盐5克，味精2克，料酒5毫升

制 作 ①羊肉洗净，切成大薄片，葱、姜切片，与盐、味精、料酒一起腌渍。②羊肉片平铺，放上鸭蛋黄，卷起，入锅蒸45分钟。③取出，待凉，切薄片，摆盘即可。

适宜人群 阳虚体质者，慢性气管炎、虚寒哮喘、腹部冷痛、体虚怕冷者。

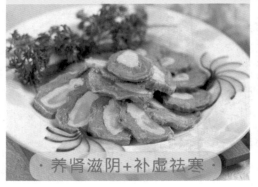

· 养肾滋阴＋补虚祛寒 ·

健康吃法2 白萝卜煲羊肉

配 方 羊肉350克，白萝卜100克，生姜、枸杞子各10克，盐、鸡精各5克

制 作 ①羊肉洗净，切件，氽水；白萝卜洗净，去皮，切块；生姜洗净，切片；枸杞子洗净，浸泡。②炖锅中注水，烧沸后放入羊肉、白萝卜、生姜、枸杞子，以小火炖。③2小时后加盐、鸡精调味即可。

适宜人群 脾胃虚弱者，体质寒凉者，气血不足、肾虚而腰膝酸软、尿频者。

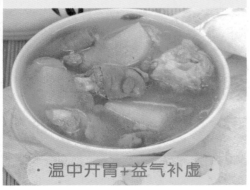

· 温中开胃＋益气补虚 ·

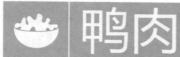

鸭肉

养胃滋阴，清肺解热

鸭肉别称鹜肉、家凫肉。《本草纲目》中记载：鸭肉性寒，味甘、咸，归脾、胃、肺、肾经。鸭肉具有养胃滋阴、清肺解热、大补虚劳、利水消肿的食疗作用。鸭肉不仅脂肪含量低，且所含脂肪主要是不饱和脂肪酸，能起到保护心脏的作用。

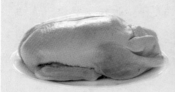

应用指南 ①治疗女性小便不畅，补血行水。水鸭300克，枸杞子10克，黄芪、党参各适量。锅中注清水烧沸，放入水鸭肉、黄芪、党参、枸杞子，小火慢炖2小时即可。②用于女性滋阴润燥、益气宁神。老鸭350克，花椒20克，枸杞15克。将老鸭肉、花椒、枸杞子放入锅内，清水烧沸后，转小火慢炖2小时即可。

健康吃法 1 青螺炖老鸭

配方 老鸭500克，青螺肉100克，葱段、姜片各适量，盐、冰糖各适量

制作 ①老鸭处理干净，斩块，用水洗净沥干；青螺反复换水洗净泥沙。②鸭肉放入冷水锅中煮开后捞起，放在砂锅中，加水淹没，用旺火烧开，撇去浮沫。③下入青螺肉，转用小火炖至六成烂时，再加盐、葱、姜炖至熟即可。

适宜人群 体内有热、上火者，低热、体质虚弱、食欲不振和水肿者。

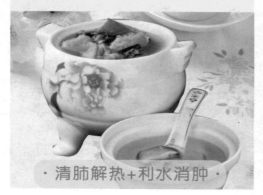

·清肺解热+利水消肿·

健康吃法 2 沙参玉竹焖老鸭

配方 老鸭（去毛）1只，葱、生姜适量，玉竹50克，北沙参50克

制作 ①将老鸭洗净，汆去血水，斩件备用。②生姜洗净切片，葱切成花。③北沙参、玉竹洗净。④锅中加水适量烧沸，下入北沙参、老鸭、玉竹、姜片，转文火煨煮，大概1小时后加入调味料，撒上葱花即可。

适宜人群 血虚肠燥型便秘者，气管炎、百日咳、阴虚咳嗽患者。

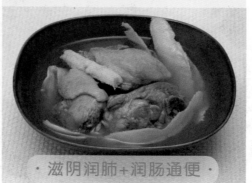

·滋阴润肺+润肠通便·

乌鸡

滋阴补肾，养血补虚

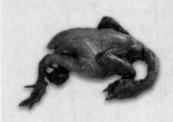

乌鸡别名黑脚鸡、乌骨鸡、药鸡。《本草纲目》中记载：乌鸡性平，味甘，归肝、肾经。乌鸡具有滋阴补肾、养血益肝、退热补虚的功效，多用于病后或产后贫血者补血、促进康复。

应用指南 ①用于孕产妇滋阴补肾。乌鸡500克，红枣10颗，花旗参10克。乌鸡块洗净同清水煮沸，加入红枣、花旗参转小火煲1个小时即可。②用于女性养肝护阴。乌鸡100克，熟地黄20克，山药15克，桔梗、山茱萸、丹皮、茯苓、泽泻、车前子、牛膝各适量。全部食材同清水大火煮开，转小火慢炖40分钟。

健康吃法1 淡菜首乌乌鸡汤

配　方 淡菜150克，何首乌5克，乌鸡1只，盐1小匙

制　作 ①乌鸡剁块，氽烫，捞出冲洗干净。②淡菜、何首乌洗净。③将准备好的乌鸡、淡菜、何首乌放入锅中，加水盖过材料，以大火煮开，转小火炖30分钟，加盐调味即可。

适宜人群 虚劳羸弱、眩晕、盗汗、腰痛、咯血、崩漏、带下者，病后、产后贫血者。

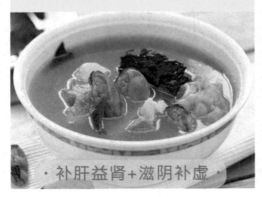

·补肝益肾+滋阴补虚·

健康吃法2 百合乌鸡汤

配　方 乌鸡1只，生百合30枚，白粳米适量，葱5克，姜4克，盐6克

制　作 ①将乌鸡洗净，斩件；百合洗净；姜洗净，切片；葱洗净，切段。白粳米淘洗干净。②将乌鸡放入锅中氽水，捞出洗净。③锅中加适量清水，下入乌鸡、百合、姜片、白粳米炖煮2小时，下入葱段，加盐调味即可。

适宜人群 血虚头晕目眩者，心悸失眠者，肝肾阴虚、须发早白者。

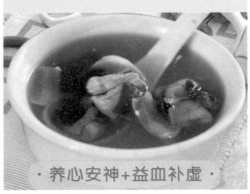

·养心安神+益血补虚·

鹌鹑

温肾补益，延年益寿

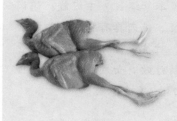

鹌鹑别名鹑鸟肉。《本草纲目》中记载：鹌鹑性平，味甘，归大肠、脾、肺、肾经。鹌鹑肉具有补五脏、益精血、温肾延年的食疗功效。鹌鹑肉是典型的高蛋白、低脂肪、低胆固醇食物，可与补药之王——人参相媲美，常食有防治高血压及动脉硬化之功效。

应用指南 ①利于孕产妇补中益气。鹌鹑1只，银耳10克，枸杞子、红枣各适量。将鹌鹑、枸杞子、红枣放入瓦煲，清水大火烧开，下入银耳改小火炖1.5小时即可。②改善女性体弱气虚、贫血症状。鹌鹑1只，党参、淮山、枸杞子各适量。鹌鹑开水滚尽血渍，同党参、淮山、枸杞子清水大火烧沸，转小火煲3小时即可。

健康吃法 1 鹌鹑汤

配　方 鹌鹑2只，芡实、薏苡仁、胡椒各少许，盐、鸡精、味精各适量

制　作 ①将鹌鹑洗净，余水；芡实、薏苡仁洗净，泡发。②将鹌鹑、芡实、薏苡仁一起放入盅内，加水适量，炖蒸2小时。③放入调味料调味。

适宜人群 脾胃虚弱引起的食欲不振、消化不良、四肢无力者。

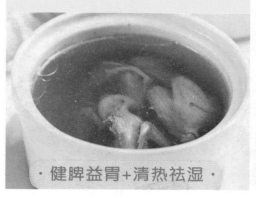

·健脾益胃+清热祛湿·

健康吃法 2 茶树菇蒸鹌鹑

配　方 鹌鹑300克，茶树菇100克，盐、味精、鸡精、酱油各适量

制　作 ①鹌鹑杀后去毛，洗净，茶树菇水发后洗净泥沙。②将所有调料调兑成汁。③茶树菇入盘，鹌鹑放其上，淋上兑汁，入笼蒸熟即可。

适宜人群 肾虚、尿频、水肿、风湿患者，癌症、高血压患者，体虚者。

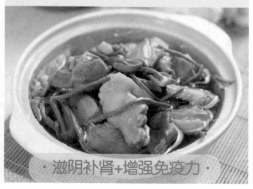

·滋阴补肾+增强免疫力·

鸽肉

补肾益气，养血美容

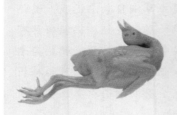

鸽肉别名家鸽肉。《本草纲目》中记载：鸽肉性平，味咸，归肝、肾经。鸽肉具有补肾、益气、养血、美容的食疗功效，对贫血、体虚、心脑血管疾病等患者有一定的辅助疗效。女性常食鸽肉，可调补气血，使皮肤变得白嫩、细腻。

应用指南 ①治疗女性贫血体虚。乳鸽1只，银耳15克，枸杞子、陈皮各适量。乳鸽开水滚尽血渍，同枸杞子、陈皮一并放入瓦煲，注入清水大火烧沸，再加入银耳转小火煲2小时即可。②用于女性滋补强身、丰肌健体。乳鸽1只，西洋参10克，菜心适量。乳鸽开水滚尽血渍，同西洋参放入煲内砂锅至熟，下菜心即可。

健康吃法 1 天麻乳鸽汤

配 方 乳鸽1只，天麻10克，盐5克，料酒15克，味精2克，胡椒2克

制 作 ①天麻用温水洗净，切片。②乳鸽褪色放血，50℃水去毛、内脏、足爪，剁块，再焯去血水。③把鸽块放盅内，天麻片放鸽上，掺入清水，用保鲜膜蒙口；上笼先大火，再用中火蒸至鸽软，入味，起锅即成。

适宜人群 头疼眩晕、肢体麻木者，用脑过度的女性。

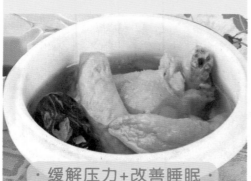

·缓解压力+改善睡眠·

健康吃法 2 玉竹丹参炖乳鸽

配 方 乳鸽1只，玉竹、沙参各15克，红枣5颗，生姜片、盐各适量

制 作 ①乳鸽处理好，剁成块；所有药材充分浸泡、清洗干净。②鸽块放入砂锅，加入800毫升冷水，大火煮开，撇净浮沫。③加入玉竹等，大火煮开后调小火，慢炖20分钟，最后加入生姜、盐继续炖10分钟即可。

适宜人群 一般人群均可食用，尤其适合老年人、孕妇、体虚病弱者食用。

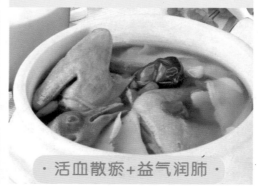

·活血散瘀+益气润肺·

驴肉

补血养气，滋阴益肾

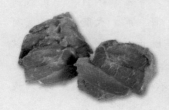

驴肉又称胪肉。《本草纲目》中记载：驴肉性凉，味甘、酸，归脾经。解心烦、止风狂、补血益气，治远年劳损。有补血养气、滋阴益肾、安神去烦的功效。常用于气血亏虚、短气乏力、心悸、健忘、睡眠不宁、头晕、经色淡等病证。

应用指南 ①用于女性产后乳汁分泌不足，补中益气、养血通乳。墨鱼50克，驴肉100克。将墨鱼、驴肉放入煲内，注入清水，大火煮沸，改小火炖至驴肉熟透即可。②治疗女性食欲不振，健脾益气。驴肉150克，山药50克。将驴肉、山药洗净放入煲内，注入清水，煮至驴肉熟透即可。

健康吃法 1 驴肉香粥

配 方 驴肉120克，大米80克，葱花3克，姜末5克，盐3克，味精适量

制 作 ①大米淘净，泡半小时；驴肉洗净，切小块。②锅中注水，下入大米，大火烧开，改中火，放驴肉块、姜末，煮至驴肉变熟。③改小火，将粥熬至黏稠状，加盐、味精调味，撒上葱花即可。

适宜人群 气血亏虚者，白喉性心肌炎、咽喉肿痛、细菌性痢疾、风湿性心脏病、心力衰竭者。

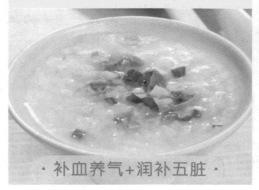

· 补血养气+润补五脏 ·

健康吃法 2 京味驴肉

配 方 驴肉150克，蒜10克，卤汁500毫升，盐5克，味精3克，醋、酱油、香油各5毫升

制 作 ①驴肉洗净，蒜去皮捣蓉。②驴肉用卤汁卤3小时至熟烂，捞出切片。③摆盘，淋上调味料和蒜蓉拌匀的味汁即可。

适宜人群 气血亏虚、短气乏力、心悸、健忘、睡眠不宁、头晕、经色淡等证患者。

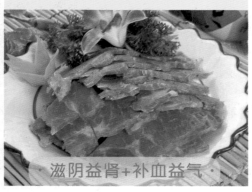

· 滋阴益肾+补血益气 ·

蜂蜜

调补脾胃，润肠通便

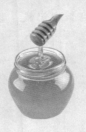

蜂蜜又名白蜜、炼蜜。《本草纲目》中记载：蜂蜜性平，味甘，归脾、胃、肺、大肠经。蜂蜜有调补脾胃、缓急止痛、润肺止咳、润肠通便、润肤生肌的功效，主治脘腹虚痛、肺燥咳嗽、肠燥便秘、目赤、口疮、溃疡不敛、风疹瘙痒、水火烫伤、手足皲裂等病证。

应用指南 ①利于女性补中润燥、缓急解毒。玉米、百合各20克，蜂蜜20毫升，大米100克。大米洗净泡发，同玉米、百合大火煮至开花，改小火煮至粥成，蜂蜜调味即可。②治疗女性失眠、下泄，补血养血。糯米100克，莲子30克，蜂蜜适量。糯米、莲子洗净泡发，加清水熬煮至米烂莲子熟，蜂蜜调味即可。

健康吃法 1 蜂蜜阳桃汁

配方 阳桃1个，冷开水、蜂蜜各适量

制作 ①将阳桃洗净，切小块，放入榨汁机中。②倒入冷开水和蜂蜜，搅打成果汁饮用。

适宜人群 一般人都可食用，尤其适合便秘者、咽干口燥易上火者、肺热咳嗽者食用。

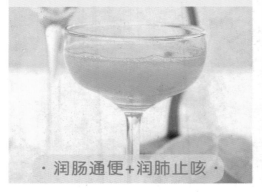

·润肠通便+润肺止咳·

健康吃法 2 女贞子蜂蜜饮

配方 女贞子8克，蜂蜜10毫升，百香果汁25毫升，鸡蛋1个，橙汁10毫升，雪糕1个，冰块适量

制作 ①取适量冰块放入碗中，再打入鸡蛋；女贞子洗净，煎水，备用。②再加入雪糕、蜂蜜、橙汁、百香果汁、女贞子汁。③一起搅打成泥即可饮用。

适宜人群 肝肾阴虚引起的动脉硬化、头晕目眩、腰酸耳鸣、须发早白、便秘等症患者。

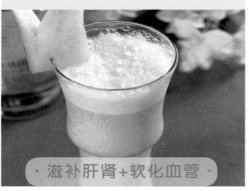

·滋补肝肾+软化血管·

甲鱼

益气补虚，滋阴润燥

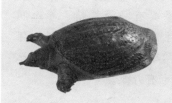

甲鱼别名鳖、团鱼。《本草纲目》中记载：甲鱼性平、味甘，归肝经。甲鱼具有益气补虚、滋阴润燥、益肾健体、净血散结的功效。能提高人体的免疫功能，对预防和抑制胃癌、肝癌、急性淋巴性白血病和因放疗、化疗引起的贫血、虚弱、白细胞减少等症功效显著。

应用指南 ①适宜女性滋阴养颜。青蒿10克，干桃花10克，黄芪10克，甲鱼200克。前3味药入砂锅，加水适量煎汤，去渣留液，与甲鱼同入砂锅煎煮，半小时后加蜂蜜即可。②用于女性贫血。甲鱼1只（约500克），去头及内脏，切块。用纱布包当归50克、党参50克，与甲鱼共煮至肉烂，去中药包后加盐及调料即可。

健康吃法 ① 枸杞炖甲鱼

配 方 甲鱼250克，枸杞子30克，桂枝20克，莪术10克，红枣8枚，盐、味精各适量

制 作 ①甲鱼宰杀后洗净。②枸杞子、桂枝、莪术、红枣洗净。③将除盐、味精以外的材料一同放入煲内，加开水适量，文火炖2小时，再加盐、味精调味即可。

适宜人群 肝硬化、肝脏肿瘤等症患者，体虚者。

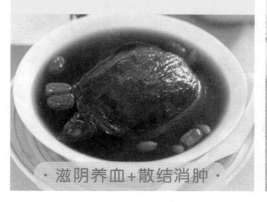

· 滋阴养血+散结消肿 ·

健康吃法 ② 香菇甲鱼汤

配 方 甲鱼500克，香菇、腊肉、豆腐皮、盐、鸡精、姜各适量，麦冬10克

制 作 ①甲鱼洗净，姜切片，香菇洗净对半切，腊肉切片，豆腐皮、麦冬洗净。②甲鱼入沸水焯去血水，放入瓦煲中，加姜片、麦冬，加水煲至甲鱼熟烂，加盐、鸡精调味，放入香菇、腊肉、豆腐皮摆盘。

适宜人群 气血亏损、精血不足、肝肾阴虚等症患者。

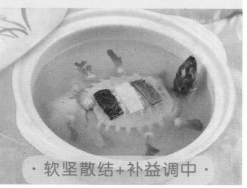

· 软坚散结+补益调中 ·

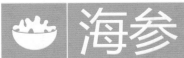

海参

补肾益精，养血润燥

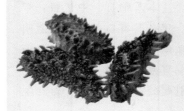

《本草纲目》中记载：海参性温，味甘、咸，归肺、肾、大肠经。海参具有补肾益精、养血润燥、除湿利尿的功效。主治精血亏损、虚弱、劳怯、小便频数。现代医学研究表明，海参对高血压、血管硬化、癌症等病也有疗效。

应用指南 ①提高女性免疫力，强身健体。水发海参20克，大米100克，胡椒粉适量。大米洗净泡发，清水煮至五成熟，加入海参煮至粥成即可。
②用于女性补血养颜。乳鸽1只，黄精、海参、枸杞子各适量。黄精、海参洗净泡发，将全部食材放入瓦煲，清水大火煮沸，改小火煲2小时即可。

健康吃法1 苁蓉海参鸽蛋

配 方 肉苁蓉15克，水发海参2头，鸽蛋12颗，葱、蒜、胡椒粉、味精、淀粉各适量

制 作 ①将海参处理干净，汆熟；鸽蛋煮熟，去壳。鸽蛋裹淀粉，炸至金黄色，备用。②锅中放油，下葱、蒜爆香，加调味料、海参、肉苁蓉，烧沸后用文火煮40分钟，再加鸽蛋煨制即成。

适宜人群 神经衰弱、体倦健忘、听力减退等症状患者。

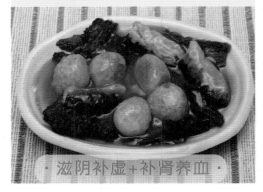

·滋阴补虚+补肾养血·

健康吃法2 鲍汁扣辽参

配 方 上等关东辽参1头，老鸡1 000克，腩排500克，鲍汁适量，糖20克，鸡精粉10克，味精10克，生抽少许

制 作 ①辽参洗净，入锅蒸熟取出。②锅上火，倒入鲍汁，加入老鸡、腩排煮熟，调入所有调味料拌匀。③将烧好的鲍汁淋在盘中的辽参上即可。

适宜人群 便秘患者，腰膝冷痛、妇女不孕、神经衰弱、听力减退患者。

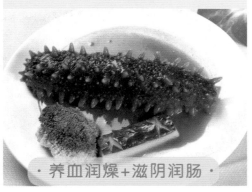

·养血润燥+滋阴润肠·

墨鱼

补益精气，健脾利水

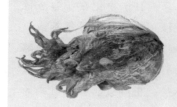

墨鱼又名乌贼、花枝。《本草纲目》中记载：墨鱼性温，味微咸，归肝、肾经。墨鱼具有补益精气、健脾利水、养血滋阴、温经通络、调经、收敛止血、美肤乌发等功效。墨鱼还可防止动脉硬化，对癌细胞的扩散也有一定的抑制作用。

应用指南 ①治疗女性痛经，滋阴养血。大米80克，墨鱼50克，猪肉30克。大米洗净泡发，墨鱼料酒去腥，大米加清水煮至五成熟，入墨鱼、猪肉煮至粥成。②利于女性滋阴补肾。猪蹄500克，墨鱼干、节瓜、红枣各适量。猪蹄沸水滚尽血渍，同墨鱼干、节瓜、红枣入炖盅，注水大火烧开，改小火炖2小时即可。

健康吃法 1 墨鱼粥

配方 干墨鱼200克，粳米500克，猪肉30克，姜汁15克，葱汁20克，盐5克
制作 ①将干墨鱼用清水泡软，扯去皮、骨，洗净，切成丁；猪肉洗净，切丁，粳米淘洗干净。②锅内注水，下入干墨鱼、猪肉、姜汁、葱汁烧开，炖至五成熟。③下入粳米熬成粥，调入盐、味精即可。

适宜人群 贫血、肾气亏虚、眩晕耳鸣、腰酸肢麻、月经失调、崩漏者。

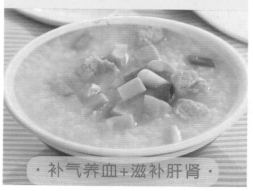

· 补气养血＋滋补肝肾 ·

健康吃法 2 百合墨鱼粒

配方 西芹150克，墨鱼200克，红椒1个，盐5克，味精3克，百合50克
制作 ①西芹洗净切成段，墨鱼洗净去皮切成粒，红椒洗净切粒，百合洗净。②锅中加入水烧沸后，下入墨鱼粒，芹菜段、红椒、百合稍焯后捞出。③锅中加油烧热，加入所有原材料炒熟后，再加入调味料炒匀即可。

适宜人群 肺燥或肺热咳嗽者，热证后余热未消、失眠多梦、心情抑郁者。

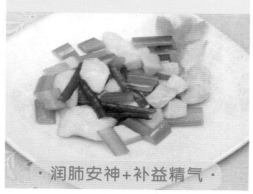

· 润肺安神＋补益精气 ·

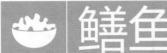

鳝鱼

补气养血，祛风除湿

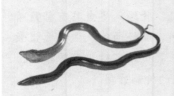

鳝鱼也称长鱼。《本草纲目》中记载：鳝鱼性温，味甘，归肝、脾、肾经。鳝鱼具有补气养血、去风湿的食疗功效。常食鳝鱼还能有效降低胆固醇浓度，预防因动脉硬化而引起的心血管疾病，还可用于辅助治疗面部神经麻痹、中耳炎、乳房肿痛等病症。

应用指南 ①用于女性养肝护阴。鳝鱼300克，黄芪10克，高汤少许。鳝鱼、黄芪洗净，净锅上火倒入高汤，入鳝鱼、黄芪煲至熟即可。②适宜女性补气养血。鳝鱼50克，红枣10颗，大米100克。大米洗净泡发，鳝鱼用料酒去腥，大米、鳝鱼大火煮至五成熟，入红枣煮至粥成即可。

健康吃法 1 豆芽烧鳝排

配方 鳝鱼600克，笋条50克，豆芽150克，盐、酱油、糖、醋、黄酒、味精、高汤、葱、姜、干辣椒各适量

制作 ①鳝鱼洗净改刀做成排骨形状，笋条洗净切成条。②热锅放葱、姜、干辣椒煸炒，放入鳝片、笋条、豆芽一起烧，再加入其他调味料。③烧好收汁装盘。

适宜人群 高血压患者，心血管疾病患者。

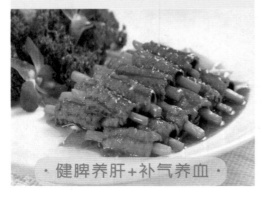

·健脾养肝+补气养血·

健康吃法 2 山药鳝鱼汤

配方 鳝鱼2尾，山药25克，枸杞子5克，补骨脂10克，盐5克，葱段、姜片各2克

制作 ①将鳝鱼处理干净，切段，汆水。②山药去皮洗净，切片；补骨脂、枸杞子洗净，备用。③净锅上火，调入盐、葱、姜，下入鳝鱼、山药、补骨脂、枸杞子煲至熟，即可食用。

适宜人群 颈椎病患者，腰膝酸痛患者，脾胃虚弱患者。

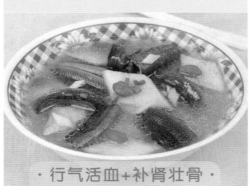

·行气活血+补肾壮骨·

鳗鱼 补虚益肾，祛风除湿

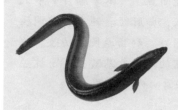

鳗鱼别名鳗鲡、白鳝、蛇鱼。《本草纲目》中记载：鳗鱼性平，味甘，归肝、肾经。鳗鱼具有补阴虚、祛风湿、强筋骨、调节血糖等功效，对结核发热、赤白带下、糖尿病、风湿痹痛、筋骨软弱等病证有一定的食疗作用。

应用指南 ①利于女性补虚养血。鳗鱼50克，大米100克。大米洗净泡发，鳗鱼用料酒腌渍去腥。大米入锅煮至五成熟，入鳗鱼枸杞、姜丝煮至粥成。②治疗女性风湿骨痛。大米80克，鳗鱼、猪排各30克，花生米、腐竹各适量。大米洗净，泡发；鳗鱼料酒腌渍。大米入锅煮至五成熟，入鳗鱼、猪排煮至粥成。

健康吃法 1 鳗鱼枸杞汤

配 方 河鳗500克，枸杞子15克，米酒15毫升，盐5克

制 作 ①将河鳗处理干净，切段，放入沸水中氽烫，捞出洗净，盛入炖盅，加水至漫过材料，撒进枸杞子，加盖。②移入锅中，隔水炖40分钟。③加盐、米酒调即成。

适宜人群 久病、虚弱、贫血、肺结核等病患者，肾虚、夜盲症患者。

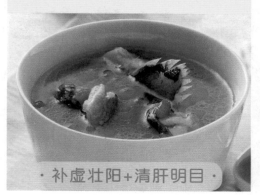

· 补虚壮阳＋清肝明目 ·

健康吃法 2 大蒜烧鳗鱼

配 方 鳗鱼300克，大蒜50克，葱20克，香菇100克，植物油、鸡精、酱油、盐、白糖、淀粉各适量

制 作 ①将鳗鱼处理干净，切段，加盐和料酒腌渍入味；大蒜去皮；香菇泡发，撕开；葱切段。②油烧热，将鳗鱼段稍炸，捞出控油。③起油锅，葱、姜爆香，放入香菇、蒜瓣与鳗鱼后炒匀，加调味料，再倒入锅中慢火烧熟即可。

适宜人群 高血压、高脂血症患者。

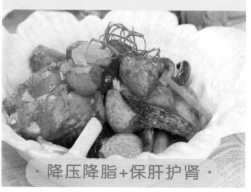

· 降压降脂＋保肝护肾 ·

鲍鱼

调经止痛，清热润燥

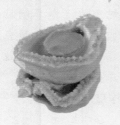

鲍鱼又名九孔鱼、镜面鱼。《本草纲目》中记载：鲍鱼性温，味甘、咸，归肝经。鲍鱼具有调经止痛、清热润燥、清肝明目、利肠通便的功效。鲍鱼富含蛋白质和人体必需的八种氨基酸，还是抗癌佳品，可以破坏癌细胞必需的代谢物质。

应用指南 ①利于女性补气固表。活鲍鱼2只，鸡胸脯肉100克，油菜适量。鸡肉入高汤烧沸煮7分钟，入鲍鱼、油菜煮至熟即可。
②治疗女性月经不调，清热明目。鸡肉、鲍鱼各30克，大米80克。鲍鱼、鸡肉料酒腌渍。大米入锅清水煮至五成熟，入鲍鱼、鸡肉煮至粥成。

健康吃法 1 二冬炖鲍鱼

配方 鲍鱼100克，猪瘦肉250克，天冬50克，麦冬50克，圆肉25克，盐8克，味精适量

制作 ①鲍鱼用滚水烫4分钟，洗净；猪瘦肉洗净，切片。②天冬、麦冬、圆肉洗净。③把全部用料放入炖盅内，加滚水适量盖好，隔滚水文火炖3小时，调味即可。

适宜人群 阴虚体质者，肺燥干咳、口干咽痛者，糖尿病患者，心烦失眠者。

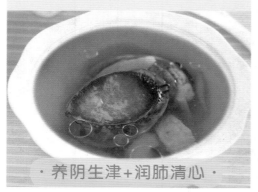

· 养阴生津+润肺清心 ·

健康吃法 2 蚝油扣网鲍

配方 日本网鲍1只，西蓝花1朵，青瓜1片，鲍汁10毫升，蚝油3毫升，糖5克，鸡汤500毫升，老抽5毫升

制作 ①日本网鲍用水泡发至软身，西蓝花、青瓜入沸水中焯熟摆盘。②鸡汤、蚝油倒入锅中煮沸，放入网鲍，煮熟至入味，捞出装盘。③锅中加入糖、鲍汁、老抽煮沸成芡，淋在鲍鱼上。

适宜人群 肝热上逆、头晕目眩、骨蒸劳热、青盲内障者，高血压患者。

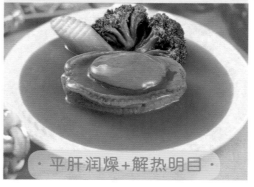

· 平肝润燥+解热明目 ·

鲫鱼

益气健脾，利水消肿

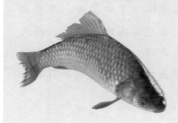

鲫鱼也称鲋鱼。《本草纲目》中记载：鲫鱼性平，味甘，归脾、胃、大肠经。鲫鱼具有补阴血、通血脉、补体虚的作用，还有益气健脾、利水消肿、清热解毒、通络下乳、祛除风湿病痛的功效。对降低胆固醇和血液黏稠度、预防心脑血管疾病有显著疗效。

应用指南 ①利于女性补虚润胃。大米100克，红枣10颗，鲫鱼50克。大米洗净泡发，鲫鱼料酒腌渍。大米入锅清水煮至五成熟，入鱼肉、红枣煮至粥成。
②治疗女性心神不宁。鲫鱼1条，章鱼干、无花果、淮山各适量。鲫鱼洗净热油略煎，章鱼干泡发。鲫鱼清水大火烧沸，加入章鱼干、无花果、淮山，小火慢炖至熟即可。

健康吃法 ① 沙滩鲫鱼

配 方 鲫鱼1条，鸡蛋3个，盐5克，酱油15毫升

制 作 ①鲫鱼宰杀，去鳞，用盐腌3分钟。②鸡蛋去壳，放入盐，搅拌均匀。③将鲫鱼放在鸡蛋上蒸10分钟后取出，淋上酱油即可。

适宜人群 脾胃虚弱者，肾炎水肿者，溃疡患者，气管炎、哮喘者，糖尿病患者。

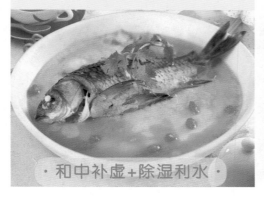

· 和中补虚+除湿利水 ·

健康吃法 ② 银丝煮鲫鱼

配 方 活鲫鱼1条，萝卜300克，生姜10克，香葱10克，花生油、盐、味精各适量

制 作 ①将鲫鱼宰杀，洗干净，萝卜切丝，生姜切丝，香葱切段。②烧锅下油，待油热时，放入鲫鱼，将两面稍微煎黄煎香，放入高汤、萝卜，加入盐、味精煮熟出锅，撒上葱段即成。

适宜人群 病后虚弱者，产妇，慢性肾炎水肿、肝硬化腹水、营养不良者。

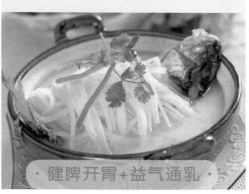

· 健脾开胃+益气通乳 ·

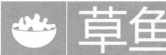

草鱼

暖胃平肝，祛风活痹

草鱼又名鲩鱼。《本草纲目》中记载：草鱼性温，味甘，归肝、胃经。草鱼具有暖胃平肝、祛风活痹、祛痰镇咳等功效，是温中补虚的养生食品，还可以预防乳腺癌，对增强体质、延缓衰老有食疗作用。

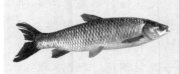

应用指南 ①利于女性塑身养颜、延缓衰老。青葱100克，香菜125克，草鱼300克。食材洗净入锅，加清水大火煮沸，改小火煲2小时即可。②治疗女性食欲不振、体弱气虚。草鱼肉50克，大米100克，枸杞子适量。大米洗净，泡发，鱼肉用料酒去腥。大米入锅，加入清水煮至五成熟，入鱼肉、枸杞子煮至粥成。

健康吃法1 枸杞鱼片粥

配方 枸杞子5克，草鱼30克，米饭100克，香菇丝10克，笋丝10克，高汤50毫升

制作 ①草鱼洗净，切薄片；枸杞子泡温水，备用。②香菇丝、高汤、笋丝、米饭放入锅中，熬成粥状。③加入枸杞子、草鱼片，煮熟即可食用。

适宜人群 肝肾阴虚引起的眩晕眼花、口干咽燥、潮热、盗汗、舌质嫩红、脉细数等症患者，肝炎患者。

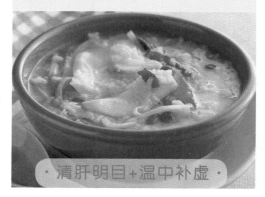

· 清肝明目+温中补虚 ·

健康吃法2 腐竹大蒜焖草鱼

配方 腐竹100克，草鱼1条（约300克），大蒜20克，生姜5克，盐5克，味精3克，蚝油5克，老抽2毫升

制作 ①将草鱼宰杀，掏去内脏后，洗净。②将草鱼切成块状，腐竹泡发。③锅上火加油烧热，爆香姜、蒜，下入高汤、蚝油、草鱼、腐竹，焖至入味时，加入盐、味精炒匀即可。

适宜人群 高血脂、动脉硬化、冠心病和高血压患者。

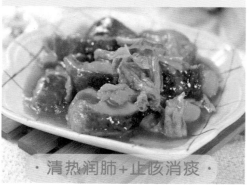

· 清热润肺+止咳消痰 ·

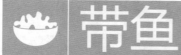 # 带鱼

补气暖胃，强心补肾

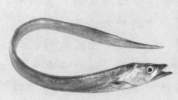

带鱼也称刀鱼、海刀鱼、裙带鱼。《本草纲目》中记载：带鱼性温、味甘，归肝、脾经。带鱼具有补气暖胃、强心补肾、养血润肤、消炎化痰、提精养神等功效。现代医学研究表明，常食带鱼对保护心血管系统、预防癌症有很好的作用。

应用指南 ①用于女性养血润肤、补气暖胃。糯米80克，带鱼30克，红枣10颗。糯米洗净泡发，带鱼料酒去腥。糯米、红枣清水煮至五成熟，入带鱼煮至粥成。②治疗女性精神不振，滋补强身。带鱼500克，黄芪30克，炒枳壳10克。黄芪、枳壳用纱布做成药包，带鱼稍煎，锅中加入适量清水放入药包，煮至熟即可。

健康吃法 1 红枣带鱼糯米粥

配 方 糯米80克，带鱼30克，红枣20克，盐、香油、料酒、葱花各适量

制 作 ①糯米洗净；带鱼收拾干净，切小块，用料酒腌渍去腥；红枣洗净，去核备用。②锅置火上，注入清水，放入糯米、红枣，煮至六成熟。③再放入带鱼，煮至粥浓稠，加盐、味精、香油调味，撒上葱花即可。

适宜人群 营养不良者，贫血患者，癌症患者。

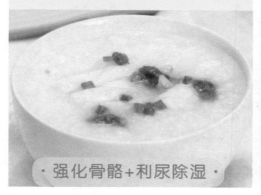

·强化骨骼+利尿除湿·

健康吃法 2 雪菜熘带鱼

配 方 带鱼350克，雪菜梗50克，食用油50毫升，盐、味精、黄酒、胡椒粉、生粉、清汤各适量

制 作 ①带鱼去鳞、鳃，洗净后切成大块待用；雪菜梗切成末。②炒锅上火，倒入少许油烧热，放入带鱼，煎至两边皆熟，捞出备用。③锅内加入清汤，放入盐、味精、黄酒、胡椒粉、雪菜末、带鱼，烧沸后用生粉勾芡即可。

适宜人群 消化不良者，肥胖症患者。

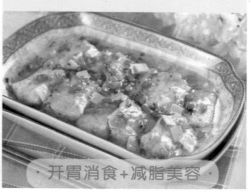

·开胃消食+减脂美容·

三文鱼

补虚劳，健脾胃

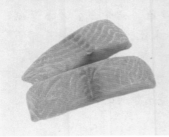

三文鱼又叫鲑鱼。中医学理论认为，其肉有补虚劳、健脾胃、暖胃和中的功效，可治消瘦、水肿、消化不良等症。现代医学研究表明，三文鱼能有效降低血脂和胆固醇，防治心血管疾病，具有很高的营养价值，享有"水中珍品"的美誉。

应用指南 ①用于女性健脾暖胃。三文鱼400克，大葱丝50克，芥末3匙，白糖1匙，冰碴儿500克。三文鱼冰镇至硬身，切成"日"字块，置于冰碴儿上，撒上调味料，端上味碟。②利于女性健体。三文鱼200克，海带50克，鸡蛋1个，淀粉适量。三文鱼、蛋清、淀粉、油、葱丝搅拌至浓稠状，团成丸子，同海带入温水煮沸。

健康吃法 1 三文鱼刺身

配 方 三文鱼500克，冰块、日本酱油、芥末各适量

制 作 ①将冰块打碎，放入盘中制成冰盘。②将三文鱼去鳞、骨和皮，取肉洗净切片，摆入冰盘。③调好日本酱油和芥末；冰盘加以装饰，食用三文鱼时，蘸上日本酱油和芥末食用。

适宜人群 消瘦、水肿、消化不良等症患者，心血管疾病患者和脑力劳动者。

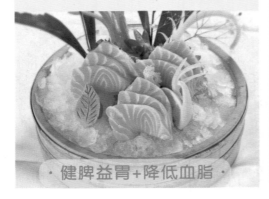

· 健脾益胃＋降低血脂 ·

健康吃法 2 鱼片大蒜粥

配 方 三文鱼50克，大蒜5瓣，大米100克，盐、味精、姜丝、香油、葱花各适量

制 作 ①大米淘洗干净，加水浸泡35分钟；三文鱼肉切片，抹上盐略腌；大蒜洗净，切末。②锅置火上，放入大米，加适量清水煮至五成熟。③放入鱼片、姜丝、蒜末，煮至米粒开花，加盐、味精、香油调匀，撒上葱花即可。

适宜人群 久病体虚、耳鸣健忘、脾胃虚弱者，脂血症患者。

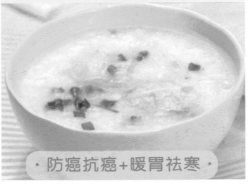

· 防癌抗癌＋暖胃祛寒 ·

鱿鱼

补虚养气，滋阴养颜

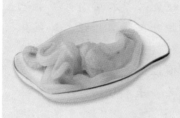

鱿鱼别名柔鱼。《本草纲目》中记载：鱿鱼性温，味甘，归肝、肾经。鱿鱼具有补虚养气、滋阴养颜等功效，对骨质疏松、缺铁性贫血、月经不调、肥胖症等有一定的食疗作用。鲜鱿鱼内脏含有大量胆固醇，鱿鱼未煮熟食用会导致肠道运动失调。

应用指南 ①利于女性滋阴养颜。鱿鱼须、猪脊骨各30克，核桃仁20克，大米80克。大米洗净泡发，鱿鱼须料酒去腥。大米、猪脊骨清水煮熟，入鱿鱼须、核桃仁煮至粥成。②治疗女性月经不调。猪肉、鱿鱼须各30克，大米80克，大虾、蘑菇、莴笋叶各适量。食材洗净，大米煮至五成熟，入其他食材煮至粥成。

健康吃法① 秋葵拌鱿鱼

配 方 秋葵20克，鱿鱼25克，洋葱10克，辣椒5克，醋10毫升，味精2克

制 作 ①鱿鱼洗净，剥皮，切丝，放入开水中汆烫熟，捞出泡冷水备用。②洋葱洗净，切丝；秋葵洗净，切小片；辣椒洗净，切丝。③醋、味精、洋葱丝放入碗中拌匀，加入鱿鱼与秋葵即可食用。

适宜人群 胃炎、癌症、胃溃疡、贫血、消化不良者，缺铁性贫血患者。

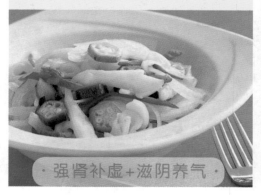

· 强肾补虚＋滋阴养气 ·

健康吃法② 豉汁烤大吊筒

配 方 大吊筒(新鲜大鱿鱼)1条，盐10克，味精8克，红油20毫升，豆豉15克，孜然10克，芝麻5克，糖少许

制 作 ①先把大吊筒去皮洗干净，用盐、味精、糖腌约3小时。②把腌好的吊筒入高温油锅内炸熟，捞出用刀切成一个一个圈，放至碟上，把调味料用油煸香后淋在吊筒上即可。

适宜人群 风寒感冒、潮热头痛、鼻塞、打喷嚏、腹痛吐泻者，肥胖者。

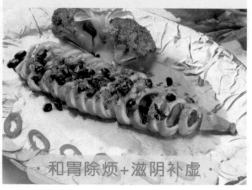

· 和胃除烦＋滋阴补虚 ·

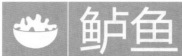

鲈鱼

健脾益肾，补气安胎

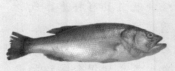

鲈鱼别名花鲈、四鳃鱼。《本草纲目》中记载：鲈鱼性平，味甘，归肝、脾、肾经。鲈鱼具有健脾益肾、补气安胎、健身补血等功效，对慢性肠炎、慢性肾炎、习惯性流产、胎动不安、妊娠期水肿、产后乳汁缺乏、手术后伤口难愈等症有食疗作用。

应用指南 ①用于女性健体丰肌。木瓜450克，鲈鱼500克，金华火腿100克。鲈鱼洗净稍煎，火腿爆炒，用清水煮沸后入木瓜、鲈鱼、火腿。改小火煲2小时。②利于孕产妇补气安胎。大米80克，鲈鱼50克，猪肉20克。大米洗净泡发，鲈鱼用料酒去腥。大米清水煮至五成熟，加入鱼肉、猪肉、姜丝煮至粥成即可。

健康吃法 1 梅菜蒸鲈鱼

配 方 鲈鱼1条，梅菜200克，姜5克，葱6克，蚝油20毫升

制 作 ①梅菜洗净，剁碎；鲈鱼去鳞，宰杀后去内脏；姜、葱切丝。②梅菜内加入蚝油、姜丝一起拌匀，铺在鱼身上。③再将鱼盛入蒸笼，上锅蒸10分钟，取出，撒上葱丝即可。

适宜人群 肝肾不足者，胎动不安、产后少乳者，孕妇。

健康吃法 2 当归鲈鱼汤

配 方 鲈鱼1条，当归10克，香菇3朵，枸杞子10克，生姜10克，盐5克，味精3克，豆瓣酱15克，红油10毫升，生抽5毫升

制 作 ①将鲈鱼宰杀，去鳃、鳞、内脏，洗净，生姜切片，枸杞子泡发。②鲈鱼斩成块，香菇泡发，当归切片。③将原材料、调味料放入碗中，入蒸锅中炖40分钟后取出即可食用。

适宜人群 痛经、体虚的女性，病后虚弱者和产妇。

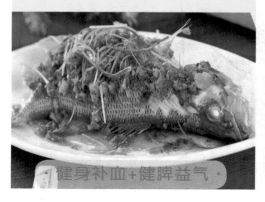

·健身补血+健脾益气·

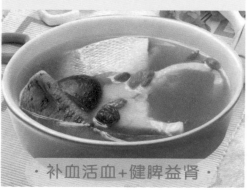

·补血活血+健脾益肾·

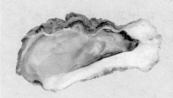

牡蛎

敛阴止汗，化痰软坚

牡蛎别名蛎蛤、海蛎子壳。《本草纲目》中记载：牡蛎具有敛阴、止汗、化痰软坚的功效。主治惊风、眩晕、自汗、盗汗、淋浊、崩漏、带下等症。

应用指南 ①利于女性滋阴养血。牡蛎、腐竹各30克，糙米80克。糙米洗净，泡发，牡蛎料酒去腥。牡蛎、糙米清水煮至七成熟，加入腐竹、姜丝煮至粥成即可。②治疗女性虚损烦热。紫薇花4朵，牡蛎肉500克，火腿、冬菇、玉兰片各适量。牡蛎、冬菇、玉兰片焯水，鸡汤入锅大火煮沸，加入全部食材即可。

健康吃法1 龙骨牡蛎炖鱼汤

配方 鲭鱼1条，龙骨、牡蛎各50克，盐2克，葱段适量

制作 ①龙骨、牡蛎冲洗干净，入锅加1500毫升水熬成高汤，熬至约400毫升，捞弃药渣；鱼去鳃、肚后洗净，并切段。②将炸好的鱼放入高汤中，熬至汤呈乳黄色，再加盐、葱段调味即可。

适宜人群 骨质疏松患者，自汗、盗汗、胃痛吞酸者，脾胃虚弱者。

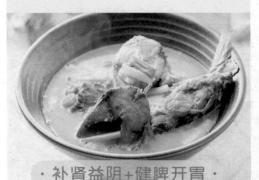

· 补肾益阴+健脾开胃 ·

健康吃法2 牡蛎糙米粥

配方 牡蛎、腐竹各30克，糙米80克，盐3克，葱花、香油、料酒各适量

制作 ①糙米洗净，用清水浸泡；牡蛎洗净，用料酒腌渍去腥；腐竹洗净，切细丝。②锅置火上，注入清水，放入糙米、牡蛎煮至七成熟。③放入腐竹，煮至米粒开花，加盐、香油、葱花即可。

适宜人群 胃疼、胃酸者，心神不安、惊悸怔忡、失眠多梦者。

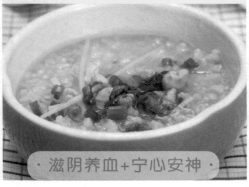

· 滋阴养血+宁心安神 ·

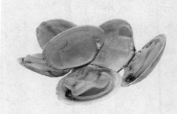

蛤蜊

滋阴利水，化痰软坚

蛤蜊别名沙蛤、沙蜊。《本草纲目》中记载：蛤蜊性寒，味咸，归胃经。蛤蜊具有滋阴、利水、化痰、软坚等功效。主治肝肾阴虚，烦热盗汗，消渴；瘿瘤、瘰疬或痞块；水肿，小便不利。

应用指南 ①用于女性清热解毒、滋阴补肾。蛤蜊、黑豆各100克。黑豆洗净泡发，蛤蜊料酒去腥。清水入锅，放入蛤蜊、黑豆大火烧沸，转小火稍煮即可。②治疗女性身体虚弱、畏寒怕冷。蛤蜊肉200克，川芎10克，胡萝卜、土豆各适量。川芎水煎去渣，放入胡萝卜、土豆、蛤蜊肉，煮汤即可。

健康吃法1 莴笋蛤蜊煲

配方 莴笋175克，豆腐100克，蛤蜊75克，盐少许，葱、姜末各2克

制作 ①莴笋去皮洗净切片；豆腐洗净切片；蛤蜊洗净。②净锅上火倒入油，将葱、姜爆香，下入莴笋煸炒，倒入水烧开，下入豆腐煲10分钟，下入蛤蜊续煲至开口后加盐调味即可。

适宜人群 肺热咳嗽、咳痰热痛者，水肿、小便不利者，脂血症患者。

健康吃法2 文蛤蒸鸡蛋

配方 文蛤、鸡蛋各200克，红椒粒少许，葱花适量，盐3克，香油15毫升

制作 ①用刀把文蛤口分开，洗净；鸡蛋磕入碗中，搅打成蛋液。②文蛤摆入碗中；鸡蛋加水、盐拌匀，倒入装有文蛤的碗中，再滴少许香油，撒上葱花、红椒粒放入锅中蒸15分钟即可。

适宜人群 气血不足、热证烦渴、肝肾阴虚者。

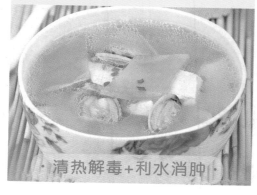

· 清热解毒+利水消肿 ·

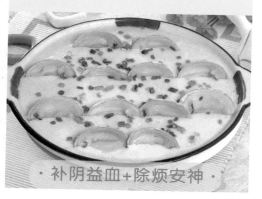

· 补阴益血+除烦安神 ·

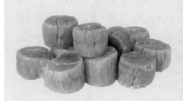

干贝

滋阴补肾，调中下气

干贝又名江瑶柱、马甲柱、角带子。《本草纲目》中记载：干贝性平，味甘、咸，归脾经。干贝具有滋阴补肾、调中下气、利五脏之功效，对头晕目眩、咽干口渴、虚劳咯血、脾胃虚弱等证有较好的食疗作用。

应用指南 ①用于女性滋阴补肾。猪腱150克，干贝适量。猪腱滚尽血水，将猪腱、干贝放入炖盅，加入清水，用大火烧开，转小火炖煮1.5个小时即可。②治疗女性心烦口干、头晕目眩等症。花生、干贝、紫菜、芹菜各20克，大米100克。大米洗净泡发，大米、花生入锅清水煮至开花，加入干贝、紫菜、芹菜，小火煮至粥成。

健康吃法1 干贝葡萄柚沙拉

配 方 生干贝6粒，葡萄柚1个，番茄1个，小黄瓜1条

制 作 ①生干贝入沸水中烫熟，捞出压干。②葡萄柚削皮，挖取果肉。③番茄洗净，去蒂，切片。④小黄瓜洗净，切长丝。⑤将以上材料盛在盘内即成。

适宜人群 偏头痛、耳聋、胆结石、抗蜂窝织炎、月经不调等症患者，消化不良、小便不利者。

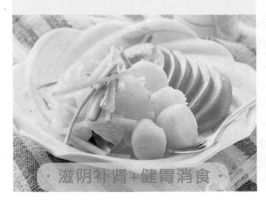

·滋阴补肾+健胃消食·

健康吃法2 扳指干贝

配 方 干贝200克，白萝卜100克，盐1克，味精1克。

制 作 ①白萝卜去皮洗净，切成24个小萝卜柱；每个萝卜柱分别扎透萝卜心呈"扳指"形。②每个"扳指"均填入干贝1粒，浇上干贝汁；再上笼屉用旺火蒸烂取出③炒锅置中火，倒入干贝汁及蒸汁煮沸，加盐、味精调匀，起锅淋于"扳指干贝"上即可。

适宜人群 咽干口渴、虚劳咯血者。

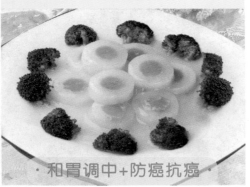

·和胃调中+防癌抗癌·

虾

补肾补血，补虚通乳

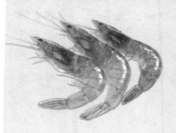

虾别名长须公、开洋等。《本草纲目》中记载：虾性温，味甘、咸，归脾、肾经。虾具有补肾、通乳之功效，对体倦、腰痛、腿软、筋骨疼痛、失眠不寐、产后缺乳以及丹毒、痈疽等证有一定的食疗作用。

应用指南 ①利于女性补肾养颜、减肥润肤。大米100克，野生北极虾30克，生菜叶适量。大米洗净泡发，清水入锅放入大米煮至五成熟，入虾煮至粥成，入菜叶稍煮即可。②适于女性产后通乳。大米100克，虾30克。大米洗净泡发，同清水入锅，煮至八成熟，加入虾、姜丝，煮至米粒开花即可。

健康吃法1 花豆炒虾仁

配方 花豆100克，虾仁50克，葱1根，盐5克，味精1克

制作 ①将花豆用水泡发至胀大。②锅中加油烧热，下入虾仁，炒至变色。③另起锅炒香花豆，加入虾仁，加入调味料，炒匀即可。

适宜人群 肥胖症、高血压、冠心病、糖尿病、动脉硬化患者，腰痛、腿软、筋骨疼痛、失眠不寐、产后缺乳以及丹毒、痈疽等证患者。

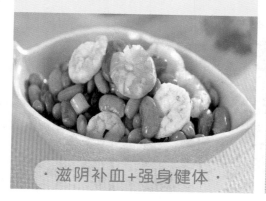

·滋阴补血+强身健体·

健康吃法2 碧螺虾仁

配方 虾仁350克，碧螺春10克，鸡蛋清1只，淀粉20克，精盐适量

制作 ①虾仁洗净装碗内，加盐、鸡蛋清、淀粉搅上劲。②另冲一杯开水，放入碧螺春，沏成茶一杯。③油锅烧热，放入虾仁，用筷子轻轻拨散，至虾仁呈乳白色时，倒入漏勺沥油，烹入碧螺春茶汁，颠翻炒锅，装盘。

适宜人群 体倦、腰痛、腿软、筋骨疼痛、失眠不寐、产后乳少等患者。

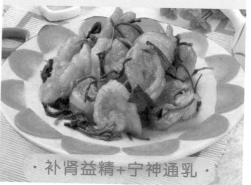

·补肾益精+宁神通乳·

银鱼　　益脾润肺，补肾补虚

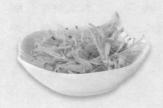

银鱼也称面条鱼、银条鱼。《本草纲目》中记载：银鱼性平，味甘，归脾、胃经。银鱼具有益脾、润肺、补肾的功效，对脾胃虚弱、肺虚咳嗽、虚劳诸疾有食疗作用。银鱼有利于提高人体免疫力，高蛋白低脂肪，适合高脂血症患者食用。

应用指南 ①用于女性宁心安神。银鱼120克，蛋4个，葱末、奶油各适量。浮小麦、合欢皮、甘草各5克。浮小麦、合欢皮、甘草煮水去渣取汁，药汁、银鱼、蛋、葱末、调味料搅匀，锅底放少许奶油煎即可。②治疗女性小便不畅。小银鱼50克，苋菜10克，稠粥1碗。小银鱼料酒去腥煮熟，入稠粥、苋菜稍煮即可。

健康吃法 1　粉葛银鱼汤

配　方 银鱼200克，粉葛500克，黑枣7个，盐适量，生姜4片
制　作 ①将粉葛去皮，切大块；黑枣去核，略洗。②银鱼洗净，沥干水；起油锅，爆香姜，下银鱼煎至表面微黄，取出。③把粉葛、银鱼、姜、枣一齐放入锅内，加清水适量，武火煮沸后，文火煲2小时，汤成后调味即可。

适宜人群 脾胃虚弱、肺虚咳嗽、虚劳患者，高血压、冠心病患者。

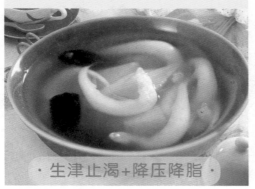

· 生津止渴＋降压降脂 ·

健康吃法 2　花生炒银鱼

配　方 银鱼、花生米各100克，青、红椒条各适量，盐、味精各3克，料酒、水淀粉、熟芝麻各10克
制　作 ①银鱼处理干净，加盐、料酒浸渍，再以水淀粉上浆。②油锅烧热，下银鱼炸至金黄色，再入花生、青椒、红椒同炒片刻。③调入味精炒匀，淋入香油，撒上熟芝麻即可。

适宜人群 气血亏虚者，脾胃虚弱之神疲乏力、消化不良、大便秘结者。

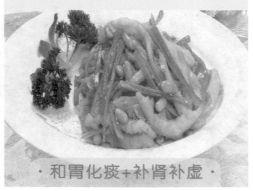

· 和胃化痰＋补肾补虚 ·

龟

滋阴补血，益肾健骨

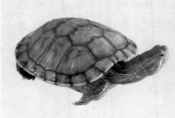

龟也称金龟、山龟、草龟等。《本草纲目》中记载：性温，味甘、咸，归心、肝、脾、肾经。龟具有滋阴补血、益肾健骨、强肾补心之功效，对于久咳咯血、血痢、筋骨疼痛、脱肛等病证有一定的食疗作用。

应用指南 ①治疗女性肝肾阴虚，头昏目眩。龟肉500克，熟地黄、黄精、枣皮各50克，白参20克，板蓝根100克，用锅清蒸即可。②适于女性滋阴补血。大米100克，核桃仁20克，龟肉50克。大米洗净泡发，龟肉、核桃仁炒3分钟，大米用清水煮至七成熟，加入龟肉、核桃仁、枸杞子，煮至粥成即可。

健康吃法 1 龟肉鱼鳔汤

| 配 方 | 龟肉150克，鱼鳔30克，肉桂15克，精盐、味精各适量

| 制 作 | ①先将龟肉洗干净，切成小块；鱼鳔洗去腥味，切碎；肉桂洗净，备用。②将龟肉、鱼鳔、肉桂同入砂锅，加适量水，武火烧沸后，用文火慢炖。③待肉熟后，加入精盐、味精调味即可。

适宜人群 脾胃虚寒者，腰膝冷痛、痛经、闭经患者，肾虚者。

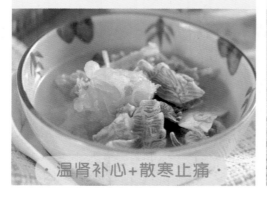

·温肾补心+散寒止痛·

健康吃法 2 乌龟百合红枣汤

| 配 方 | 百合30克，红枣10个，酸枣仁10克，乌龟250克，冰糖适量

| 制 作 | ①乌龟去甲及内脏，洗净，切块；百合、红枣、酸枣仁洗净。②先将乌龟用清水煮沸，再加入百合、红枣、酸枣仁，直至龟肉熟烂，酸枣仁、红枣煮透。③最后添加少量冰糖炖化即可。

适宜人群 神经衰弱者，失眠心烦、心悸患者。

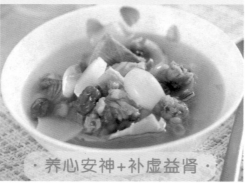

·养心安神+补虚益肾·

海带

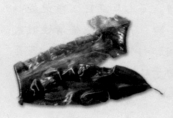

化痰软坚，清热解毒

海带别名昆布。《本草纲目》中记载：海带性寒，味咸，归肝、胃、肾经。海带有化痰、软坚、清热等功效，主要用来治疗高血压、夜盲症、甲状腺功能紊乱等疾病。食用前，应先将海带洗净再浸泡，然后将浸泡的水和海带一起下锅做汤食用，避免养分流失。

应用指南 ①适于女性健体丰肌。瘦肉350克，海带、海藻各适量。食材洗净，放入锅中，加入清水，炖2小时至汤色变浓，调味即可。②用于女性小便不畅。大米、绿豆各40克，水发海带30克，青菜适量。大米、绿豆洗净泡发，同清水入锅，煮至米粒开花，加入海带，煮至粥成即可。

健康吃法1 味噌海带汤

配 方 味噌酱12克，海带5克，豆腐55克，水1 000毫升，酱油、盐各适量
制 作 ①豆腐洗净，切成小丁；将水放入锅中开大火，待水开后将海带、味噌酱熬煮成汤头。②待汤熬好后，再加入切成丁的豆腐。③待水沸后加调味料调味即可。
适宜人群 咳喘、水肿、高血压、冠心病、肥胖者，急性肾功能衰退、乙型脑炎、急性青光眼患者。

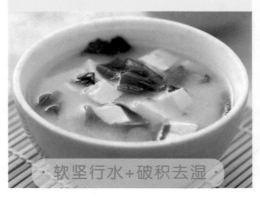

· 软坚行水+破积去湿 ·

健康吃法2 海带蛤蜊排骨汤

配 方 海带结200克，蛤蜊300克，排骨250克，胡萝卜半根，姜1块，盐5克
制 作 ①蛤蜊泡在淡盐水中，待其吐沙后，洗净，沥干。②排骨汆烫去血水，捞出冲净；海带结洗净；胡萝卜削皮切块；姜切片。③将排骨、姜、胡萝卜、海带结入锅中，加水煮沸，转小火炖约1小时，加入蛤蜊，煮至蛤蜊开口，加盐调味即可。
适宜人群 高血压、甲状腺肿 者。

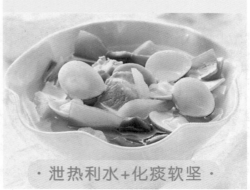

· 泄热利水+化痰软坚 ·

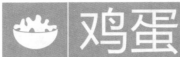

鸡蛋

益精补气，润肺利咽

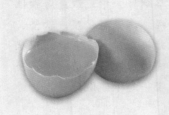

鸡蛋又名鸡子、鸡卵。《本草纲目》中记载：鸡蛋性平，味甘，归肺、脾、胃经。鸡蛋清性微寒而气清，能益精补气、润肺利咽、清热解毒，还具有护肤美肤的作用，有助于延缓衰老；蛋黄性温而气浑，能滋阴润燥、养血息风。

应用指南 ①用于孕产妇补气安胎。杜仲25克，艾叶20克，鸡蛋两个。鸡蛋打浆，加姜丝煎成蛋饼，所有食材放入煲内加水猛火烧沸，改中火煲2小时。②调经血。大米80克，淡菜50克，芹菜少许，鸡蛋1个，枸杞子适量。大米洗净，泡发；鸡蛋煮熟，切碎；大米煮至五成熟，入淡菜、枸杞子煮至开花，放入鸡蛋、芹菜稍煮。

健康吃法1 星星蛋

配 方 咸鸭蛋3个，新鲜鸡蛋3个，葱碎10克，猪油1克

制 作 ①将咸鸭蛋白和新鲜鸡蛋混合搅匀后，加入大半碗开水，用打蛋器搅打均匀后再放入咸蛋黄。②在打好的蛋液中加入猪油，立即上锅蒸20分钟即可。③撒上葱碎即可。

适宜人群 骨质疏松患者，皮肤粗糙、干燥者，气血不足、热证烦渴、胎动不安者。

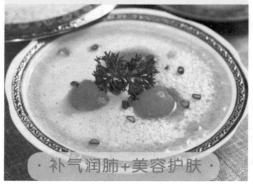

· 补气润肺 + 美容护肤 ·

健康吃法2 韭菜煎鸡蛋

配 方 鸡蛋2个，韭菜150克，盐5克，味精3克

制 作 ①韭菜洗净，切成碎末，备用。②鸡蛋打入碗中，搅散，加入韭菜末、盐、味精，搅匀备用。③锅置火上，注入油，将搅拌好的鸡蛋液入锅中煎至两面金黄色即可。

适宜人群 跌打损伤、反胃、肠炎、咯血、胸痛等症患者，便秘、肠癌患者，食欲不振者。

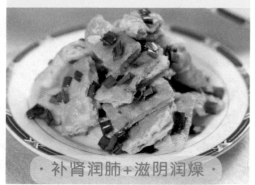

· 补肾润肺 + 滋阴润燥 ·

鹌鹑蛋

强筋壮骨，补气益气

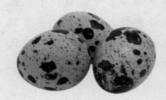

鹌鹑蛋也称鹑鸟蛋、鹌鹑卵。《本草纲目》中记载：鹌鹑性平，味甘，归肝、肾经。鹌鹑蛋具有强筋壮骨、补气益血的功效，为滋补食疗佳品。对胆怯健忘、头晕目眩、久病或老弱体衰、气血不足、心悸失眠等病证有食疗作用。

应用指南 ①治疗贫血体虚。鹌鹑蛋4个，桂圆20克，薏苡仁30克，大枣10颗，红糖适量。鹌鹑蛋煮熟剥皮，锅内入清水、桂圆、薏苡仁、大枣煮粥，入鹌鹑蛋、红糖即可。②滋补强身。菟丝子9克，红枣、枸杞子各12克，熟鹌鹑蛋400克。菟丝子洗净，用纱布做成药包同食材入锅加水，加适量黄酒煮开，小火煮1小时即可。

健康吃法 1 枸杞马蹄鹌鹑蛋

配方 鹌鹑蛋100克，马蹄（学名荸荠）150克，枸杞子50克，糖20克

制作 ①马蹄去皮，洗净；鹌鹑蛋入锅中煮熟，剥去蛋壳，入油锅炸至金黄，捞出控油。②锅中放水，下入马蹄、鹌鹑蛋、枸杞子，煮20分钟。③调入白糖即可食用。

适宜人群 贫血、月经不调的女性，健忘、头晕目眩、久病或老弱体衰、气血不足、心悸失眠等病证患者。

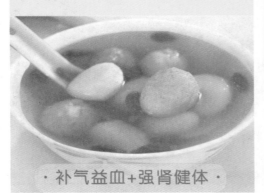

· 补气益血+强肾健体 ·

健康吃法 2 鹌鹑蛋燕窝粥

配方 鹌鹑蛋2个，燕窝10克，大米100克，盐、味精、香油各适量

制作 ①大米淘洗干净，放入清水中浸泡；鹌鹑蛋洗净，煮熟后去壳。②将燕窝洗净，用开水泡片刻，捞出，再用清水洗净。③锅置火上，注入清水，放入大米煮至米粒开花，放入鹌鹑蛋、燕窝，加盐、味精、香油，调匀即可。

适宜人群 气虚、脾虚之多汗、小便频繁、夜尿者，皮肤粗糙、无光泽者。

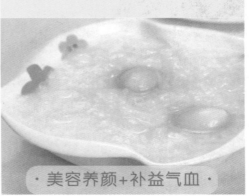

· 美容养颜+补益气血 ·

牛奶

补虚益肺，生津润肠

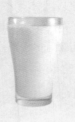

牛奶也称牛乳。《本草纲目》中记载：牛乳性平，味甘，归肺、胃经。补虚损，益肺胃，生津润肠。主治虚弱劳损、反胃噎膈、消渴、便秘。现代医学研究表明，牛奶还具有降血压、降胆固醇、抗感染的作用。

应用指南 ①利于女性清热润肤。牛奶20毫升，芦荟10克，红椒适量，大米100克。大米洗净泡发，同清水入锅，煮至开花，加入芦荟、红椒、牛奶，转小火煮至粥成。②治疗女性便秘。青菜、枸杞子、鲜牛奶各适量，大米80克。大米洗净泡发，牛奶入锅，加入大米煮至开花，加入青菜、枸杞子煮至浓稠状，白糖调味即可。

健康吃法 1 杏仁核桃牛奶饮

|配　方| 杏仁35克，核桃仁30克，牛奶250毫升，白糖10克
|制　作| ①杏仁、核桃仁放入清水中洗净。②所有材料放入炖锅内，加清水后将炖锅置火上烧沸。③再用文火煎煮25分钟，加入白糖即成。
适宜人群 肾虚引起的失眠患者，疲劳、压力大者，风邪、肠燥等实证患者。

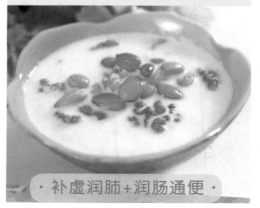

· 补虚润肺+润肠通便 ·

健康吃法 2 牛奶木瓜甜汤

|配　方| 木瓜150克，低脂牛奶200毫升，糖适量
|制　作| ①木瓜去皮、切块。②把木瓜放入榨汁机中，加入适量低脂牛奶、糖，搅拌均匀即可饮用。
适宜人群 高血压、高血脂患者，胃炎、胃痛患者，皮肤粗糙、暗沉者，脾胃虚弱、食欲不振者。

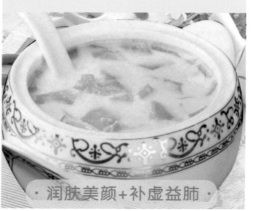

· 润肤美颜+补虚益肺 ·

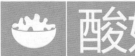

酸奶

生津止渴，补虚开胃

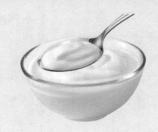

酸奶是半流体发酵乳制品，营养丰富，性平，味酸、甘，入心、肺、胃经，可生津止渴，补虚开胃。除此之外，酸奶还有润肠通便、降血脂和抗肿瘤的作用。

应用指南 ①利于女性固气养血、润肤抗衰。酸奶400毫升，红枣（去核）20枚，放入搅拌器，倒入适量凉开水搅拌，捞起搅拌好的红枣，加适量蜂蜜，倒入酸奶搅拌即成。②治疗女性体弱、便秘。酸奶200毫升，冲泡绿茶，取茶汁适量倒入酸奶中搅拌即可。

健康吃法 ① 阳桃酸奶汁

配 方 阳桃2个，糖水、酸奶、蓝姆汁各适量

制 作 ①阳桃洗净切开。②将阳桃片和其他材料装入搅拌机中。③加入适量清水后搅拌均匀即可。

适宜人群 食欲不振者，高血脂、高血压患者，癌症患者，咽干口燥者，便秘者。

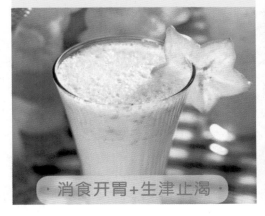

· 消食开胃+生津止渴 ·

健康吃法 ② 榴梿酸奶

配 方 榴梿肉60克，酸奶1瓶，蓝莓汁少许

制 作 ①榴梿取肉后放入搅拌机中。②再加入蓝莓汁、酸奶。③注入适量清水后，一起搅拌均匀即可。

适宜人群 阳虚体质者，精血亏虚、须发早白、衰老等症患者，黄疸患者，食欲不振者。

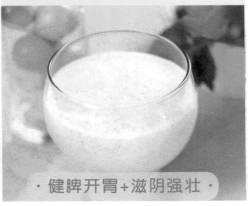

· 健脾开胃+滋阴强壮 ·

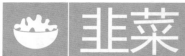

韭菜

温肾助阳，益脾健胃

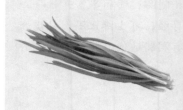

韭菜别名起阳菜、懒人菜、扁菜。《本草纲目》中记载：韭菜性温，味甘、辛，归肝、肾经。韭菜能益脾健胃、行气理血。多吃韭菜，可养肝、增强脾胃之气。韭菜还有降血脂及扩张血管的作用，可改变皮肤毛囊的黑色素，消除皮肤白斑，并使头发乌黑发亮。

应用指南 ①利于女性发汗解表、散寒通阳。大米100克，葱白、韭菜、胡萝卜各适量。大米洗净，泡发，清水入锅，大米煮至开花，加入葱白、韭菜、胡萝卜，小火熬至粥成。②治疗女性食欲不振、便秘。大米100克，韭菜、枸杞子各适量。大米洗净，泡发；清水入锅，煮至米粒开花，加入韭菜、枸杞子，改小火煮至粥成。

健康吃法1 核桃拌韭菜

配　方 核桃仁300克，韭菜150克，猪肉15克，白糖、醋、盐、香油各适量

制　作 ①核桃仁用开水泡，剥去皮，用清水洗净沥干水分；韭菜用温开水洗净，切成3厘米长的段备用。②锅内放入猪油，待油烧至七成熟时，下入核桃仁，炸成浅黄色后捞出。③在另一只碗中放入韭菜、白糖、醋、盐、香油拌入味，和核桃仁一起装盘即成。

适宜人群 便秘者，肾虚者，老年人。

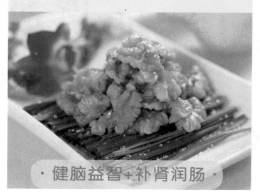

·健脑益智+补肾润肠·

健康吃法2 枸杞韭菜炒虾仁

配　方 枸杞子10克，虾200克，韭菜250克，盐5克，味精3克，料酒、淀粉各适量

制　作 ①将虾去壳洗净；韭菜洗净切段；枸杞子洗净泡发。②将虾抽去泥肠，放入淀粉、盐、料酒，腌渍5分钟。③锅置火上，放油烧热，下入虾仁、韭菜、枸杞子炒至熟，调入盐和味精即可。

适宜人群 性欲减退者，糖尿病患者，气血不足者。

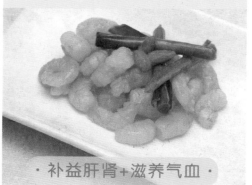

·补益肝肾+滋养气血·

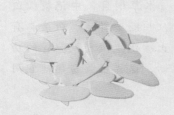

山药

补脾养胃，生津益肺

山药别名山芋、山薯。《本草纲目》中记载：山药性平，味甘，归肺、脾、肾经。山药具有补脾养胃、生津益肺、补肾养精等功效，可用于脾虚食少、久泻不止、肺虚喘咳、肾虚遗精、带下、尿频等常见病证的治疗。

应用指南 ①利于女性健脾益气。羊排350克，山药150克，红枣5颗。锅置火上，清水入锅，入羊排、山药、红枣，大火烧沸后转小火煲至熟。
②用于孕产妇补血养颜。山药250克，胡萝卜1根，鸡腿1只。鸡腿、胡萝卜入锅，清水漫过食材，大火煮开，转小火炖15分钟，再加入山药转大火煮沸，后小火煮10分钟即可。

健康吃法 1 莲子山药甜汤

配方 白木耳100克，莲子半碗，百合半碗，红枣5～6个，山药1小段，冰糖适量
制作 ①白木耳洗净，泡开，备用；红枣划几道刀口。②白木耳、莲子、百合、红枣同时入锅，约煮20分钟，待莲子、木耳软了，即将已去皮切块的山药放入一起煮。③最后放入冰糖(未脱色之冰糖最好)调味即可。

适宜人群 思虑过度、劳心失眠者。

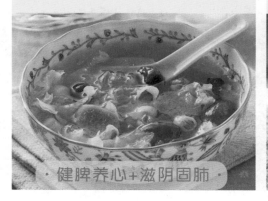

·健脾养心+滋阴固肺·

健康吃法 2 山药糯米粥

配方 山药15克，糯米50克，红糖适量，胡椒末少许
制作 ①山药去皮，洗净，备用。②先将糯米洗净，沥干，略炒，与山药共煮粥。③粥将熟时，加胡椒末、红糖，再稍煮即可。

适宜人群 慢性腹泻患者，脾胃虚弱者，营养不良者，面色萎黄、神疲乏力者，带下清稀过多者。

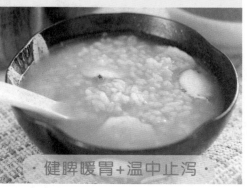

·健脾暖胃+温中止泻·

白菜

通利肠胃，清热解毒

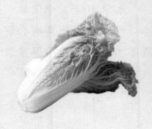

白菜也称大白菜。《本草纲目》中记载：白菜性平，味苦、辛、甘，归肠、胃经。白菜具有通利肠胃、清热解毒、止咳化痰、利尿养胃的功效。切白菜时，宜顺丝切，这样白菜易熟；宜用大火快炒。

应用指南 ①用于女性健体塑身，通利肠胃。山药30克，白菜15克，大米90克。大米洗净泡发，大米、山药加清水旺火煮至米粒开花，入白菜改小火煮至浓稠状即可。②利于女性降气润燥。白菜50克，杏仁20克，猪肺750克，黑枣5颗。猪肺除去血水，爆炒5分钟，锅入清水，取所有食材入锅，大火煮沸后改小火煲3小时。

健康吃法1 香菇白菜猪蹄汤

配方 猪蹄250克，桃仁15克，白菜叶150克，香菇10朵，盐、味精、姜片、香油各适量

制作 ①将猪蹄洗净，切块，氽水；白菜叶洗净；香菇泡开，洗净；桃仁洗净。②净锅上火倒上油，将姜炝香，下入白菜叶略炒，倒入水，加入猪蹄、香菇、桃仁煲2小时，调味即可。

适宜人群 气血不足引起的痛经患者，血瘀引起的经行腹痛患者。

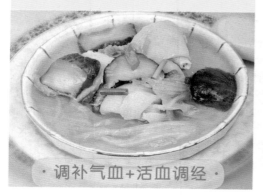

·调补气血＋活血调经·

健康吃法2 白菜黑枣牛百叶汤

配方 牛百叶500克，猪瘦肉150克，白菜200克，黑枣6个，盐、味精各适量

制作 ①白菜洗净，梗、叶切开；猪瘦肉洗净，切片，加调料稍腌。②牛百叶洗净切梳形件，氽水。③白菜梗、黑枣放入清水锅内，武火煮滚后，改文火煲1小时，放入白菜叶，再煲20分钟；放入肉片及牛百叶煮熟，调味即可。

适宜人群 气血不足者，脾胃虚弱者，小便不利者。

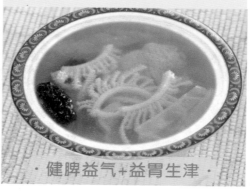

·健脾益气＋益胃生津·

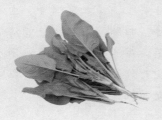

菠菜

增强免疫力，延缓衰老

菠菜别名赤根菜、鹦鹉菜、波斯菜。《本草纲目》中记载：菠菜性凉，味甘、辛，归大肠、胃经。菠菜具有促进肠道蠕动的作用，利于排便，对痔疮、慢性胰腺炎、便秘、肛裂等病症有食疗作用，还能增强抗病能力，促进人体新陈代谢，延缓衰老。

应用指南 ①利于女性美容养颜、延缓衰老。大米100克，芦荟、菠菜、胡萝卜各适量。大米洗净泡发，同清水煮至开花，加入芦荟、菠菜、胡萝卜，改小火煮至粥成。②用于女性通利润燥、滋阴养血。菠菜、玉米粒、枸杞子各15克，大米100克。大米洗净，泡发；同玉米、枸杞子大火煮至开花，放入菠菜，改小火煮至粥成。

健康吃法1 菠菜猪肝汤

配方 猪肝150克，菠菜250克，味精1克，盐2克
制作 ①将菠菜去根洗净，切成段；猪肝洗净，切成片。②锅内加清水适量，武火煮沸后，加入菠菜、猪肝，稍滚后，加入味精、盐，调味即成。

适宜人群 血虚萎黄者，视力减退、两目干涩者，大便涩滞者。

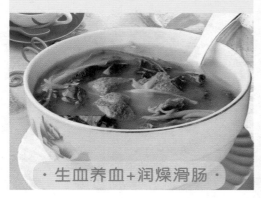

· 生血养血+润燥滑肠 ·

健康吃法2 西红柿菠菜汤

配方 西红柿、菠菜各150克，盐少许
制作 ①西红柿洗净，去皮，切丁；菠菜去根后洗净，切长段。②锅中加水煮开，加入西红柿煮沸，再放入菠菜。③待汤汁再沸，加盐调味即成。

适宜人群 痔疮、慢性胰腺炎、便秘、肛裂等病症患者，热性证发热、口渴、食欲不振、牙龈出血者，贫血、高血压、急慢性肝炎、急慢性肾炎、夜盲症和近视眼者。

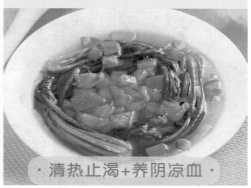

· 清热止渴+养阴凉血 ·

苋菜

清热利湿，凉血止血

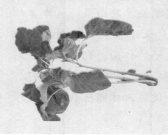

苋菜别名长寿菜、雁来红。《本草纲目》中记载：苋菜性凉，味微甘，归肺、大肠经，能清热利湿，凉血止血，止痢，对赤白痢疾、二便不通、目赤咽痛等病证有食疗作用。常食苋菜可以减肥、促进排毒，还能提高机体免疫力，有"长寿菜"之称。

应用指南 ①用于女性清热解毒。大米、绿豆各40克，苋菜30克，枸杞5克。大米、绿豆洗净泡发，同清水煮至开花，入苋菜至浓稠，冰糖调味。②利于女性补血养颜、促进排毒。猪大肠200克，苋菜头100克，枸杞子适量。猪大肠开水汆透，同姜片、枸杞子、苋菜头入炖盅，清水大火烧开后改小火煲2.5个小时即可。

健康吃法1 蒜蓉野苋菜

配 方 野苋菜400克，大蒜30克，盐5克，味精3克

制 作 ①野苋菜择去黄叶，洗净；大蒜去皮，剁成蓉。②锅中水烧沸，下入野苋菜稍烫后捞出。③锅中放油，爆香蒜蓉，下入野苋菜、调味料炒匀即可。

适宜人群 血便、白带、痢疾、胆结石、肝火炽盛、虚胖者，细菌性痢疾、肠炎、乳腺炎、痔疮肿痛患者。

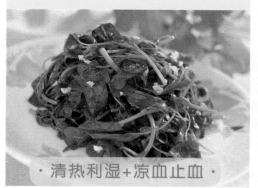

·清热利湿+凉血止血·

健康吃法2 绿豆苋菜枸杞粥

配 方 大米、绿豆各40克，苋菜30克，枸杞子5克，冰糖10克

制 作 ①大米、绿豆均洗净，泡发；苋菜洗净，切碎；枸杞子洗净，备用。②锅置火上，倒入清水，放入大米、绿豆、枸杞子煮至开花。③待煮至浓稠状时，加入苋菜、冰糖稍煮即可。

适宜人群 暑热烦渴、感冒发热、霍乱、吐泻、头痛目赤、口舌生疮、水肿尿少、疮疡痈肿等证患者。

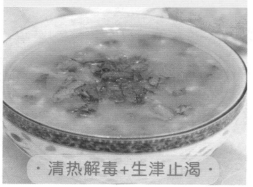

·清热解毒+生津止渴·

芹菜

清热平肝，利水消肿

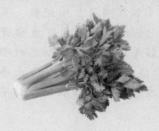

芹菜又名香芹。《本草纲目》中记载：芹菜性凉，味甘、辛，归肺、胃经。芹菜具有清热除烦、平肝、利水消肿、凉血止血的作用，对高血压、头痛、头晕、黄疸、水肿、小便热涩不利、妇女月经不调、赤白带下、腮腺炎等病证有食疗作用。

应用指南 ①利于女性滋阴润燥、养血安神。胡萝卜、芹菜各10克，鸡蛋1个，大米100克。大米洗净，泡发；鸡蛋煮熟，切碎。大米清水煮至八成熟，入胡萝卜、芹菜、鸡蛋煮至粥成。②用于女性月经不调。大米80克，虾米、淡菜、西芹各20克。大米洗净，泡发；同清水煮至八成熟，下入虾米、淡菜、西芹煮至粥成。

健康吃法1 西芹百合炒圣女果

配　方 西芹200克，百合200克，圣女果100克，盐、香油适量
制　作 ①将西芹削皮，切菱形片；百合择去杂质，切成片；圣女果洗净。②锅上火，加入清水烧沸，放入西芹、百合、圣女果过熟，取出沥水。③锅置火上，加入少许油烧热，放入西芹、百合、圣女果，调入盐、淋入香油即可。
适宜人群 失眠多梦者，高血压、高血脂、糖尿病患者。

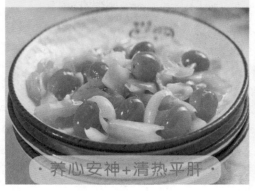

· 养心安神+清热平肝 ·

健康吃法2 芹菜开洋

配　方 芹菜250克，开洋（虾干）50克，盐1/2茶匙，油两大匙
制　作 ①芹菜择去老叶，洗净，切成3~4厘米长条。②开洋洗净，浸水。③锅中加2大匙油，烧热，放入芹菜及开洋，炒拌均匀，加入盐，炒匀即可。
适宜人群 高血压、头痛、头晕、黄疸、水肿、小便热涩不利、妇女月经不调、赤白带下、腮腺炎等病证患者。

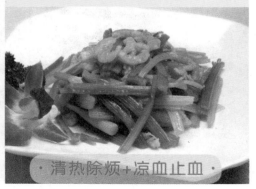

· 清热除烦+凉血止血 ·

菜花

润肺止咳，抗癌润肠

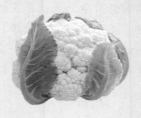

菜花又名花椰菜。《本草纲目》中记载：菜花性凉，味甘，归肝、肺经。菜花具有爽喉开音、润肺止咳、抗癌润肠等功效，可辅助治疗咽喉肿痛、干咳、便秘等症。菜花还可以防止感染，增强肝脏的解毒能力，降低患心脏病和脑卒中的概率。

应用指南 ①用于女性防癌抗衰。大米100克，虾米20克，菜花30克。大米洗净泡发，同清水煮至七成熟，入菜花、虾米、蒜蓉煮至粥成。②治疗女性咽干舌燥、食欲不振。菜花250克，白木耳50克，菊花适量，冰糖适量。白木耳洗净泡发，同菜花、菊花文火煲半小时，加冰糖调味即可。

健康吃法1 红椒炒菜花

配　方 菜花200克，青、红椒各30克，香菇10克，盐、味精、蒜末、水淀粉、白糖各适量

制　作 ①菜花切瓣；青椒、红椒均洗净切片；香菇洗净切十字花刀。②菜花倒入热水中，加盐、油拌匀，焯熟捞出；热锅注油，待油热倒入青、红椒，蒜末、香菇、菜花翻炒，调味；倒入少许水淀粉勾芡，出锅装盘即成。

适宜人群 食欲不振、大便干结者。

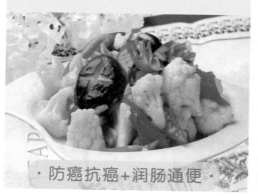

·防癌抗癌+润肠通便·

健康吃法2 菜花炒虾仁

配　方 虾仁100克，菜花200克，青椒片、红椒片各少许，鸡蛋1个，盐、味精、蛋清、水淀粉各适量

制　作 ①虾仁洗净，加盐、味精、蛋清搅匀，倒入水淀粉抓匀腌渍片刻。②菜花切瓣，倒入热水中焯熟捞出。虾仁滑油至熟捞出。③热锅注油，放入菜花、虾仁翻炒，加盐、味精调味，倒入水淀粉勾芡，出锅装盘即成。

适宜人群 高血压、糖尿病、癌症患者。

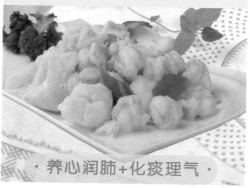

·养心润肺+化痰理气·

西红柿

降压利尿，凉血平肝

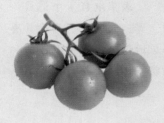

西红柿也称番茄。《本草纲目》中记载：西红柿性凉、味甘、酸，归肺、肝、胃经。西红柿具有止血、降压、利尿、健胃消食、生津止渴、清热解毒、凉血平肝的功效，可辅助治疗反复宫颈癌、膀胱癌、胰腺癌等，还能美容和辅助治疗口疮。

应用指南 ①利于女性美容润肤。西红柿、鸡蛋各1个，紫菜10克，大米80克。大米洗净，泡发；紫菜泡发，撕碎；鸡蛋煮熟，切碎。大米煮至八成熟，放入紫菜、西红柿、鸡蛋煮至粥成。②用于女性排毒润肤。火龙果、西红柿各适量，小米90克。小米洗净，煮至米粒开花，加入冰糖煮至浓稠状，撒入火龙果、西红柿。

健康吃法1 西红柿雪梨汤

配 方 雪梨2个，西红柿、洋葱、芹菜各50克，奶油、番茄酱、盐各适量

制 作 ①雪梨、西红柿洗净去皮切块；洋葱切丝；芹菜烫熟切粒。②锅上火，奶油入锅加热，下入洋葱丝、西红柿炒软，倒入清水，再加雪梨和番茄酱、芹菜粒、盐煮开即可食用。

适宜人群 癌症患者，口疮病患者，咳嗽痰黄难咳、热证口渴、大便干结、饮酒过度者。

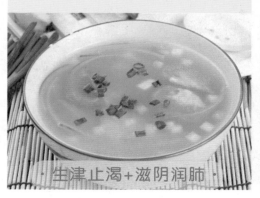

· 生津止渴＋滋阴润肺 ·

健康吃法2 西红柿红枣汤

配 方 西红柿400克，红枣150克，玉米粉300克，白糖150克

制 作 ①红枣洗净；西红柿用开水烫后去皮，切方丁。②锅内加开水，放入红枣煮开，文火煮20分钟。③玉米粉调糊，倒入锅内，边倒边搅动，再加西红柿丁、白糖搅匀，倒入盆内，用冷水镇凉。

适宜人群 脾胃虚弱、气血不足、食欲不振、口燥咽干等证患者。

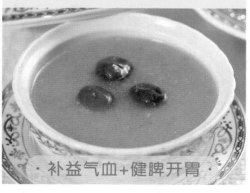

· 补益气血＋健脾开胃 ·

马蹄

清热解毒，凉血生津

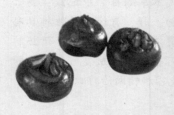

马蹄又名荸荠、地栗。《本草纲目》中记载：荸荠性微凉，味甘，归肺、胃、大肠经。马蹄具有清热解毒、凉血生津、利尿通便、化湿祛痰、消食除胀的功效，对黄疸、痢疾、小儿麻痹、便秘等疾病有食疗作用。

应用指南 ①利于女性养心润肺。生鱼300克，马蹄100克，无花果、淮山、百合、枸杞各适量。取全部食材放入煲中，加适量清水大火烧开后改中火炖2小时即可。②治疗女性食欲不振、消化不良。马蹄60克，大米100克，香菜适量。大米洗净泡发，用清水煮至米粒开花，放入马蹄煮至浓稠状，再放入香菜稍煮即可。

健康吃法 1 胡萝卜马蹄煲龙骨

配方 马蹄100克，胡萝卜80克，龙骨300克，姜10克，盐6克，味精3克，胡椒粉2克，料酒5毫升，高汤适量

制作 ①胡萝卜洗净切滚刀块，姜去皮切片，龙骨斩件，马蹄洗净。②锅中注水烧开，放入龙骨焯烫去血水。③将高汤倒入煲中，加入所有材料煲1小时，调入盐、味精、胡椒粉即可。

适宜人群 骨质疏松者，夜盲症者，热证烦渴、咽喉疼痛、小便不利患者。

健康吃法 2 银耳马蹄糖水

配方 银耳150克，马蹄12粒，冰糖200克，枸杞子少许

制作 ①将银耳放入冷水中泡发后，洗净。②锅中加水烧开，下入银耳、马蹄煲30分钟。③待熟后，再加入枸杞子，下入冰糖烧至溶化即可。

适宜人群 便秘患者，黄疸、痢疾患者，皮肤粗糙者，小便不利者，咽喉干燥肿痛者，口腔溃疡患者。

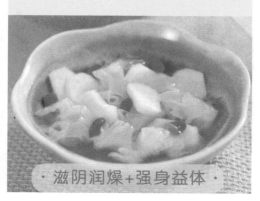

·养心润肺+疏肝明目·

·滋阴润燥+强身益体·

洋葱

健胃散寒，发汗杀菌

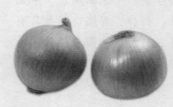

洋葱也称圆葱、葱头。《本草纲目》中记载：洋葱性温，味甘、微辛，归肝、脾、胃经。洋葱具有散寒、健胃、发汗、祛痰、杀菌、降血脂、降血压、降血糖、抗癌之功效。洋葱的特殊气味还有安神、助眠的作用。

应用指南 ①利于女性强健骨骼、降低血脂。鸡蛋1个，洋葱30克，大米100克。大米先煮至八成熟，入洋葱、鸡蛋煮至浓稠，撒上葱花即可。②治疗女性食欲不振、消化不良。胡萝卜、洋葱、菠菜各20克，大米100克。大米加清水，大火煮至开花，再放入胡萝卜、洋葱，熬至粥成，入菠菜稍煮即可。

健康吃法1 洋葱牛肉丝

配 方 洋葱150克，牛肉150克，大蒜5克，料酒、盐、味精各适量

制 作 ①牛肉洗净去筋切丝，洋葱切丝，大蒜切片。②将牛肉丝用料酒、盐腌渍；锅置火上，加油烧热，放入牛肉丝快火煸炒，再放入大蒜、姜丝；待牛肉炒出香味后加入调料，放入洋葱丝略炒即可。

适宜人群 一般人均可食用，尤其适宜高血脂、高血压患者。

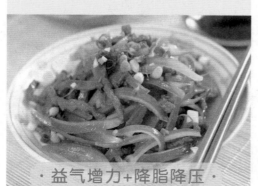

· 益气增力＋降脂降压 ·

健康吃法2 大蒜洋葱粥

配 方 大蒜、洋葱各15克，大米90克，盐、葱、生姜各少许

制 作 ①大蒜去皮，洗净，切块；洋葱、生姜均洗净，切丝；大米洗净，泡发；葱洗净，切花。②锅置火上，注水后，放入大米，用旺火煮至米粒绽开，放入大蒜、洋葱、姜丝。③用文火煮至粥成，加盐，撒上葱花即可。

适宜人群 心血管病、高血脂、高血压、高血糖患者，风寒感冒者。

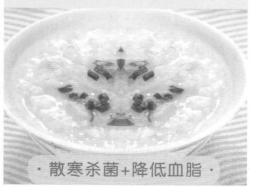

· 散寒杀菌＋降低血脂 ·

莲藕

滋阴养血，强壮筋骨

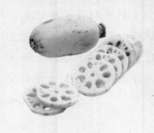

莲藕别名水芙蓉、藕丝菜。《本草纲目》中记载：莲藕性凉、味辛、甘，归脾、胃经。莲藕具有滋阴养血的功效，可以补五脏之虚、强壮筋骨、补血养血。生食能清热润肺、凉血行瘀，熟食可健脾开胃、止泻固精。

应用指南 ①用于女性益气养血。猪蹄100克，莲藕、红枣、枸杞子各适量。莲藕刮皮洗净，枸杞子泡发，全部食材入沙煲大火烧开，小火煲3小时。②利于女性滋阴补肾。莲藕750克，陈皮10克，猪蹄1只，红枣4颗，黑豆100克。黑豆炒至开裂，洗净沥干，大火煲开，加入全部食材，水沸后改中火煲3小时即可。

健康吃法1 蜜制莲藕

配方 嫩莲藕100克，桂皮10克，八角10克，糯米50克，蜂蜜8克，冰糖10克

制作 ①莲藕去皮，洗净，灌入糯米。②高压锅内放入灌好的莲藕、桂皮、八角、蜂蜜、冰糖。③加水煲1小时，凉冷切片即可。

适宜人群 缺铁性贫血患者，肝病、便秘等一切有虚弱之症者。

健康吃法2 藕节萝卜排骨汤

配方 藕节200克，红萝卜150克，猪排骨500克，白术20克，生姜5克，盐5克

制作 ①藕节刮去须、皮，洗净，切滚刀块；红萝卜洗净，切块。②猪排骨斩件，洗净，沥水。③将2 000克清水放入瓦煲内，煮沸后加入所有原材料，武火煲滚后，改用文火煲3小时，加盐调味即可。

适宜人群 各种热性出血症患者，缺钙者。

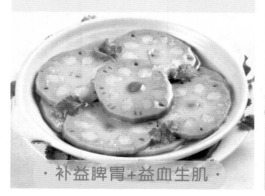

· 补益脾胃+益血生肌 ·

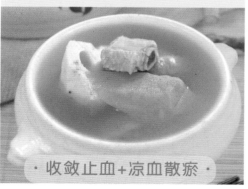

· 收敛止血+凉血散瘀 ·

莴笋

清热利尿，活血通乳

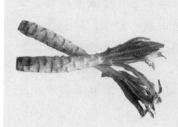

莴笋也称莴苣、莴菜。《本草纲目》中记载：莴笋性凉、味甘、苦，归胃、膀胱经。莴笋有增进食欲、刺激消化液分泌、促进胃肠蠕动等功能，具有利尿、降低血压、预防心律失常的作用。莴笋能改善消化系统和肝脏功能，有助于缓解风湿性疾病的病痛。

应用指南 ①治疗孕产妇睡眠不好、心悸多梦。莴笋175克，豆腐100克，蛤蜊75克。莴笋煸炒，倒入水烧开，入豆腐煲10分钟，下蛤蜊煲至熟。调味即可。②利于女性塑身养颜、促进消化。莴笋250克，老鸭150克，枸杞子10克。煲锅置火上倒入水，放入葱、姜、蒜、莴笋、老鸭、枸杞子煲至熟，调味即可。

健康吃法1 黑芝麻拌莴笋丝

配方 莴笋300克，熟黑芝麻少许，盐3克，味精1克，醋6毫升，生抽10毫升

制作 ①莴笋去皮，洗净，切丝。②锅内注水烧沸，放入莴笋丝焯熟后，捞起沥干并装入盘中。③加入盐、味精、醋、生抽拌匀，撒上熟黑芝麻即可。

适宜人群 乳腺癌患者，便秘者，头发发白者，小便不利者。

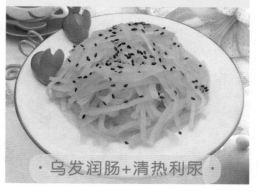

· 乌发润肠+清热利尿 ·

健康吃法2 莴笋木耳

配方 黑木耳250克，莴笋50克，红椒30克，醋、香油各10毫升，盐3克

制作 ①将黑木耳洗净、泡发，切成大片，放开水中焯熟，捞起沥干水。②莴笋去皮洗净，切薄片；红椒切小块，一起放开水中焯至断生，捞起沥干水。③把黑木耳、莴笋片、红椒与调味料一起装盘，拌匀即可。

适宜人群 小便不利者，食欲不振者，癌症、贫血患者，高血压患者。

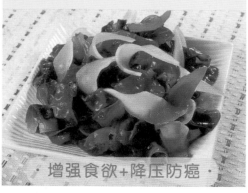

· 增强食欲+降压防癌 ·

马齿苋　清热解毒，消肿止痛

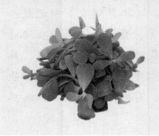

马齿苋又名马齿菜、五行草。《本草纲目》中记载：马齿苋性寒，味甘、酸，归心、肝、脾、大肠经。马齿苋具有清热解毒、消肿止痛的功效，对肠道传染病，如胃肠炎、痢疾等有独特的食疗作用，还有助于消除尘毒、防止吞噬细胞变形和坏死，预防硅肺的发生。

应用指南 ①用于女性清热解毒。新鲜马齿苋20克，薏苡仁30克，橘皮10克，粳米70克。粳米、薏苡仁洗净泡发，加清水大火煮开，入橘皮、马齿苋煮至浓稠，调味即可。②用于女性阴道瘙痒。瘦肉200克，马齿苋100克，绿豆50克。瘦肉洗净，汆水；绿豆洗净，泡发，取全部食材入锅，加清水慢炖2个小时即可。

健康吃法① 蒜蓉马齿苋

配　方 马齿苋200克，蒜10克，盐5克，味精3克

制　作 ①马齿苋洗净；蒜洗净，去皮，捣成蓉。②将洗净的马齿苋下入沸水中稍汆后，捞出。③锅中加油烧热，下入蒜蓉爆香后，再下入马齿苋、盐、味精，翻炒均匀即可。

适宜人群 湿热型体质者，阴道炎患者，盆腔炎患者，急性肠炎、痢疾患者，尿道炎患者，乳腺炎患者等。

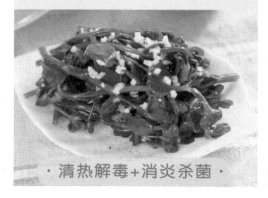

·清热解毒＋消炎杀菌·

健康吃法② 银鱼马齿苋

配　方 银鱼20克，马齿苋200克，盐3克，味精2克，上汤适量

制　作 ①马齿苋洗净，银鱼洗净。②将洗净的马齿苋下入沸水中稍焯后，捞出装入碗中。③将银鱼炒熟，加入上汤、盐、味精，烧开后淋在马齿苋上即可。

适宜人群 脾胃虚弱、肺虚咳嗽、虚劳病者，肠炎、痢疾等症患者。

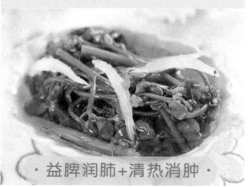

·益脾润肺＋清热消肿·

大蒜

解毒杀虫，消肿止痢

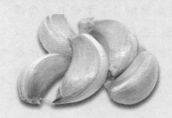

大蒜别名葫。《本草纲目》中记载：大蒜性温，味辛，归脾、胃、肺经。大蒜具有解毒杀虫、消肿止痢的功效，主要用于治疗痈肿疔毒、疥癣、痢疾、泄泻、肺痨、顿咳、钩虫病、蛲虫病等。女性常食可预防妇科炎症。

应用指南 ①治疗女性畏寒怕冷、不思饮食。鱼肉50克，大蒜5瓣，大米100克。大米洗净泡发，鱼肉腌渍，大米同清水煮至五成熟，入鱼片、姜丝、蒜末煮至开花，调味即可。②利于女性补血益气。花生150克，凤爪300克，大蒜100克。花生洗净，泡发；凤爪洗净，沥水，全部食材中加入清水，大火煮45分钟，调味即可。

健康吃法1 金银蒜蒸丝瓜

配方 丝瓜200克，红辣椒1个，大蒜15瓣，香油、盐、淀粉、味精各适量

制作 ①丝瓜去皮，切圈；蒜切粒，红辣椒切丁，把切好的丝瓜按顺序摆盘。②烧锅下油，把一半蒜炸成黄色，捞起与另一半没炸的蒜和盐、味精、淀粉拌匀撒到丝瓜上。摆盘蒸熟淋上香油即可。

适宜人群 高血脂患者，暑热、上火者，有铅中毒倾向者。

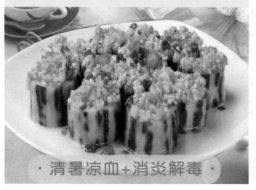

·清暑凉血+消炎解毒·

健康吃法2 大蒜鸡爪汤

配方 大蒜150克，花生米100克，鸡爪两只，青菜20克，盐、味精各适量

制作 ①将大蒜洗净，花生米洗净浸泡，鸡爪洗净，青菜洗净，切段备用。②净锅上火，倒入色拉油，下入大蒜，煸至金黄色，倒入水，下入鸡爪、花生米，调入盐、味精，煲至熟即可。

适宜人群 痈肿疔毒、疥癣、痢疾、泄泻、肺痨、顿咳、钩虫病、蛲虫病等症患者，爱美女性。

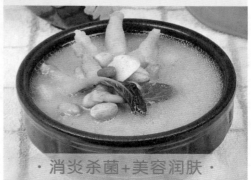

·消炎杀菌+美容润肤·

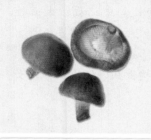

香菇

化痰理气，益胃和中

香菇又名菊花菇。《本草纲目》中记载：香菇性平，味甘，归脾、胃经。香菇具有化痰理气、益胃和中、透疹解毒之功效，对食欲不振、身体虚弱、小便失禁、大便秘结、形体肥胖等病证有食疗作用。

应用指南 ①用于孕产妇补充营养。鸡爪250克，花生米45克，香菇4朵。花生米洗净泡发，锅内倒入高汤，入鸡爪、花生米、香菇煲至熟即可。②利于女性祛湿润燥、养颜美容。鲜虾、香菇各20克，青菜10克，大米100克。大米洗净泡发，清水煮至五成熟，放入虾仁、香菇煮至粥成，再放入青菜稍煮，用盐调味即可。

健康吃法1 玉米烧香菇

|配 方|新鲜玉米粒300克，新鲜豌豆50克，新鲜香菇6个，油、盐各适量

|制 作|①玉米、豌豆洗净，沥干水；香菇洗净，切薄片。②炒锅在大火上预热，放菜籽油，热至七成，放蘑菇，炒2分钟，加玉米，炒3分钟，至玉米外观棕黄点开始形成，加盐炒匀，再加豌豆，炒3分钟即好。

适宜人群 食欲不振、身体虚弱、小便失禁、大便秘结、形体肥胖等症患者。

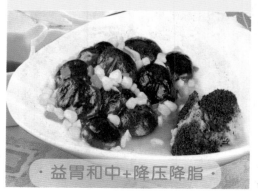

· 益胃和中+降压降脂 ·

健康吃法2 香菇鸡粥

|配 方|香菇6朵，龙眼肉15克，鸡腿1个，米75克，盐5克

|制 作|①鸡腿洗净，剁块。②香菇用温水泡发，米洗净。③先将米放入煲中，加清水适量，煲开后，稍煮一会，再下入香菇、鸡块、龙眼肉，煲成粥即可。

适宜人群 血虚引起的月经不调症状患者，体质虚弱的患者。

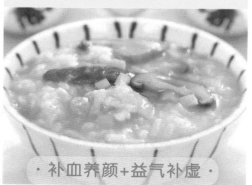

· 补血养颜+益气补虚 ·

茶树菇　健脾止泻，补肾滋阴

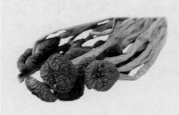

茶树菇又名茶薪菇。《本草纲目》中记载：茶树菇性平，味甘，归脾、胃、肾经，具有益气开胃、健脾止泻、补肾滋阴、健脾胃、提高人体免疫力的功效，常食可起到抗衰老、美容等作用。

应用指南 ①用于女性清理肠胃、塑身美容。排骨200克，茶树菇30克，红枣10颗，蜜枣1颗。排骨、茶树菇、姜放入汤煲，中火煮沸，入枣转小火煲40分钟即可。②利于女性降低胆固醇，防癌抗衰。灵芝1朵，鸡1只，茶树菇适量。茶树菇洗净泡发，同灵芝、鸡肉清水大火煮开，转小火煮半小时即可。

健康吃法 1 茶树菇蒸草鱼

配方 草鱼300克，茶树菇、红甜椒各75克，盐4克，黑胡椒粉1克，香油6毫升，高汤50毫升

制作 ①草鱼两面均抹上盐、黑胡椒粉腌5分钟，置入盘中备用。②茶树菇洗净切段，红甜椒洗净切细条，都铺在草鱼上面。③将高汤淋在草鱼上，放入蒸锅蒸熟，取出淋上香油即可。

适宜人群 高血压、高血脂患者，肥胖、水肿患者。

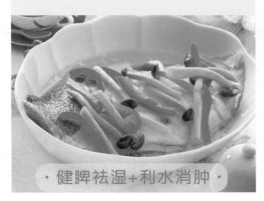

· 健脾祛湿＋利水消肿 ·

健康吃法 2 茶树菇炒豆角

配方 豆角180克，茶树菇100克，红椒15克，大蒜少许，盐、生抽、鸡精、水淀粉各适量

制作 ①茶树菇、豆角均洗净，切段；大蒜切末；红椒洗净切丝。②热锅注油烧热，倒入茶树菇、豆角，滑油1分钟至熟捞出。③锅底留油，放入蒜末煸香，倒入茶树菇、豆角，加生抽、盐、鸡粉，倒入红椒丝炒匀即成。

适宜人群 高血压患者、肥胖者。

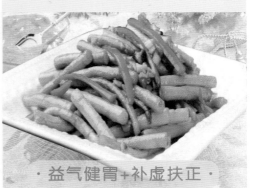

· 益气健胃＋补虚扶正 ·

金针菇 补肝益胃，防癌抗癌

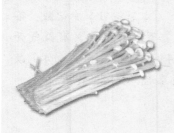

金针菇别名金菇、金钱菌。《本草纲目》中记载：金针菇性凉，味甘，归脾、大肠经。金针菇具有补肝、益肠胃、抗癌之功效，对肝病、胃肠道抗感染、溃疡、肿瘤等病证有食疗作用。

应用指南 ①治疗女性面色苍白。大米120克，金针菇50克，鸡肉100克，木耳20克。大米洗净，泡发，在清水中加入高汤，大火烧沸，入鸡肉、木耳中火熬至粥将成，入金针菇稍煮。②治肠胃功能异常。大米80克，猪肉100克，金针菇100克。猪肉洗净腌渍，大米洗净泡发，大火煮沸，改中火入猪肉至熟，入金针菇至粥成。

健康吃法1 竹荪扒金针菇

配方 竹荪10条，金针菇150克，菜心50克，浓汤150毫升，盐3克，糖2克，鸡精、花生油、味精、淀粉各5克

制作 ①竹荪泡软；金针菇、菜心洗净焯水摆盘。②金针菇摆在菜心上，然后铺上竹荪。③锅上火，倒入浓汤，加入所有调味料煮沸，用淀粉勾芡淋入碟中即可。

适宜人群 肥胖、脑力工作者，失眠、高血压、高血脂、高胆固醇患者，免疫力低下、肿瘤患者。

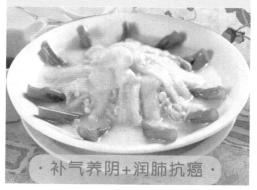

· 补气养阴+润肺抗癌 ·

健康吃法2 小油菜金针菇沙拉

配方 小油菜200克，金针菇150克，盐5克，黄油10毫升，胡椒粉3克，醋5毫升

制作 ①小油菜洗净切段，金针菇切去老化的伞柄。②锅内放清水，煮开后放盐、黄油、小油菜和金针菇，焯水后捞出盛盘。③金针菇内拌入精盐、胡椒粉、醋调匀，铺于油菜上即可。

适宜人群 肝病、胃肠道炎症、溃疡、肿瘤等病症患者，口腔溃疡、口角湿白、齿龈出血、牙齿松动、瘀血腹痛者。

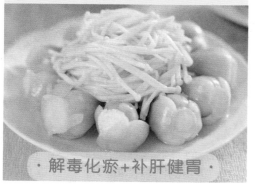

· 解毒化瘀+补肝健胃 ·

黑木耳   凉血止血，润肺益胃

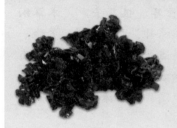

黑木耳也称耳子。《本草纲目》中记载：黑木耳性平，味甘，归肺、胃、大肠经，具有凉血止血、润肺益胃、通利肠道的功效，主治阴虚内热引起的吐血、便血或血痢、痔疮出血、崩漏、肺燥咳嗽、胃阴虚、咽干口燥。

应用指南 ①治疗女性腹中隐痛、白带异常。黑木耳30克。黑木耳洗净，同清水煮至熟烂，盐、醋调味即可。②利于女性补阴益髓。猪尾100克，生地、黑木耳各适量。黑木耳洗净，泡发，猪尾开水汆透，取全部食材入炖盅，同清水大火烧开后，改小火煲2小时即可。

健康吃法 1 菊丝拌木耳

|配 方| 菊花40克，水发木耳80克，盐、味精各3克，香油10毫升

|制 作| ①木耳洗净，撕成片，入开水锅中焯水后捞出；菊花剥成瓣，洗净，焯水后捞出。②将木耳与菊花同拌，调入盐、味精、香油，拌匀即可。

|适宜人群| 气虚或血热所致腹泻、崩漏、尿血、齿龈疼痛、脱肛、便血患者。

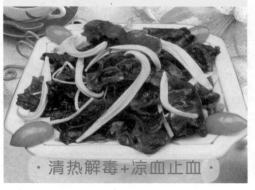

· 清热解毒+凉血止血 ·

健康吃法 2 葱香木耳

|配 方| 黑木耳200克，芹菜100克，黄花菜50克，豆芽100克，盐、香油适量

|制 作| ①将黑木耳洗净，泡发，焯水后捞起晾凉待用。②芹菜、黄花菜、豆芽洗净，芹菜切小段，豆芽掐去尾，全部焯水后与黑木耳同装盘。③用盐、葱油、香油调成汁，淋上即可。

|适宜人群| 缺铁性贫血患者，阴虚内热引起的咯血、便血、痔疮出血、崩漏、肺燥咳嗽、咽干口燥等症患者。

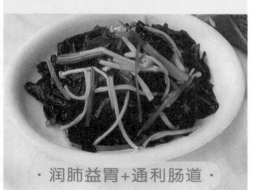

· 润肺益胃+通利肠道 ·

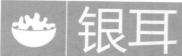

银耳

滋补生津，润肺养胃

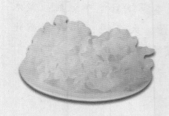

银耳别名白木耳、雪耳、银耳子。《本草纲目》中记载：银耳性平，味甘，归肺、胃、肾经。银耳是一味滋补良药，特点是滋润而不腻滞，具有滋补生津、润肺养胃的功效，主要用于治疗虚劳、咳嗽、痰中带血、津少口渴、病后体虚、气短乏力等病证。

应用指南 ①利于女性滋补养生。白鲫300克，木瓜40克，银耳20克。银耳温水泡发，去除黄色杂质，白鲫稍煎，将全部食材同清水小火煲2小时即可。②治疗女性体虚乏力。大米80克，银耳100克，羊腰60克。大米、银耳洗净泡发，羊腰洗净腌渍，大米入锅，加清水大火烧开，放入羊腰、银耳，转中火煮至粥成。

健康吃法1 蜜橘银耳汤

配方 银耳20克，蜜橘200克，白糖150克，水淀粉适量

制作 ①将银耳水发后放入碗内，上笼蒸1小时取出。②蜜橘剥皮去筋，成净蜜橘肉；将汤锅置旺火上，加入适量清水，将蒸好的银耳放入汤锅内，再放蜜橘肉、白糖煮沸。③用水淀粉勾芡，待汤见开时，盛入汤碗内即成。

适宜人群 对阴虚所致的咽干喉痒、声哑有特别疗效。

健康吃法2 银耳汁

配方 西瓜20克，红毛丹60克，银耳5克，冰糖5克

制作 ①银耳泡水，去除蒂头，切小块，放入开水中烫熟，捞起沥干。②西瓜去皮，切小块；红毛丹去皮、去核。③冰糖加适量水熬成汤汁，待凉。④西瓜、红毛丹、银耳、冰糖水放入碗中，拌匀即可食用。

适宜人群 虚劳咳嗽、痰中带血、津少口渴、病后体虚、气短乏力者。

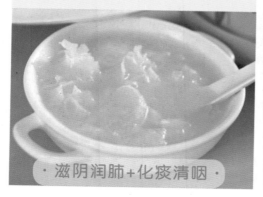

· 滋阴润肺+化痰清咽 ·

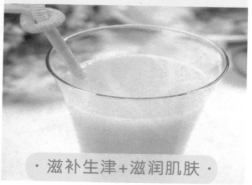

· 滋补生津+滋润肌肤 ·

桑葚

补血滋阴，生津润燥

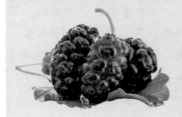

桑葚又名桑枣、桑果。《本草纲目》中记载：桑葚性寒，味甘，归心、肝、肾经。桑葚有补血滋阴、生津润燥的功效，主治眩晕耳鸣、心悸失眠、须发早白、津伤口渴、内热消渴、血虚便秘、肝肾阴亏、瘰疬、关节不利等病证。

应用指南 ①治疗女性贫血。鲜桑葚60克，桂圆肉30克。食材洗净，锅置火上，倒入清水，放入全部食材，中火炖至熟烂即可。②治疗女性阴虚血热、白发脱发。桑葚、熟地黄各30克，紫菜10克，红花、牡丹皮各5克，乌鸡1只。食材洗净，放入乌鸡腹腔内，清水煮至鸡肉熟烂即可。

健康吃法 1 桑葚青梅阳桃汁

配 方 桑葚80克，青梅40克，阳桃5克，冷开水适量

制 作 ①将桑葚洗净，备用；青梅洗净，去皮；阳桃洗净，切块。②将所有材料放入果汁机中搅打成汁即可。

适宜人群 食欲不振者，肝肾阴亏、眩晕耳鸣、心悸失眠患者，咽干口燥者，胃酸分泌过少者。

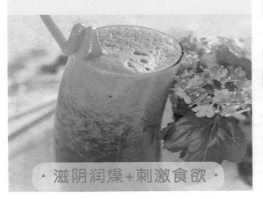

· 滋阴润燥+刺激食欲 ·

健康吃法 2 桑葚沙拉

配 方 胡萝卜30克，青梅2个，哈密瓜50克，梨1个，桑葚50克，山竹1个，沙拉酱1大匙

制 作 ①胡萝卜洗净，切块；青梅去核，切成片。②哈密瓜去皮，切块；桑葚洗净；梨去皮，切块；山竹去皮，掰成块。③将所有的材料放入盘子里，拌入沙拉酱即可。

适宜人群 阴血不足而致的头晕目眩、耳鸣心悸、消渴口干、大便干结者。

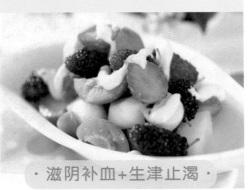

· 滋阴补血+生津止渴 ·

橙子

健脾温胃，降低血脂

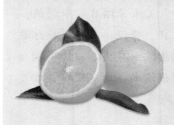

橙子也称黄果、香橙。《本草纲目》中记载：橙子性凉，味甘、酸，归肺、脾、胃经。橙子有化痰、健脾、温胃、助消化、增加食欲、增强毛细血管韧性、降低血脂等功效，对高血压患者有补益作用，还能保持皮肤湿润，强化免疫系统。

应用指南 ①利于女性益血补虚。橙子、南瓜各100克，鸡肉175克，当归6克。煲置火上倒入清水，取全部食材入煲内，煮至熟透即可。②补充维生素C，增强抵抗力。柳橙2个，柚子200克。柳橙去皮，与柚子一起放入榨汁机中，榨取果汁，滤去渣饮用。

健康吃法1 柳橙柠檬蜂蜜汁

配方 柳橙2个，柠檬1个，蜂蜜适量
制作 ①将柳橙洗净，切半，用榨汁机榨出汁。②将柠檬放入榨汁机中榨成汁。③将柳橙汁与柠檬汁及蜂蜜混合，拌匀即可。
适宜人群 便秘患者，面部长雀斑者，上火、消渴口干者。

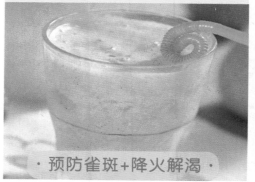

·预防雀斑+降火解渴·

健康吃法2 橙子藕片

配方 莲藕300克，橙子1个，橙汁20毫升
制作 ①莲藕去皮后，切成薄片；橙子洗净，切成片。②锅中加水烧沸，下入藕片煮熟后，捞出。③将莲藕与橙片在锅中拌匀，再加入橙汁即可。
适宜人群 消化不良、食欲不振者，气血不足者，高血脂患者。

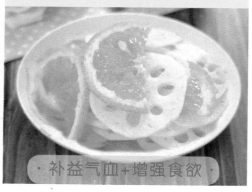

·补益气血+增强食欲·

猕猴桃 生津解热，止渴利尿

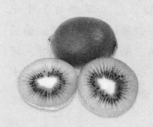

猕猴桃也称阳桃、阳桃。《本草纲目》中记载：猕猴桃性寒，味甘、酸，归胃、膀胱经。猕猴桃有生津解热、调中下气、止渴利尿、滋补强身的功效，还具有养颜、提高免疫力、抗癌、抗衰老、抗肿消炎的作用。

应用指南 ①用于女性心烦气躁。猕猴桃30克，樱桃5颗，大米80克。大米洗净泡发煮至米粒开花，放入猕猴桃、樱桃，小火煮至粥成，加入白糖调味。②利于女性养颜抗衰。洛神花10克，虾仁、奇异果、洋香瓜各70克。洛神花洗净熬水，同酪乳、沙拉酱拌匀，虾仁开水汆熟，奇异果、洋香瓜切丁，与虾仁一起淋上调味酱。

健康吃法 1 猕猴桃薄荷汁

配 方 猕猴桃1个，苹果1个，薄荷叶适量

制 作 ①猕猴桃洗净，削皮，切成四块；苹果削皮，去核，切块。②将薄荷叶洗净，放入榨汁机中搅碎，再加入猕猴桃、苹果块，搅打成汁即可。

适宜人群 一般人都可食用，尤其适合癌症患者、高血脂患者、消渴口干者。

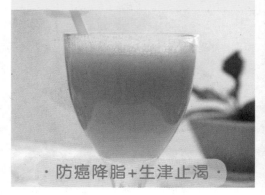

· 防癌降脂+生津止渴 ·

健康吃法 2 猕猴桃柳橙奶酪

配 方 猕猴桃1个，柳橙1个，奶酪130毫升

制 作 ①将柳橙洗净，去皮。②猕猴桃洗净，切开取出果肉。③将柳橙、猕猴桃果肉及酸奶放入搅拌机中搅匀即可。

适宜人群 体虚者，神经衰弱、过度疲劳者，贫血患者，肥胖者。

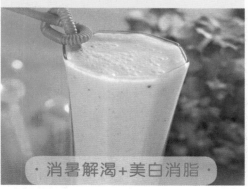

· 消暑解渴+美白消脂 ·

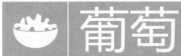

葡萄

和胃健脾，舒缓疲劳

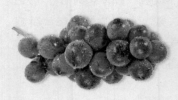

葡萄别名蒲桃、草龙珠。《本草纲目》中记载，葡萄性平，味甘、酸，归肺、脾、胃经。葡萄能和胃健脾，主治热淋涩痛、胎上冲心、水肿，可舒缓神经衰弱和过度疲劳，改善心悸盗汗、干咳少痰、腰酸腿疼、脾虚气弱、面浮肢肿及小便不利。

应用指南 ①治疗女性精神不振。大米100克，低脂牛奶100毫升，芝麻、葡萄、梅干适量。大米洗净泡发煮至八成熟，入其他食材至粥成，入牛奶烧煮即可。②和胃健脾。田七、何首乌各8克，葡萄干适量，粳米100克。田七、何首乌一碗水熬至半碗，粳米洗净泡发煮至开花，加入药汁、葡萄干，小火熬至粥成。

健康吃法1 圆白菜葡萄汁

配方 圆白菜120克，葡萄80克，柠檬1个，冰块(刨冰)少许
制作 ①将圆白菜、葡萄洗净；柠檬洗净，切片。②用圆白菜叶把葡萄包起来。③将所有的材料放入榨汁机，榨出汁即可。
适宜人群 咽喉疼痛、外伤肿痛、胃痛、牙痛患者，睡眠不佳、多梦易醒、耳目不聪、关节屈伸不利等病证患者，脾虚气弱者。

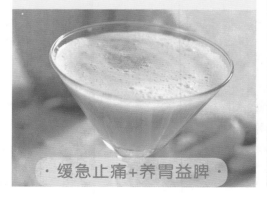

· 缓急止痛＋养胃益脾 ·

健康吃法2 火龙果葡萄泥

配方 火龙果半个，葡萄5颗
制作 ①火龙果洗净去皮后，用磨泥器磨成果泥。②葡萄洗净，去皮、子后，用汤匙压碎成泥状。③将两种果泥混合拌匀即成。
适宜人群 便秘患者，贫血患者，口角炎、神经炎患者，皮肤黝黑、有黑斑的女性。

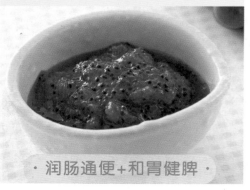

· 润肠通便＋和胃健脾 ·

柠檬

生津祛暑，健脾消食

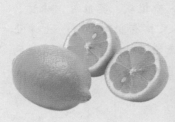

柠檬别名益母果。《本草纲目》中记载：柠檬性微温，味甘、酸，归肺、胃经。柠檬具有生津祛暑、化痰止咳、健脾消食之功效，可用于暑天烦渴、孕妇食少、胎动不安、高血脂等症。对于预防癌症和感冒都有帮助，还可用于辅助治疗维生素C缺乏症。柠檬汁外用是美容洁肤的佳品。

应用指南 ①用于女性补血养颜。乳鸽1只，瘦肉150克，柠檬、党参各适量。食材洗净，乳鸽、瘦肉汆水，同党参入锅清水大火烧开，入柠檬改小火煲2小时即可。②用于女性健脾消食、生津润燥。鸡肉450克，柠檬、蜜枣、枸杞子各20克。鸡肉汆水，同蜜枣、枸杞子清水慢炖至熟烂，放入柠檬用小火稍炖即可。

健康吃法 1 柿子柠檬汁

配 方 柿子3个，柠檬半个，水240毫升，果糖适量

制 作 ①柿子切除蒂头去皮，切成小丁；柠檬去皮切小块。②上述材料放入搅拌机中以高速搅打2分钟，加入果糖，拌匀即可。

适宜人群 高血压、咳嗽痰多、口干咯血、痔疮出血、肺痨咳嗽日久不愈等症患者。

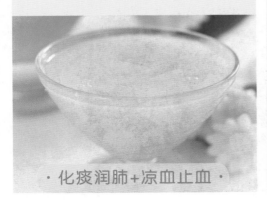

· 化痰润肺＋凉血止血 ·

健康吃法 2 柠檬蜜水

配 方 柠檬1个，蜂蜜15毫升

制 作 ①柠檬洗净，榨出原汁。②柠檬原汁中加入蜂蜜和500毫升温开水，调匀即可。

适宜人群 食欲不振、消化不良者，咽干不爽者，皮肤粗糙者，胃酸分泌过少者，高血压患者，便秘者。

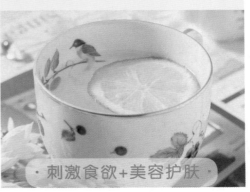

· 刺激食欲＋美容护肤 ·

苹果

润肺健胃，生津止渴

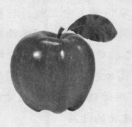

苹果，《本草纲目》中记载：其性凉，味甘、微酸，归脾、肺经。苹果具有润肺健胃、生津止渴、止泻消食、顺气醒酒的功效。苹果含有大量的纤维素，常吃可以使肠道内胆固醇减少，缩短排便时间，能够减少直肠癌。

应用指南 ①利于女性提神健脑。鲩鱼1条，苹果1个，红枣5颗。食材洗净，瓦煲倒入高汤，入鲩鱼、红枣、姜小火慢炖2小时，入苹果稍煮即可。②用于女性美白养颜。苹果1个，雪梨1个，牛腱600克，甜杏、苦杏、红枣各25克。食材洗净，牛腱汆水，取全部食材同清水用大火煮沸，改小火煮1.5小时即可。

健康吃法1 杏仁苹果生鱼汤

配 方 杏仁25克，苹果450克，生鱼500克，猪瘦肉150克，红枣5颗，姜2片，花生油10毫升、盐5克

制 作 ①生鱼洗净，入油锅煎至金黄色。②猪瘦肉洗净切块，飞水；杏仁用温水浸泡，去皮、尖；苹果去皮、核，切成4块。③锅内注入清水2升，煮沸后加入所有材料，武火煮开后，改文火煲1小时，加盐调味即可。

适宜人群 肺虚咳嗽者，便秘患者。

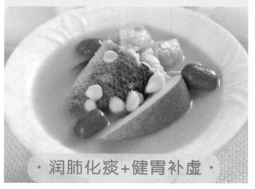

· 润肺化痰＋健胃补虚 ·

健康吃法2 凉拌苹果花豆

配 方 苹果100克，花豆120克，红砂糖15克，柠檬汁3毫升

制 作 ①花豆泡水8小时，放入开水中煮熟，捞起沥干备用。②苹果削皮，洗净，切丁，放入500毫升水，倒入柠檬汁备用。③捞出苹果丁放入盘中，加入花豆、红砂糖，拌匀即可。

适宜人群 肥胖症、高血压、冠心病、糖尿病、动脉硬化患者。

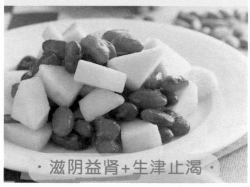

· 滋阴益肾＋生津止渴 ·

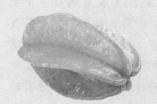

阳桃

清热生津，止咳利水

阳桃又称羊桃。《本草纲目》中记载：阳桃性寒，味甘、酸，归肺、胃、膀胱经。阳桃具有清热，生津，止咳，利水，解酒，保护肝脏，降低血糖、血脂、胆固醇，减少机体对脂肪的吸收等功效。

应用指南 ①治疗女性消化不良、大便不畅。阳桃、胡萝卜各30克，西米70克。西米洗净泡发，同清水大火煮开，入阳桃、胡萝卜煮至粥成，白糖调味即可。②利于女性美白肌肤、消除皱纹。阳桃1个，牛奶200毫升，香蕉1根，柠檬半个。食材洗净，取全部食材放入果汁机，搅打均匀，加入少许冰糖调味即可。

健康吃法 ① 阳桃柳橙汁

配方 阳桃1个，柳橙1个，蜂蜜适量
制作 ①将阳桃洗净，切块，放入半锅水中，煮开后转小火熬煮4分钟，放凉；柳橙洗净，切块，备用。②将阳桃和柳橙倒入榨汁机中榨成汁，加入辅料一起调匀即可。

适宜人群 一般人都可食用，尤其适合儿童食用。

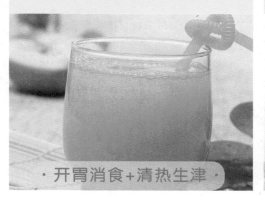

· 开胃消食+清热生津 ·

健康吃法 ② 洛神阳桃汁

配方 干洛神花15克，阳桃1个，水500毫升，冰糖1大匙
制作 ①干洛神花洗净，沥干，放入锅中，加水，以小火煮至沸腾，加入冰糖搅拌至糖溶解后熄火，透过细滤网滤出纯净的洛神花汤汁，待降温备用。②将阳桃表皮洗净后擦干水分，切成长条，放入榨汁机内榨成汁，与50毫升洛神花汁搅拌均匀即可。

适宜人群 阴虚体质者，咽喉肿痛者。

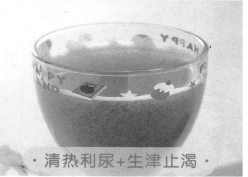

· 清热利尿+生津止渴 ·

草莓

生津润肺，养血润燥

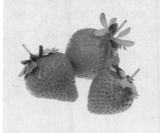

草莓也称红莓、鸡冠果。《本草纲目》中记载：草莓性凉，味甘、酸，归肺、脾经。草莓具有生津润肺、养血润燥、健脾、解酒的功效，可以用于干咳无痰、烦热干渴、积食腹胀、小便浊痛、醉酒等，对白血病、再生障碍性贫血等血液病也有辅助疗效。

应用指南 ①治疗女性口舌糜烂、咽喉肿痛。草莓30克，西瓜500克。取全部食材洗净，放入榨汁机搅拌均匀，每日3次。②用于女性干咳日久不愈及咽喉不利。鲜草莓100克，川贝10克，冰糖50克。取全部食材洗净兑水炖烂，日服3次，连食3～5天。

健康吃法① 山楂草莓汁

配方 山楂50克，草莓40克，柠檬1/3个，冰糖适量

制作 ①将山楂洗净，装入纱布袋中，入锅，加清水300毫升，用大火煮开，再转小火煮30分钟，放凉备用。②把草莓、柠檬、冷开水和冰糖放入搅拌机内打2分钟，取汁。③将适量草莓汁放入山楂液中，加入冰糖调味。

适宜人群 干咳无痰、烦热干渴、积食腹胀者，再生障碍性贫血患者。

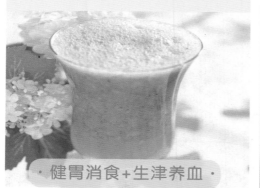

· 健胃消食+生津养血 ·

健康吃法② 草莓贡梨汁

配方 草莓10粒，贡梨1个，柠檬半个，冰块适量

制作 ①将草莓洗净，去蒂；贡梨去皮，去核，切成大小适量的块；柠檬洗净，切片。②将准备好的草莓、贡梨倒入榨汁机内。加入敲碎了的冰块和柠檬，搅拌均匀即可。

适宜人群 烦热干渴、咳嗽痰多者，皮肤暗黄、粗糙者。

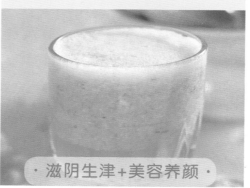

· 滋阴生津+美容养颜 ·

西瓜

清热解暑，除烦止渴

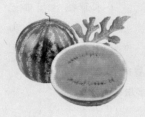

西瓜也称寒瓜、夏瓜。《本草纲目》中记载：西瓜性寒，味甘，归心、胃、膀胱经。西瓜具有清热解暑、除烦止渴、降压美容、利水消肿等功效，还具有平衡血压、调节心脏功能、预防癌症的作用。在喝酒时，上一盘小西瓜咸菜，爽口又醒酒。

应用指南 ①利于女性清热解暑。西瓜、荔枝各30克，糯米、大米各50克。大米、糯米洗净泡发，同清水煮至八成熟，入西瓜、荔枝煮至粥成，冰糖调味。②利于女性美容养颜。西瓜皮500克，蒜少许。西瓜皮洗净，削去外皮，片去瓜瓤，加水、盐腌制10分钟，花椒、蒜捣成泥入锅，以麻油煸炒，把漏去花椒的热油淋于西瓜上。

健康吃法 1 西瓜盅

配 方 西瓜1个，糖少许
制 作 ①西瓜洗净，从中间一分为二。②将一半西瓜皮边上刻上精美图案，瓜肉取出用挖球器制成圆球形。③将瓜肉调入少许糖，放入瓜盅内即可。

适宜人群 咽喉肿痛、消渴口干者，口、舌、唇内生疮者，小便短赤、涩痛者。

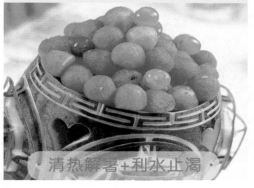

· 清热解暑+利水止渴 ·

健康吃法 2 瓜豆鹌鹑汤

配 方 西瓜500克，绿豆50克，鹌鹑450克，生姜10克，盐5克
制 作 ①鹌鹑去毛、内脏，洗净；生姜去皮，切片。②西瓜连皮洗净，切成块状；绿豆洗净，浸泡1小时。③将适量清水倒入瓦煲内，煮沸后加入以上材料，大火煲滚后，改用文火煲2小时，加盐调味即可。

适宜人群 暑热烦渴、头痛目赤、口舌生疮、水肿尿少等证患者。

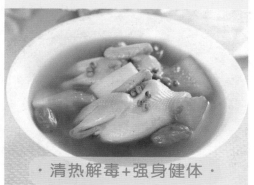

· 清热解毒+强身健体 ·

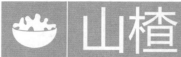

山楂

健胃消食，活血化瘀

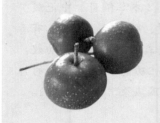

山楂，又名棠棣、酸里红。《本草纲目》中记载：山楂味甘，微酸，性温，归胃、脾、肝经。山楂具有健胃消食、活血化瘀、平喘化痰的功效，主治肉食积滞、泻利腹痛、产后瘀阻、高脂血症等，还具有强心、抗癌、降压等作用。

应用指南 ①用于女性滋阴润燥、补气养血。蜂蜜、山楂各50克，黑木耳、银耳、冰糖各30克，三味药放入砂锅中火煎20分钟，加入蜂蜜、冰糖即可。
②治疗女性产后腹痛、闭经。山楂30克，香附15克，水煎服，每日2次；山楂60克，红花、鸡内金各10克，红糖适量，水煎服，每日1剂。

健康吃法①　山楂决明子茶

|配　方|决明子、山楂、杭菊各10克
|制　作|①山楂、决明子冲净，与500毫升水同煮约10分钟。②磁杯以热水烫过，放入杭菊，将山楂和决明子水倒入杯中，待杭菊泡开，即可饮用。

|适宜人群| 血压、血脂偏高患者，目赤肿痛者，食积不消者，上火者，脂肪肝患者，肥胖者，便秘者。

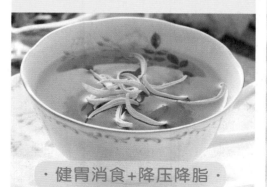

· 健胃消食+降压降脂 ·

健康吃法②　山楂五味子茶

|配　方|山楂30克，五味子15克，白糖适量
|制　作|将山楂、五味子洗净放入锅中，水煎2次，取汁混匀，调入白糖，即可饮用。

|适宜人群| 一般人都可食用，尤其适合脾胃虚弱、失眠健忘、自汗盗汗者食用。

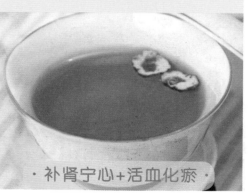

· 补肾宁心+活血化瘀 ·

桂圆肉　补心安神，养血益脾

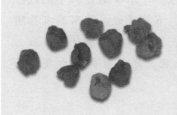

桂圆肉，亦称龙眼干。《本草纲目》中记载：桂圆肉味甘、性温，归心、脾经。桂圆肉主要具有补心安神、养血益脾的功效，治疗失眠、心悸、健忘、虚劳羸弱，还可护肤养颜、抗衰老、治神经衰弱、自汗盗汗等。

应用指南 ①用于女性护肤养颜、抗衰老。桂圆肉30克，鸡蛋2个，水500毫升，桂圆肉洗净，入锅煮沸约10分钟，加鸡蛋稍煮即可。②治疗女性妊娠水肿。桂圆肉30克，大枣15枚，生姜5片，一起入锅煎水服用，每日1~2次。

健康吃法 ① 桂圆山药红枣汤

配　方 桂圆肉100克，新鲜山药150克，红枣6枚

制　作 ①山药洗净切块，红枣洗净。②锅中加3碗水煮开，加入山药煮沸，再下红枣。③待山药熟透、红枣松软，将桂圆肉剥散加入。④待桂圆之香甜味渗入汤中即可熄火。

适宜人群 失眠、心悸、健忘、虚劳羸弱者，脾胃虚弱者，神经衰弱、自汗、盗汗者。

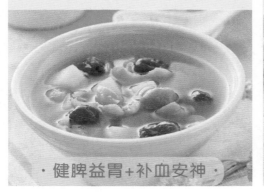

·健脾益胃+补血安神·

健康吃法 ② 莲子红枣银耳汤

配　方 莲子10克，银耳5克，桂圆肉15克，去核红枣2颗，冰糖1小匙

制　作 ①银耳洗净，泡发，撕成小朵；红枣、莲子、桂圆肉洗净，备用。②锅置火上，加适量清水，下入以上所有材料，炖至熟。③加上冰糖调味即可。

适宜人群 病后体弱者，失眠、心悸、健忘等症状的更年期女性，爱美女性。

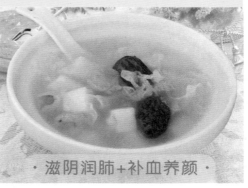

·滋阴润肺+补血养颜·

燕窝

养阴润燥，益气补中

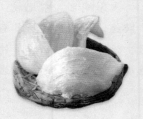

燕窝也称燕菜、燕根。《本草纲目》中记载：燕窝性平，味甘，归肺、胃、肾经。燕窝具有养阴润燥、益气补中的功效，主治咳嗽、盗汗、咯血、反胃干呕、夜尿频多等症，还具有美容养颜、安胎、补胎的作用。

应用指南 ①用于女性补气润肺、滋养容颜。燕窝25克，乳鸽2只，冰糖30克。食材处理干净，将鸽和燕窝、冰糖放入炖锅，文火炖3小时即可食用。②治疗女性食欲不振、大便干燥。燕窝6克，牛奶500毫升。食材处理干净，将燕窝放入碗中隔水炖熟，加入牛奶煮沸即可。

健康吃法 1 木瓜冰糖炖燕窝

配 方 木瓜2个，燕窝100克，冰糖适量

制 作 ①木瓜洗净去皮去子；燕窝用水发好备用。②锅中水烧开，木瓜、燕窝一起入锅，用小火隔水蒸30分钟。③调入冰糖即可出锅。

适宜人群 心悸失眠、头晕目眩者，咳嗽、盗汗、咯血、反胃干呕、夜尿频多者。

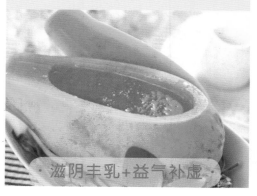

·滋阴丰乳＋益气补虚·

健康吃法 2 燕窝粥

配 方 燕窝（泡发）2克，米50克，葱、姜、香菜、盐、味精各适量

制 作 ①葱择洗干净，切花；姜去皮，切丝；香菜洗净，切末，米淘洗干净。②砂锅中注水烧开，放入米煮至成粥。③加入其他所有材料煮至熟，加入调味料煮入味即可。

适宜人群 爱美女性，体虚乏力、咳嗽痰喘、咯血吐血者。

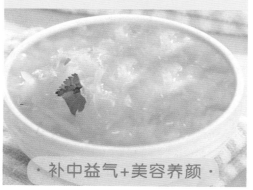

·补中益气＋美容养颜·

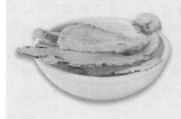

当归

补血活血，调经止痛

当归又名干归、云归、秦归。《本草纲目》中记载：当归性温，味甘、辛，归肝、心、脾经。当归是无毒免疫促进剂，具有补血活血、调经止痛、润燥滑肠的功效。多用于治疗月经不调、经闭腹痛、癥瘕积聚崩漏、血虚头痛、眩晕、痿痹、赤痢后重、痈疽疮疡、跌打损伤等病证。

应用指南 ①利于女性补血养颜。羊肉300克，当归、生姜各适量，枸杞子、红枣各20克。羊肉洗净汆水，同当归、生姜、枸杞子、红枣入锅，清水小火炖2小时即可。②治疗女性月经不调及更年期综合征。当归20克，田七7克，乌鸡150克。乌鸡洗净汆水，取全部食材入煲内，清水小火炖2小时即可。

健康吃法 1 葡萄当归煲猪血

配 方 新鲜葡萄150克，当归15克，党参15克，阿胶10克，猪血块200克，料酒、葱花、姜末、盐、味精各适量

制 作 ①葡萄洗净去皮，当归、党参洗净。②猪血块洗净，切方块，与药材同入砂锅，加水适量，大火煮沸，烹入料酒，改用小火煨煮30分钟，加葡萄，继续煨煮。③放入阿胶熔化，加入葱花、姜末、盐、味精即成。

适宜人群 贫血患者、胎动不安者。

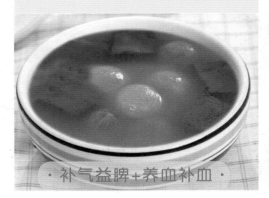

· 补气益脾+养血补血 ·

健康吃法 2 当归煮芹菜

配 方 当归10克，芹菜500克，姜、葱各10克，盐、味精、芝麻油各适量

制 作 ①当归浸软，切片；芹菜去叶，洗净，切成滚刀片；姜切片；葱切段。②将当归、芹菜、姜、葱同放炖锅内，加水烧沸，改用文火炖煮，加入盐、味精、芝麻油即成。

适宜人群 妇女月经不调、赤白带下者，高血压、头痛、头晕、水肿、小便不利者。

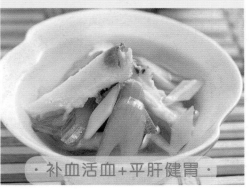

· 补血活血+平肝健胃 ·

熟地黄　滋阴补血，益精填髓

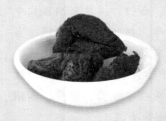

熟地黄也称熟地、地黄根。《本草纲目》中记载：熟地黄性微温，味甘，归肝、肾经。熟地黄有滋阴补血、益精填髓的功效。用于肝肾虚、腰膝酸软、内热消渴、血虚萎黄、心悸多梦、月经不调等，也是治疗糖尿病、慢性肾炎、高血压、神经衰弱等症的常用药材。

应用指南 用于女性养肝护阴。乌鸡腿100克，熟地黄20克，山药15克，桔梗、山茱萸、丹皮、茯苓、泽泻各10克，车前子、牛膝、附子各5克。取全部食材清水大火煮开，转小火炖40分钟。

健康吃法1 熟地黄双味肠粉

配方 熟地黄5克，枸杞子3克，红枣2克，虾仁20克，韭菜80克，猪肉丝40克，香菜10克，河粉100克

制作 ①枸杞子、熟地黄、红枣加水煎汁。②所有材料处理干净，一片河粉包入猪肉和韭菜，另一片河粉包入虾仁和韭菜。③蒸熟淋上药汁，撒上香菜。

适宜人群 血虚萎黄、眩晕心悸、月经不调、肝肾阴亏、腰膝酸软、耳鸣耳聋、头目晕花、须发早白者。

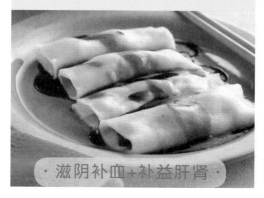

·滋阴补血+补益肝肾·

健康吃法2 蝉花熟地猪肝汤

配方 蝉花10克，熟地黄12克，猪肝180克，红枣6个，盐、淀粉、胡椒、香油各适量

制作 ①蝉花、熟地黄、红枣洗净；猪肝洗净切片，加淀粉、胡椒粉、香油腌渍片刻。②将蝉花、熟地黄、红枣、姜片放入瓦煲内，加水煲沸后改小火煲2小时，放入猪肝滚熟，加盐调味。

适宜人群 肝肾亏虚、两目昏花者，贫血患者。

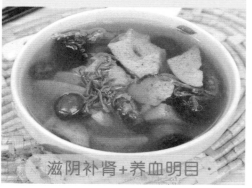

·滋阴补肾+养血明目·

何首乌　补肝益肾，养血祛风

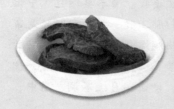

何首乌也名首乌、地精。《本草纲目》中记载：何首乌味苦、甘、涩，归肝、肾经。何首乌是抗衰护发的滋补佳品，有补肝益肾、养血祛风的功效。主治肝肾阴亏、发须早白、血虚头晕、腰膝软弱、筋骨酸痛、崩带、久疟久痢、慢性肝炎、痈肿、瘰疬、肠风、痔等。

应用指南　①治疗女性失眠心悸、脱发早衰。鸡蛋1个，何首乌1根。何首乌洗净切段，同鸡蛋、葱、生姜清水大火烧沸，改小火熬至蛋熟，将蛋壳剥去再入锅煮2分钟即可。②用于女性更年期脱发及日常护发。何首乌10克，菟丝子10克，红枣5颗，黑芝麻粉2匙，黑豆粉1匙。取全部食材加水熬煮成汤，蜂蜜调味即可。

健康吃法1　何首乌黑豆煲鸡爪

配方　鸡爪8只，猪瘦肉100克，黑豆20克，红枣5颗，何首乌10克，盐3克

制作　①鸡爪斩去趾甲洗净，备用；红枣、何首乌洗净，备用；猪瘦肉洗净，氽烫去腥，备用。②黑豆洗净放锅中炒至豆壳裂开。③全部用料放入煲内加适量清水煲3小时，下盐调味即可。

适宜人群　血虚头晕目眩、心悸、失眠、肝肾阴虚之腰膝酸软、须发早白、耳鸣、肠燥便秘者。

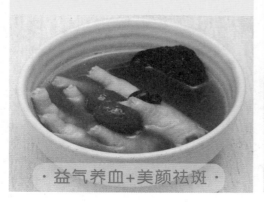

· 益气养血＋美颜祛斑 ·

健康吃法2　何首乌茶

配方　何首乌、泽泻、丹参、绿茶各适量

制作　①何首乌、泽泻、丹参均洗净，备用。②把所有材料放入锅里，加水共煎15分钟。滤去渣后即可饮用。

适宜人群　肾虚引起的黄褐斑、腰腿酸痛、眼眶泛黑患者，须发早白者，脂肪肝、高血脂、高血压患者，糖尿病患者。

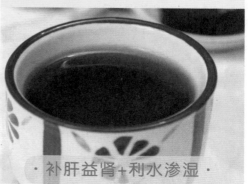

· 补肝益肾＋利水渗湿 ·

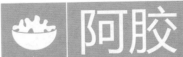

阿胶

滋阴润燥，补血止血

阿胶也称驴皮胶、盆覆胶。《本草纲目》中记载：阿胶性平，味甘，归肺、肝、肾经。阿胶是常用的补血良药，具有滋阴润燥、补血、止血、安胎的功效，可用于治疗眩晕、心悸、失眠、血虚、虚劳、咳嗽、吐血、出血、便血、月经不调、崩中、胎漏等病证。

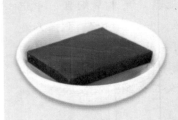

应用指南 ①用于女性滋阴润燥、补益中气。阿胶适量，枸杞子10克，小米100克。小米洗净泡发，阿胶打碎烊化，小米同清水大火煮开，入阿胶、枸杞子搅拌，小火煮至粥成。②适于女性滋阴养血、止血安胎。糯米80克，阿胶适量。糯米洗净泡发，阿胶打碎烊化，糯米加入清水用大火煮开，入阿胶搅拌，小火煮至粥成。

健康吃法1 番茄阿胶薏苡粥

配方 成熟番茄150克，阿胶10克，薏苡仁100克，盐5克，味精3克

制作 ①番茄洗净切碎，并剁成番茄糊备用。②薏苡仁洗净，入锅，加水适量，大火煮沸，改用小火煨煮30分钟，调入番茄糊，继续用小火煨煮。③放入阿胶烊化拌匀，再煮至薏苡仁酥烂，加盐、味精即可。

适宜人群 贫血、面色苍白无华的女性，先兆流产患者。

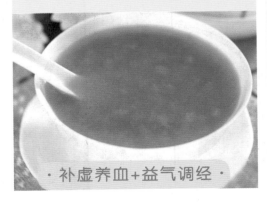

·补虚养血+益气调经·

健康吃法2 甜酒煮阿胶

配方 甜酒500毫升，片糖适量，阿胶12克

制作 ①阿胶洗净，泡发。②将锅洗净，加入适量清水，将甜酒倒入，加热至沸腾。③放入泡好的阿胶后搅匀，将武火转入文火，待开。④再加入片糖，继续加热，至阿胶、片糖完全溶化即可。

适宜人群 妇女阴血不足、血虚生热、热迫血溢而致的产后恶露不尽者。

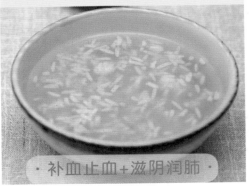

·补血止血+滋阴润肺·

大枣

补脾和胃，益气生津

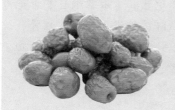

大枣又名红枣。《本草纲目》中记载：大枣性温，味甘，归脾、胃经。红枣有补脾和胃、益气生津、调营卫、解药毒等功效。常用于治疗胃虚食少、脾弱便溏、气血津液不足、营卫不和、心悸怔忡等常见病证，是一种药效缓和的强壮剂。

应用指南 ①利于女性健脾益气：羊排350克，山药175克，红枣4颗。羊排洗净汆水，同清水、山药、红枣大火煮至水沸，转小火煲至熟即可。②用于女性润肤美容：党参、红枣各20克，糯米100克，白糖适量。糯米洗净泡发，取全部食材入锅，清水煮至粥成，白糖调味即可。

健康吃法1 糯米红枣

配 方 红枣300克，糯米粉50克，冰糖适量

制 作 ①将红枣洗净，去核备用。②糯米粉加水拌匀，捏成小团，塞入红枣中。③把红枣放入锅中，加入冰糖和适量水，上笼蒸至熟即可。

适宜人群 胃虚食少、脾弱便溏、气血津液不足、营卫不和、心悸怔忡等证患者。

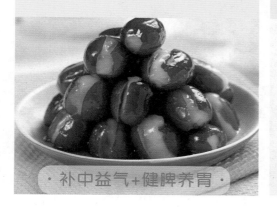

· 补中益气+健脾养胃 ·

健康吃法2 冰糖参枣汁

配 方 党参10克，红枣15克，水400毫升，冰糖1大匙

制 作 ①党参、红枣洗净，将红枣去核后放入锅中，加入水，以小火加热至沸腾，续煮10分钟。②加入冰糖搅拌至糖溶解后熄火，透过细滤网滤出纯净的汤汁，降温即可。

适宜人群 脾肺虚弱、气短心悸、食少便溏、虚喘咳嗽、内热消渴者。

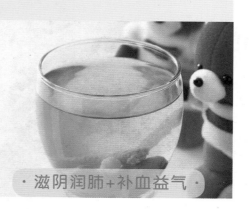

· 滋阴润肺+补血益气 ·

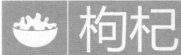

枸杞

滋肾润肺，补肝明目

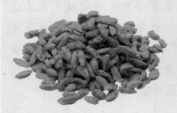

枸杞也称枸杞果、枸杞豆。《本草纲目》中记载：枸杞性平，味甘，归肝、肾经。枸杞是滋肾、润肺的高级补品，除此以外，还有补肝、明目的功效。多用于治疗肝肾阴亏、腰膝酸软、头晕目眩、目昏多泪、虚劳咳嗽等病证。

应用指南 ①利于女性补血养颜。猪皮80克，红枣15克，枸杞子、姜各适量。猪皮洗净氽熟，枸杞子、红枣温水浸泡，取全部食材入锅，清水小火煲2小时。②适于女性滋养身体、清热解毒。米饭1碗，干酪、枸杞子各适量。干酪煮水取汁，米饭同煮好的汁大火煮开，加入枸杞子煮至浓稠状，白糖调味即可。

健康吃法 ① 银耳枸杞高粱羹

配 方 银耳1朵，高粱50克，枸杞子、白糖各少许

制 作 ①银耳泡发后撕成小朵。②所有材料加水煲熟。③再加入白糖调味即可。

适宜人群 产后营养不良及恶性贫血、血小板减少患者，阴虚咳嗽者，胃阴亏虚胃痛者。

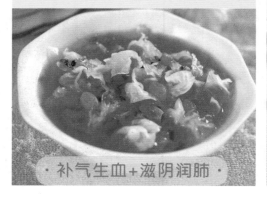

·补气生血＋滋阴润肺·

健康吃法 ② 黄芪枸杞茶

配 方 黄芪30克，莲子、枸杞子各15克，砂糖适量

制 作 ①黄芪剪碎，同莲子、枸杞子一起放入锅中。②加500毫升水，以大火煮开，转小火续煮30分钟，加入砂糖即可饮用。

适宜人群 体质虚弱、容易疲劳、常感乏力者，脱肛、子宫下垂患者。

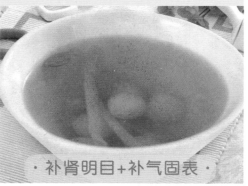

·补肾明目＋补气固表·

百合

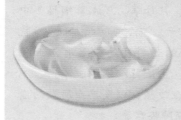

润肺止咳，清心安神

百合也称白百合。《本草纲目》中记载：百合性平，味甘、微苦，归肺、脾、心经。百合药食两用，入药以野生白花百合为佳，做食以家种者为好，具有润肺止咳、清心安神的功效，主治肺热久嗽、咳嗽痰血、热证后余热未清、虚烦惊悸、神志恍惚、脚气水肿等。

应用指南 ①适于孕产妇温肾散寒。排骨200克，莲子、芡实、百合各适量。排骨洗净汆水，百合洗净泡发，取全部食材入煲内清水大火煮沸，改小火煲2小时即可。②用于女性降血脂、降血压。南瓜、百合各30克，糯米、糙米各40克。糯米、糙米洗净泡发，同南瓜用清水大火煮沸，放入百合煮至浓稠状，白糖调味即可。

健康吃法 1 百合扣金瓜

配 方 南瓜750克，鲜百合150克，冰糖100克，水淀粉50克

制 作 ①南瓜洗净，削去表皮，切长条摆入碗内。②百合洗净，放入摆好南瓜条的碗内，再加入冰糖，入蒸柜旺汽蒸15分钟左右。③将蒸好的百合、南瓜翻扣在碟内，沥出原糖汁水勾玻璃芡浇到南瓜表面即可。

适宜人群 心烦失眠、心悸、神经衰弱者，高血脂、高血压患者。

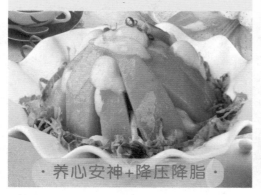

·养心安神+降压降脂·

健康吃法 2 百合炒红腰豆

配 方 西芹250克，红豆100克，百合250克

制 作 ①把所有的调料放好备用，西芹洗净，切成段，百合洗净。②西芹、百合、红豆放入沸水中灼烫，葱油、姜汁放入锅中烧热，再放入西芹、百合、红豆煸炒。③加入盐、味精炒匀，用淀粉勾芡。盛出装盘即可。

适宜人群 肺热久嗽、咳嗽痰血者，虚烦失眠者，高血压、高血脂患者。

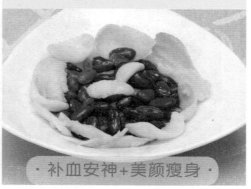

·补血安神+美颜瘦身·

益母草

活血化瘀，调经利水

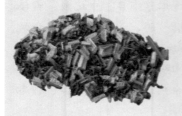

益母草也称红花艾、月母草。《本草纲目》中记载：益母草性凉，味辛、苦，归心、肝、膀胱经。益母草是活血调经的妇科良药，具有活血化瘀、调经、利水的功效。主治月经不调、难产、胞衣不下、产后血晕、瘀血腹痛，以及瘀血所致的崩中漏下、尿血、便血、痈肿疮疡等。

应用指南 ①利于女性行气活血。益母草100克，猪瘦肉250克，红枣10颗。食材洗净，全部放入锅中清水大火煮沸，改小火煮2小时即可。②用于女性补血养颜。瘦肉250克，黑豆50克，益母草20克，枸杞10克。瘦肉洗净氽水，黑豆、枸杞洗净泡发，取瘦肉、黑豆、枸杞清水慢炖2小时，入益母草稍煮即可。

健康吃法 1 益母草蛋花汤

配方 益母草50克，鸡蛋2个，鸡汤适量，姜片5克，精盐2克，鸡精少许，糖2克，胡椒粉适量

制作 ①益母草洗净，放入沸水中煮开。②鸡汤放入锅中，加入少许精盐、鸡精、糖、姜片。③将鸡蛋打成蛋花，倒入锅中，搅散，加入胡椒粉即可。

适宜人群 月经不调者，难产、胞衣不下、产后血晕、瘀血腹痛、尿血者。

健康吃法 2 益母草茉莉花饮

配方 益母草30克，茉莉花20克

制作 ①益母草洗净，放入沸水中煮开，取其汁，备用。②将茉莉花用热开水浸泡再冲净，然后放入壶中，冲入热开水，浸泡约3分钟。③把益母草汁与茉莉花茶混合即可。

适宜人群 月经不调、痛经患者，下痢腹痛、目赤肿痛、疮疡肿毒、肝郁气痛等病证患者。

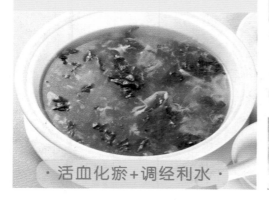

·活血化瘀＋调经利水·

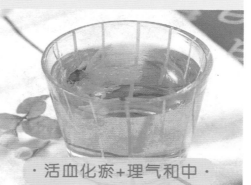

·活血化瘀＋理气和中·

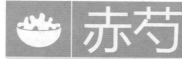

赤芍

清热凉血，散瘀止痛

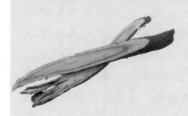

赤芍也名山芍药、草芍药。《本草纲目》中记载：赤芍性微寒，味苦，归肝、脾经。赤芍是活血化瘀的妇科良药，具有清热凉血、散瘀止痛的功效，主治吐血出血、目赤肿痛、闭经痛经、腹中隐痛、跌打损伤、疮疡等病证。

应用指南 ①用于女性祛斑美白。赤芍10克，鲜藕300克，葱、姜各适量。食材洗净，取赤芍、鲜藕入锅清水大火煮沸，改小火煮至藕烂，入葱、姜即可。②利于女性延缓衰老。赤芍、甘草各3克。取食材入杯中，沸水冲泡，盖闷15分钟即可，每日不拘时顿饮。

健康吃法1 丹参赤芍饮

配方 丹参2克，陈皮1克，赤芍1克，何首乌2克

制作 ①将丹参、陈皮、赤芍、何首乌用消毒纱布包起来。②把做好的药包放入装有500毫升开水的茶杯内。③盖好茶杯，5分钟后即可饮用。

适宜人群 月经不调、痛经闭经患者，胸腹刺痛、热痹疼痛、疮疡肿痛、心烦不眠、肝脾肿大、心绞痛患者。

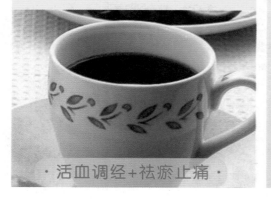

·活血调经+祛瘀止痛·

健康吃法2 养阴百合茶

配方 干百合10～20克，赤芍5克，冰糖少许

制作 ①将百合、赤芍洗净，放入杯中备用。②倒入热水冲泡，加入冰糖。③焖泡3～5分钟，待药材完全泡开后即可饮用。

适宜人群 心烦急躁、失眠者，温毒发斑、吐血出血、目赤肿痛、肝郁胁痛、经闭痛经、跌打损伤、痈肿疮疡者。

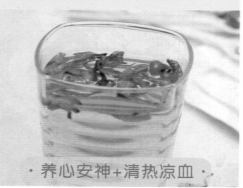

·养心安神+清热凉血·

红花

活血通经，化瘀止痛

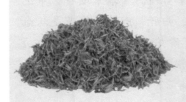

红花也称红蓝花、刺红花。《本草纲目》中记载：红花性温，味辛，归心、肝经。红花具有活血通经、化瘀止痛的功效，主治闭经、癥瘕、难产、死胎、产后恶露不尽、瘀血作痛、痈肿、跌打损伤。红花还用于眼科清热消炎，可治目赤红肿。

应用指南 ①用于女性补血养颜。大米100克，当归、川芎、黄芪、红花各适量。食材洗净，大米洗净泡发大火煮至米粒开花，入当归、川芎、黄芪、红花，小火煮至粥成。②适用于产后瘀血症。牛肉500克，土豆500克，胡萝卜30克，红花10克。牛肉洗净入锅，同红花清水大火烧沸，入土豆、胡萝卜煮至烂熟。

健康吃法1 蜂蜜红花茶

配方 干燥红花1小撮，蜂蜜少许，热开水适量

制作 ①将干燥红花用热开水浸泡30秒再冲净。②将洗净的红花放入壶中，注入500~600毫升热开水，浸泡约3分钟，待茶稍凉，加入蜂蜜拌匀即可饮用。

适宜人群 闭经、癥瘕、难产、死胎、产后恶露不尽、瘀血作痛、痈肿、跌打损伤、便秘患者。

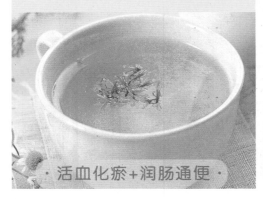

· 活血化瘀+润肠通便 ·

健康吃法2 鲜活美颜茶

配方 葡萄200克，绿茶3克，干燥红花少许，白砂糖适量

制作 将红花、绿茶用开水泡开后加入葡萄、白砂糖及60毫升冷开水即可。

适宜人群 目赤红肿者，高血脂、高血压、冠心病、动脉硬化患者，闭经、痛经、盆腔包块、难产、死胎、产后恶露不尽、瘀血作痛者。

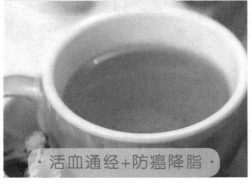

· 活血通经+防癌降脂 ·

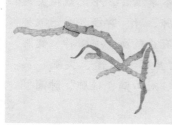

冬虫夏草 补虚损，益精气

冬虫夏草别名虫草。《本草纲目》中记载，冬虫夏草性温，味甘，归肾、肺经。冬虫夏草具有补虚损、益精气、止咳化痰、补肺肾之功效，主治肺肾两虚、精气不足、咳嗽气短、自汗盗汗、腰膝酸软、劳嗽痰血、病后虚弱等症。

应用指南 ①用于女性润养肌肤。冬虫夏草3克，红枣10枚。冬虫夏草、红枣洗净，用凉水浸半天，然后将冬虫夏草、红枣一并放入砂锅，加水适量，用小火煎煮至红枣熟烂。②适用于女性性情焦躁、失眠。冬虫夏草10克，甘草10克，浮小麦30克，红枣30克。取全部材料，清水煎服即可。

健康吃法1 虫草炖老鸭

配 方 虫草5枚，老鸭1只，姜片、葱花、陈皮末、胡椒粉、盐、味精各适量
制 作 ①将冬虫夏草用温水洗净。②老鸭处理干净，斩块，焯去血水，然后捞出。③将鸭块与虫草用大火煮开，再用小火炖软后加入姜片、葱花、陈皮末、胡椒粉、盐、味精调味即可。

适宜人群 肾虚、肾结核患者，久咳气喘者、阴虚咯血者。

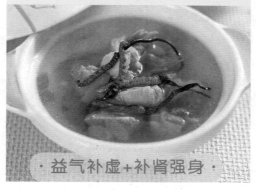

· 益气补虚＋补肾强身 ·

健康吃法2 虫草杏仁鹌鹑汤

配 方 冬虫夏草6克，杏15克，鹌鹑1只，蜜枣3颗，盐5克
制 作 ①冬虫夏草洗净，浸泡。②杏温水浸泡，去皮、尖，洗净。③鹌鹑去内脏，洗净，斩件，氽水；蜜枣洗净。④将以上原材料放入炖盅内，注入沸水800克，加盖，隔水炖4小时，加盐调味即可。

适宜人群 肺肾两虚、咳嗽气短、自汗盗汗、腰膝酸软、病后虚弱等患者。

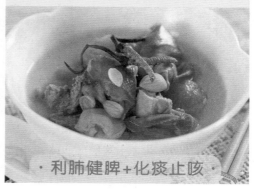

· 利肺健脾＋化痰止咳 ·

灵芝

益气血，安心神，健脾胃

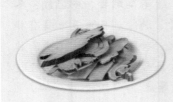

灵芝也称灵芝草。《本草纲目》中记载：灵芝性温，味淡、苦，归心、肺、肝、脾经。灵芝被誉为"仙草""瑞草"，具有益气血、安心神、健脾胃等功效。主要用于治疗虚劳、心悸、失眠、头晕、神疲乏力、久咳气喘、冠心病、硅肺、肿瘤等病证。

应用指南 ①适于孕产妇护肾润肺。猪瘦肉300克，灵芝4克，红枣适量。食材洗净，瘦肉同清水煮至水沸，入灵芝、红枣煲至熟即可。②用于女性理气化瘀、安气益神。麦仁80克，灵芝适量。麦仁洗净泡发，灵芝洗净。麦仁同清水煮至水沸，入灵芝煮至浓稠状，白糖调味即可。

健康吃法① 灵芝鸡腿养心汤

配 方 香菇2朵，鸡腿1只，灵芝3片，杜仲5克，淮山10克，红枣6颗，丹参10克

制 作 ①鸡腿洗净，以开水汆烫。②炖锅放入适量水烧开后，将材料全入锅煮沸，再转小火炖约1小时即可。

适宜人群 神疲乏力、久咳气喘、虚劳、心悸、失眠、头晕、冠心病、硅肺、癌症等患者。

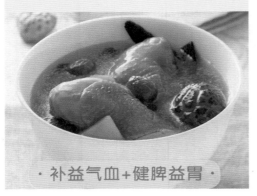

·补益气血+健脾益胃·

健康吃法② 灵芝鹌鹑汤

配 方 灵芝60克，红枣12枚，鹌鹑2只，盐、味精、鸡精各适量

制 作 ①鹌鹑宰杀，去毛、洗净；灵芝洗净，切碎；红枣洗净，去核。②将灵芝、红枣、鹌鹑放入砂锅中，加适量水，用武火烧开后，改用文火煮至灵芝出味，再加入盐、味精、鸡精，调味即可。

适宜人群 神经衰弱、失眠健忘的女性患者。

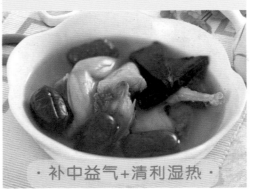

·补中益气+清利湿热·

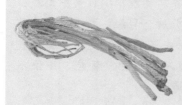

党参

补中益气，健脾益肺

党参别名黄参。《本草纲目》中记载：党参性平，味甘，归脾、肺经。党参具有补中益气、健脾益肺的功效，可用于治疗气血不足、脾肺虚弱、老倦乏力、气短心悸、食少便溏、虚喘咳嗽、内热消渴、血虚萎黄、便血、崩漏等常见病证。

应用指南 ①治疗女性食欲不振、贫血心悸。党参20克，大枣6颗。食材洗净，取全部食材清水煎汤，可加入陈皮适量以调胃气。②用于女性脾胃虚弱、消瘦乏力。党参、茯苓、生姜各10克，粳米100克。党参、茯苓、生姜煎水取汁，下米煮粥。

健康吃法1 党参牛尾汤

配 方 牛尾1个，红枣50克，牛肉250克，牛筋100克，黄芪100克，党参40克，当归30克，枸杞子30克

制 作 ①将牛筋用清水浸泡30分钟左右，再下水清煮15分钟左右。②牛肉洗净，切块；牛尾斩成寸段，备用。③将所有材料放入锅中，加适量水煮沸，转文火煮2小时，最后调味即可。

适宜人群 气血不足、脾肺虚弱、劳倦乏力、气短心悸患者。

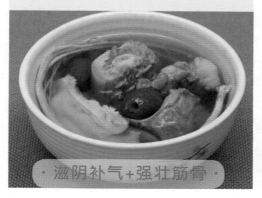

·滋阴补气＋强壮筋骨·

健康吃法2 玉米党参粥

配 方 玉米糁120克，党参15克，红枣20克，冰糖8克

制 作 ①红枣去核洗净；党参洗净，润透，切成小段。②锅置火上，注入清水后，放入玉米糁煮沸后，下入红枣和党参。③煮至粥浓稠闻见香味时，放入冰糖调味，即可食用。

适宜人群 高血压、高血脂、动脉硬化患者，气血不足、脾肺虚弱、脸色萎黄、气短心悸等症患者。

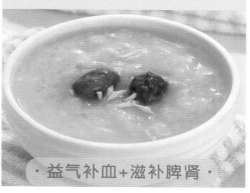

·益气补血＋滋补脾肾·

白术

健脾益气，燥湿利水

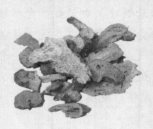

白术也称山蓟、山芥。《本草纲目》中记载：白术性温，味苦、甘，归脾、胃经。白术有健脾益气、燥湿利水、止汗、安胎的功效。主治脾胃气弱、倦怠少气、虚胀腹泻、水肿、黄疸、小便不利、自汗、胎气不安等病证。

应用指南 ①用于女性滋补身体。羊肚250克，红枣、枸杞各15克，山药、白术各10克。羊肚洗净氽水，红枣、枸杞子洗净泡发，取全部食材，加清水炖2小时即可。②适于女性燥湿利水、止汗安胎。陈皮、白术各适量，大米100克。大米洗净泡发，白术洗净煮水取汁，大米同药汁大火煮开，加入陈皮，改小火煮至浓稠状。

健康吃法 1 钩藤白术饮

配 方 钩藤50克，白术30克，冰糖20克

制 作 ①白术用清水洗净，放入洗净的锅中，注入300毫升水，以小火煎半小时。②钩藤用清水洗净，放入煮白术的锅中，以小火再煎煮10分钟。③加入冰糖，一边煮一边轻轻搅拌，煮至冰糖融化后关火，待凉后即可服用。

适宜人群 夜盲症患者，脾胃气弱、倦怠少气、虚胀腹泻、水肿、黄疸、小便不利、自汗、胎气不安等症患者。

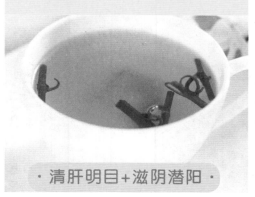

· 清肝明目+滋阴潜阳 ·

健康吃法 2 泽泻白术瘦肉汤

配 方 猪瘦肉60克，薏苡仁50克，泽泻15克，白术30克，盐3克，味精2克

制 作 ①猪瘦肉洗净，切件；泽泻、白术、薏苡仁洗净，再将薏苡仁泡发。②把猪肉、泽泻、白术、薏苡仁一起放入锅内，加适量清水，大火煮沸后转小火煲1~2小时，拣去泽泻，调入盐和味精即可。

适宜人群 脾虚引起的妊娠水肿者、小便不利者、慢性肾炎患者。

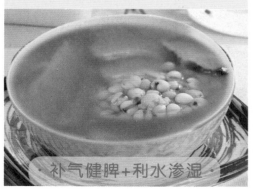

· 补气健脾+利水渗湿 ·

艾叶

调理气血，调经安胎

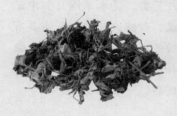

艾叶也称大艾叶、杜艾叶。《本草纲目》中记载：艾叶性温，味苦、辛，归肝、脾、肾经。艾叶具有理气血、逐寒湿、调经、止血、安胎的功效。可用于治疗心腹冷痛、久痢、吐血、出血、下血、月经不调、崩漏、带下、胎动不安、痈疡、疥癣等病证。

应用指南 ①用于月经过多。生姜15克，艾叶10克，鸡蛋2个。食材洗净，同清水煮至蛋熟，蛋去壳再煮，饮汁吃蛋。②治疗痛经。生姜5片，艾叶15克，红糖适量。食材洗净，取全部食材清水煎服即可。

健康吃法1 杜仲艾叶瘦肉汤

配方 阿胶15克，杜仲15克，艾叶30克，猪瘦肉120克

制作 ①杜仲、艾叶洗净；阿胶打碎。②猪瘦肉洗净，切大块。③把杜仲、艾叶与猪瘦肉放入锅内，加适量清水，武火煮沸后，改文火煲1小时，加入阿胶同炖，搅拌至烊化即可。

适宜人群 肾虚者、阳虚者、贫血患者、先兆流产者、习惯性流产者。

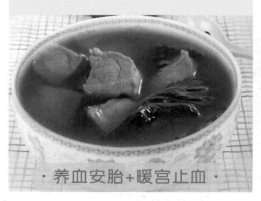

· 养血安胎+暖宫止血 ·

健康吃法2 艾叶猪肝汤

配方 艾叶200克，猪肝150克，生姜10克，盐5克，味精3克，香油6毫升，胡椒粉4克，花雕酒8毫升，生粉4克

制作 ①艾叶洗净，猪肝切片，生姜切丝。②将猪肝片放入少许的盐、生粉腌渍5分钟。③锅置火上，下入高汤烧开后，再下入艾叶、调味料、猪肝，煮5分钟即可。

适宜人群 血虚便秘、失眠、脾气烦躁、心血不足者。

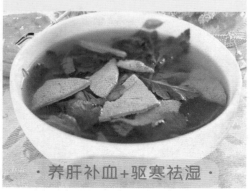

· 养肝补血+驱寒祛湿 ·

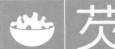

芡实

固肾和中，补脾止泄

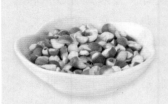

芡实又名鸡头果、刀芡实。《本草纲目》中记载：芡实性平，味甘、涩，归脾、肾经。芡实具有固肾和中、补脾止泻的功效。主治淋浊带下、小便不禁、大便泄泻。用于补肾，常配金樱子、莲须、莲子、沙苑子等；用于健脾，一般配党参、茯苓、白术、神曲等。

应用指南 ①用于女性心悸失眠，安神补心。龙眼肉6克，炒枣仁10克，芡实12克。食材处理干净，同清水煎约30分钟即可。②治疗妇女赤白带下，湿热痢疾。芡实100克，马齿苋50克，猪瘦肉150克。食材处理干净后一同放入锅中，加入清水大火煮沸，改小火煲2小时。

健康吃法 ① 四神汤

配 方 猪小肠500克，芡实100克，茯苓50克，山药50克，干品莲子100克，薏苡仁100克，盐5克，米酒30毫升

制 作 ①猪小肠氽烫，剪成小段。②芡实、茯苓、山药、莲子、薏苡仁洗净，和小肠一道入锅，加水至盖过材料，以大火煮开，转小火慢炖约30分钟。③加盐调味，淋上米酒即成。

适宜人群 水肿者，慢性腹泻者，失眠多梦者。

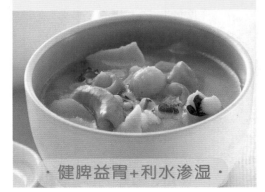

· 健脾益胃+利水渗湿 ·

健康吃法 ② 芡实鲫鱼汤

配 方 芡实15克，淮山15克，鲫鱼1条（约250克），盐适量，姜3片

制 作 ①鲫鱼去鳞、鳃及内脏，洗净，放盐、姜稍腌。②用少许食用油在锅内煎至淡黄色，然后与芡实、淮山同放入砂锅内。③加适量水，煲2小时，以盐调味，即可。

适宜人群 脾胃虚弱、食欲不振者，脾虚腹泻者，妇女带下清稀过多者。

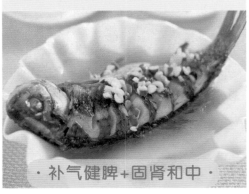

· 补气健脾+固肾和中 ·

杜仲 补益肝肾，强筋壮骨

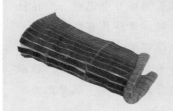

杜仲别名思仙、思仲。《本草纲目》中记载：杜仲性温，味甘、微辛，归肝、肾经。杜仲具有降血压、补肝肾、强筋骨、安胎气等功效。主治腰脊酸疼、足膝疼痛、小便余沥、阴下湿痒、筋骨无力、妊娠漏血、胎动不安、高血压等。

应用指南 ①用于女性腰膝酸软，补肾益气。杜仲10克，黑豆150克，排骨250克，红枣5颗，生姜、葱、八角各适量。食材处理干净，全部同清水大火煮沸，转小火煮至烂熟即可。②适于女性补养肝肾、活血行瘀。猪手1只，杜仲30克，牛膝15克。食材处理干净，取全部食材同清水大火煮沸，改小火煲2小时。

健康吃法 1 杜仲牛肉

配方 杜仲20克，枸杞子15克，瘦牛腿肉500克，绍兴酒两汤匙，姜片、葱段各少许，鸡汤2大碗，盐适量

制作 ①牛肉洗净，切块。②将杜仲、枸杞子，冲洗一下，和牛肉一起放入锅中，加适量水。③武火煮沸后，再转文火将牛肉煮至熟烂。④起锅前拣去杜仲、姜片和葱段，调味即可。

适宜人群 肝肾不足、腰膝腹痛、筋骨无力、尿频者，孕妇胎动不安者。

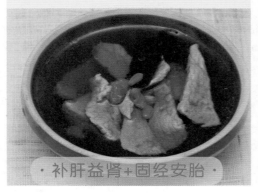

· 补肝益肾+固经安胎 ·

健康吃法 2 杜仲狗肉煲

配方 狗肉500克，杜仲10克，盐、黄酒各适量，姜片、香菜段各5克

制作 ①狗肉洗净，斩块，氽熟；杜仲洗净浸透。②将狗肉、杜仲、姜片放入煲中，加入清水、黄酒煲2小时。③调入盐，撒上香菜段即可。

适宜人群 肾虚、腰膝酸软、筋骨无力的患者，更年期综合征患者。

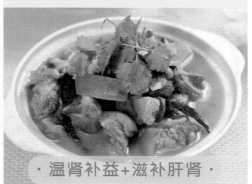

· 温肾补益+滋补肝肾 ·

黄精

补气养阴，健脾益肾

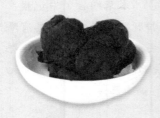

黄精又名黄芝。《本草纲目》中记载：黄精性平，味甘，归肺、脾、肾经。黄精具有补气养阴、健脾、润肺、益肾的功效。可用于治疗虚损寒热、脾胃虚弱、体倦乏力、口干食少、肺虚燥咳、精血不足、内热、消渴以及病后体虚食少、筋骨无力、风湿痛等证。

应用指南 ①用于女性阴虚肺燥、咳嗽咽干。黄精30克，粳米100克。食材处理干净，粳米泡发，黄精煎水取汁，加入粳米煮至粥成，冰糖调味即可。②治疗女性食欲不振、体倦无力。雏鸡1只，黄精、党参、淮山各20克。食材处理干净，雏鸡净膛，将药材填入膛内，上屉蒸熟即可。

健康吃法1 黄精牛筋煲莲子

配方 黄精10克，莲子15克，牛筋500克，生姜、盐、味精各适量

制作 ①莲子泡发，黄精、生姜洗净。②牛筋切块，入沸水汆烫。③煲中加入清水烧沸，放入牛筋、莲子、黄精、生姜片煲2小时，调味即可。

适宜人群 心烦失眠、脾虚久泻、大便溏泄、女性赤白带下者，虚损寒热、体倦乏力、口干食少、肺虚燥咳、精血不足、内热、消渴者。

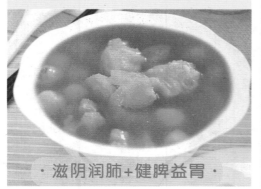

·滋阴润肺+健脾益胃·

健康吃法2 苁蓉黄精猪尾骶汤

配方 猪尾骶骨1副，肉苁蓉15克，黄精15克，罐头白果1大匙，胡萝卜1根，盐1小匙

制作 ①猪尾骶骨洗净，放入沸水中汆烫，去掉血水，备用；胡萝卜削皮，冲净，切块备用。②将所有材料一起放入锅中，加水煮沸，再转用文火续煮约30分钟。加盐调味即可。

适宜人群 性欲减退、风湿痛、筋骨无力者。

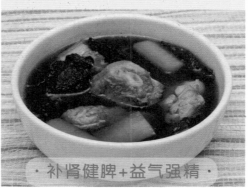

·补肾健脾+益气强精·

第三章
调节女性亚健康状况的药膳良方

　　面对生活，许多现代女性感受最深的是"活得好累"。永远忙不完的工作、复杂的人际关系、烦恼的婚姻、烦琐的家务……不仅心累，身体也疲劳乏力、反应迟钝，对什么事都提不起精神，常常感到焦虑、烦躁，这就是所谓的"亚健康"。随着社会生活节奏加快，女性的工作与生活的压力增大，尤其是在繁忙嘈杂的都市，女性亚健康人群在不断扩大。面对亚健康，女性朋友们又该采取什么措施呢？

　　本章介绍了19种女性亚健康症状，并分别提供了每种症状的4道对症药膳，女性朋友可根据自己的症状选择适合的药膳，以改善身体状况。

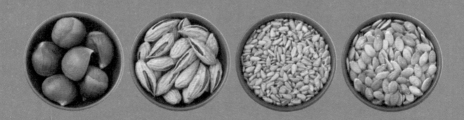

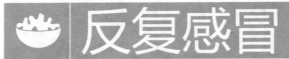

反复感冒

　　反复感冒相当于中医学里的体虚感冒，是以反复发作、缠绵难愈为特点的临床常见疾病，主要见于体弱、抵抗力差者，以及患有慢性呼吸道疾病的患者。其临床表现为：发热不高、反复发作、自汗、面色无华、恶风怕冷、鼻塞流清涕、肢软体乏、食欲不振，或有咳嗽、舌淡嫩、苔薄白等。中药对此有较好的疗效，可采用益气补虚、增强体质的治疗原则。此外，患者要加强体育锻炼，如晨跑、打太极、游泳等，可以提高人体的免疫力。在日常生活中要尽量做到饮食及生活规律（避免如饥饱无度、熬夜、烟酒无度等）。

【特效本草】

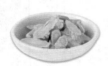

黄芪

◎本品益气补虚、固表御邪，脾肺气虚、卫气不固、表虚易感冒者，宜与白术、防风等品同用，如玉屏风散（《丹溪心法》）。

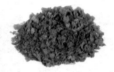

紫苏叶

◎本品外能解表散寒，内能行气宽中，且兼有化痰止咳之功效，治疗风寒感冒，常配伍香附、陈皮等药，如香苏散（《和剂局方》）。

猪肺

◎猪肺补养肺气、滋阴止咳，气虚反复感冒、咳嗽难愈者，宜与杏仁、白果同用，可增强补肺止咳之效。

【饮食原则】

1. 患者平常要增加营养以防感冒，多食富含蛋白质的食物，如鱼类、瘦肉类、蛋类、虾、豆类等，以增强体质。

2. 反复感冒者多肺虚，平时应多食补养肺气的食物和补药，如猪肺、乳鸽、鸭肉、杏仁、白果、核桃、红枣、党参、玉竹、黄芪、山药、紫苏叶、红糖等。

3. 在流行性感冒期间可酌饮葡萄酒和鸡尾酒，在菜肴中适当添加生姜、大蒜、紫苏叶等佐料，以提高抗病能力，达到预防的目的。

4. 此外，平时要少食生冷食物，以免耗伤正气。

【民间偏方】

1. **玉屏风饮**：黄芪15克，白术10克，防风10克，共煎水，加入少量红糖，适合在未感冒的情况下服用，对体虚反复感冒者有很好的调理作用。

2. **苏叶荆芥茶**：紫苏叶8克，荆芥10克，生姜3片，共煎水服用，可发散风寒、增强体质，对体质偏寒、怕冷易感冒者有良好的效果。

疗养药膳 黄芪山药鱼汤

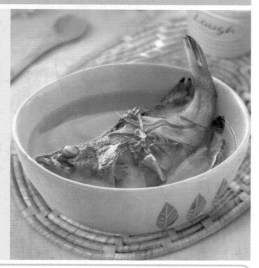

|主料| 黄芪15克，山药20克，鲫鱼1条
|辅料| 姜、葱、盐各适量
|制作|

1. 将鲫鱼去鳞、内脏，洗净，在鱼两侧各划一刀备用；姜洗净，切丝；葱洗净，切成葱花。

2. 将黄芪、山药放入锅中，加适量水煮沸，然后转文火熬煮约15分钟后转中火，放入鲫鱼约煮10分钟。

3. 鱼熟后，放入姜、葱，盐调味即可。

药膳功效 鲫鱼可益气健脾，黄芪可益气补虚，山药可补养肺气。三者搭配同食，可提高机体免疫力，增强患者体质，对体虚反复感冒者有一定的疗效。

疗养药膳 杏仁白萝卜炖猪肺

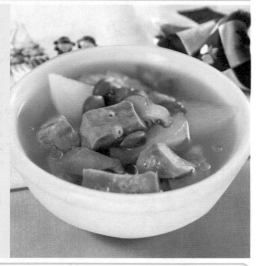

|主料| 猪肺250克，南杏仁30克，白萝卜200克，花菇50克
|辅料| 上汤、生姜、盐、味精各适量
|制作|

1. 猪肺洗净，切成大件；南杏、花菇浸透洗净；白萝卜洗净，带皮切成中块。

2. 将以上用料连同1.5碗上汤、姜片放入炖盅，盖上盅盖，隔水炖煮，先用大火炖30分钟，再用中火炖50分钟，后用小火炖1小时即可。

3. 炖好后加盐、味精调味即可。

药膳功效 杏仁可止咳平喘，白萝卜可生津清热，猪肺治肺虚引起的咳嗽。三者搭配，可敛肺定喘、止咳化痰、增强体质，适合体虚反复感冒者食用。

疗养药膳 苏子叶卷蒜瓣

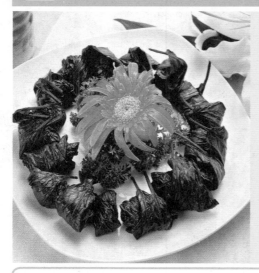

|主 料| 苏子叶150克，蒜瓣200克

|辅 料| 盐2克，味精2克，酱油5毫升，糖3克，香油3毫升

|制 作|

1. 苏子叶、蒜瓣用凉开水冲洗后，沥干水分。

2. 将苏子叶、蒜瓣在糖盐水中泡30分钟，中途换3次水，取出沥干水分。将盐、味精、生抽、糖、香油搅拌均匀。

3. 把蒜瓣一个一个地卷在苏子叶中，食用时蘸调匀的调味料。

药膳功效 紫苏叶发散风寒、发汗固表；大蒜可解毒杀菌、抵抗病毒。两者同食，风寒引起感冒时食用可有效治疗感冒，平常食用可增强抵抗力，预防感冒。

疗养药膳 参芪炖牛肉

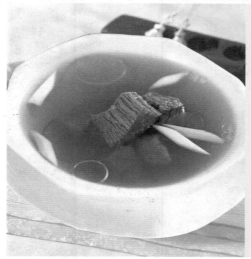

|主 料| 党参、黄芪各20克，牛肉250克

|辅 料| 盐3克，姜片、黄酒、香油、味精各适量

|制 作|

1. 牛肉洗净，切块，党参、黄芪分别洗净，党参切段。

2. 将党参、黄芪与牛肉同放于砂锅中，注入清水500毫升，大火烧开后，撇去浮沫，加入姜片和黄酒。

3. 转小火慢炖，至牛肉酥烂，拣出黄芪，下入盐、味精调味，淋香油即可。

药膳功效 党参、黄芪均有补气固表及益脾健胃的功效；牛肉可强健体魄、增强抵抗力。三者合用，对体质虚弱易感冒者有一定的补益效果。

面色萎黄

　　所谓面色萎黄，是指面色发黄，缺少血气而没有光泽，从中医学来说多因气虚和血虚所致。气虚又有脾气虚和肺气虚之分，面色萎黄的女性多是脾气虚，除了面色萎黄外，不少女性还伴有食欲不振、神疲乏力、大便不调等现象。另外，血虚引起的面色萎黄者多因平时作息紊乱、经期耗血过多引起。因此，调理此症状要以健脾益气、化湿和中、补血养血为主，平时患者还应经常运动健身，如做健美操、打球、游泳、跳舞或跑步等，可增强体力和细胞造血功能。在日常生活中要养成不熬夜、不偏食、不吃零食、戒烟限酒的好习惯，且不在产褥期或月经期同房。

【特效本草】

玫瑰花

◎玫瑰花具有补血疏肝、活血调经、解郁安神的作用，适宜血虚面色萎黄、暗沉、月经不调、经前乳房胀痛者服用。

红酒

◎红酒具有补血活血、消斑美容、增强体质的作用，具有造血功能，适宜气血不足、劳倦乏力、血虚萎黄、面生色斑、皮肤粗糙者饮用。

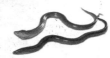

鳝鱼

◎鳝鱼具有补养气血、活血通络、解热毒、壮筋骨、祛风湿等功效，适宜营养不良、体质虚弱、贫血、风湿痹痛者食用。

【饮食原则】

1. 面色萎黄多因脾虚所致，平时应多食具有补气健脾作用的食物和中药材，如红酒、牛肉、鸡肉、兔肉、鸭肉、猪肚、青鱼、鳜鱼、鲫鱼、山药、小米、莲子、党参、白芍、黄芪、白术、冬虫夏草等。

2. 因经期耗血过多而导致血虚萎黄者，应多食用补养气血的药与食物，如当归、熟地黄、何首乌、枸杞子、阿胶、大枣、鸡血藤、动物肝脏、动物血、乌鸡、鲳鱼、甲鱼、生鱼、菠菜、红苋菜、芹菜等。

3. 患者应少吃性寒、味厚、滋腻且不利于消化的食物，以免损伤脾气，如凉拌菜、冷饮、苦瓜、冬瓜、海带、螃蟹等。

【民间偏方】

黄芪建中汤：取黄芪4.5克，炙甘草6克，大枣12颗，芍药18克，生姜9克，桂枝9克去皮，放入锅中，加水1.4升，煮至600毫升时放入30克麦芽糖，小火煮至麦芽糖消解。

疗养药膳 红酒蘑菇烩幼鸽

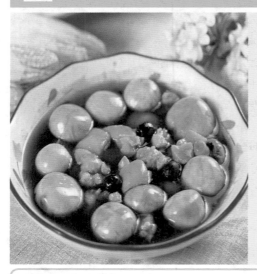

|主 料| 蘑菇100克，乳鸽1只，洋葱1个，黑缇3粒

|辅 料| 干红酒100毫升，黄油50克，盐5克，鸡精粉10克，吉士粉5克，生粉25克

|制 作|

1. 先将乳鸽洗净汆水约20分钟，洋葱切片，蘑菇、黑缇焯水备用。
2. 在锅中放入黄油，加入乳鸽煸炒，放水和调味料及其他原材料，焖约10分钟。
3. 勾芡，放入干红酒，出锅装盘即可。

|药膳功效| 乳鸽治肺肾亏虚，红酒可活血化瘀、抗衰老，蘑菇能温胃益气。三者同食，可使气血通畅充盈，面色光润，适宜面色萎黄者食用。

疗养药膳 枸杞黄芪蒸鳝片

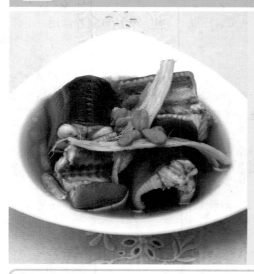

|主 料| 鳝鱼350克，枸杞子、黄芪、麦冬各10克

|辅 料| 生姜10克，盐3克，味精2克，耗油4克，老抽1克，胡椒粉少量

|制 作|

1. 鳝鱼洗净，去头，骨斩段；黄芪、麦冬洗净；枸杞洗净，泡发；生姜洗净，切片。
2. 将鳝鱼用盐、老抽、味精腌渍5分钟，去腥。
3. 将所有材料拌匀，入锅蒸熟即可。

|药膳功效| 黄芪补中益气，枸杞子滋肾润肺，鳝鱼治血气不调，故本品能调理肾肺，养血固气，对因气血虚亏而致面色萎黄者有一定的作用。

疗养药膳 黑豆猪皮汤

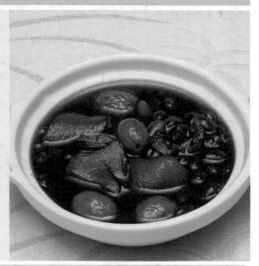

主料 猪皮200克，黑豆50克，红枣（去核）10枚

辅料 盐、鸡精各适量

制作

1. 将猪皮刮干净，入开水余汤，待冷却后切块。

2. 黑豆、红枣分别洗净，泡发30分钟，放入砂锅，加适量水煲至豆烂，再加猪皮煲30分钟，煲至猪皮软化，加入调料拌匀即可。

药膳功效 黑豆养血润肺，猪皮滋阴补虚、养血益气，而红枣又是调理气血不足的上等补品，三者都具有促进血液循环、畅通气血的功效，对面色萎黄者有一定的疗效。

疗养药膳 玫瑰枸杞养颜汤

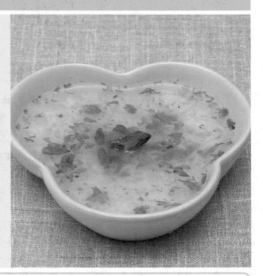

主料 玫瑰花瓣20克，玫瑰露酒50毫升，醪糟1瓶，枸杞子、杏脯、葡萄干各10克

辅料 白糖10克，醋少许，淀粉20克

制作

1. 将新鲜的玫瑰花瓣洗净，切丝备用。

2. 锅中加水烧开，放入白糖、醋、醪糟、枸杞子、杏脯、葡萄干，再倒入玫瑰露酒，煮开后转小火继续煮。

3. 用少许淀粉勾芡拌匀，撒上玫瑰花丝即成。

药膳功效 肺虚引发气虚，气虚可使面色萎黄。枸杞子具有滋肾润肺的功效，可理气；玫瑰利气，行血；葡萄干润肺，养血；杏脯具有健脾的功效。面色萎黄者食用本品可有一定的效果。

倦怠疲劳

倦怠疲劳主要表现为不明原因地出现严重的全身倦怠感，伴有头痛、肌肉痛、抑郁、注意力不集中等症状。疲劳是一种主观上的疲乏无力感，也是一种自然现象，大多由工作任务繁重、生活节奏紧张与压力过大所致。疲劳包括生理和心理两方面。生理疲劳主要表现为肌肉酸痛、全身疲乏等；心理疲劳主要表现为心情烦躁、注意力不集中、思维迟钝等。保持良好、积极、愉快的精神状态是增进健康、摆脱疲劳的重要方法。养成良好的生活习惯、学会饮食调节、加强体育锻炼、培养健康的业余爱好、增加家庭观念等，都是抵御疲劳的良方。

【特效本草】

 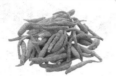

◎本品能补脾肺之气，兼能养阴生津，其性略偏寒凉，属补气药中的清补之品，对少食倦怠、精神疲乏、汗多者均有较好的疗效。

 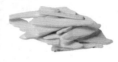

◎本品能补肺、脾、肾三脏之气，是气阴双补佳品，其性质平和，对各种原因引起的体虚疲乏、倦怠无力均有很好的食疗效果。

 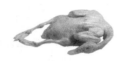

◎本品养胃滋阴、大补虚劳、利水消肿，对肺胃阴虚、干咳少痰、骨蒸潮热、消瘦乏力及脾胃虚弱者均有疗效。

【饮食原则】

1. 疲乏无力在中医学中属于气虚的范畴，因此患者应多食补气类食材，如太子参、党参、山药、黄芪、灵芝、海参、冬虫夏草、瘦肉类、蛋类、鱼类等，这些食物均可提供各种补充体力及强化免疫力所需的营养。
2. 对于心理疲劳者可多选择香附、郁金、合欢皮、猕猴桃、橙子、黄花菜、西米等疏肝解郁的药材和食物。
3. 气虚者要少吃寒凉生冷食物，这类食物会耗伤人体元气，加重疲乏无力的症状。

【民间偏方】

1. 大枣5枚，人参10克。大枣洗净，人参切片；人参放入砂锅中，加清水浸泡半小时，加大枣，煮约1小时即可食用。可补血气，适用于气血亏虚、虚弱劳损者。
2. 童子鸡1只，生姜、葱白、盐、黄酒各适量。鸡去内脏，洗净切块，放入汽锅，同时放入葱、姜、黄酒、盐，不加水，制成"鸡露"，具有益气作用，体弱、产后、病后者均可食用。

疗养药膳 太子参莲子羹

|主 料| 菠萝150克，莲子300克，太子参10克
|辅 料| 冰糖、水淀粉各适量
|制 作|

1. 太子参泡软，洗净，切片；菠萝切块。
2. 莲子洗净放碗中，加水，加入冰糖、太子参，上蒸笼蒸至莲子熟烂后取出。
3. 锅内加清水，放入冰糖熬化，下入菠萝、莲子、太子参，连同汤汁一起下锅，烧开后用水淀粉勾芡，盛入碗内即可食用。

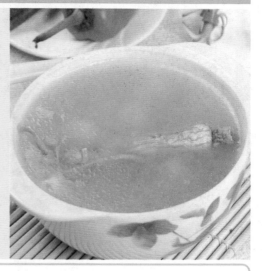

药膳功效 太子参健脾益气，可治精神疲乏；莲子具有清心安神的作用，可使人心情平静；菠萝健脾胃、固元气。三者同食，可滋阴益气、安神宁心。

疗养药膳 节瓜山药莲子煲老鸭

|主 料| 老鸭400克，节瓜150克，莲子、山药各适量
|辅 料| 盐5克，味精3克
|制 作|

1. 所有材料都洗净，老鸭切件，氽水；节瓜去皮，切片；莲子去心；山药去皮，切块。
2. 所有材料入锅，锅中添加适量清水，大火煮沸后，改小火慢炖2.5小时，调入盐、味精即可。

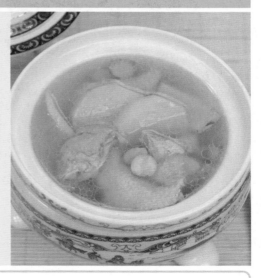

药膳功效 老鸭有养胃滋阴、大补虚劳之效，山药补肺、脾、肾三脏之气，节瓜、莲子健脾胃。以上诸药都有健脾胃的功效，使之配合身体正常运行，有助于消除疲劳。

疗养药膳 黑豆牛肉汤

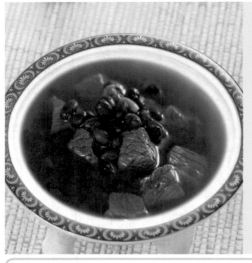

| 主 料 | 黑豆200克，牛肉500克
| 辅 料 | 生姜15克，盐8克
| 制 作 |

1. 黑豆淘净，沥干；生姜洗净，切片。
2. 牛肉切块，放入沸水中汆烫，捞起冲净。
3. 黑豆、牛肉、姜片盛入煮锅，加7碗水以大火煮开，转小火慢炖50分钟，调味即可。

药膳功效 牛肉营养价值高，滋补效果佳，尤其是维生素B$_{12}$的重要来源，维生素B$_{12}$对健全神经组织、维护神经系统健康具有重要疗效，并有助于集中精力及提高记忆力；也有助于维持体内氧的平衡，使脑部机能运作顺畅。

疗养药膳 桂圆干老鸭汤

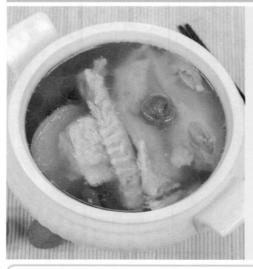

| 主 料 | 老鸭500克，桂圆干20克
| 辅 料 | 生姜少许，盐6克，味精2克
| 制 作 |

1. 老鸭去毛和内脏，洗净，切件，入锅汆烫；桂圆去壳；生姜洗净，切片。
2. 将老鸭肉、桂圆干、生姜放入锅中，加适量水，用小火慢炖；待桂圆干变圆润之后，加入盐、味精即可。

药膳功效 鸭肉有养胃滋阴，大补虚劳的作用；桂圆干乃传统的补血补益药，可补益心脾，养血宁神；服用本品对患者缓解压力、消除疲劳有很好的帮助。

睡眠障碍

　　睡眠障碍指睡眠量不正常和睡眠中出现异常行为，包括睡眠失调和异态睡眠。其主要临床症状为：入睡时间超过半个小时，夜间觉醒次数超过两次或凌晨早醒，多噩梦，总睡眠时间少于6小时，次晨感到头晕、精神不振、嗜睡乏力和烦躁等。睡眠障碍也是一种情绪障碍，常由长期的思想矛盾或精神负重、劳逸无法结合、病后体弱等原因引起。因此，患者需重新调整工作和生活，积极调节情绪，保持乐观平静的心态，改善睡眠环境，多参加体育锻炼。当然，选择合适的枕头也是非常关键的。

【特效本草】

 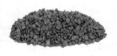

◎本品能养心阴、益肝血而有安神之效，为养心安神之要药。主治心肝阴血亏虚，心失所养，神不守舍之心悸、失眠、多梦、眩晕等症。

 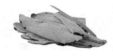

◎本品味甘、性平，入心经，能补心血、益心气、安心神，可用于治气血不足及心神失养所致的心神不宁、失眠多梦、健忘、体倦神疲等症。

 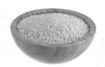

◎本品所含营养成分高达18种，含有17种氨基酸，其中人体必需氨基酸8种，可起到催眠、保健、美容的作用。

【饮食原则】

1. 服用安眠药（或者抗抑郁药、抗焦虑药）的患者应在医生的指导下逐渐减少药物剂量，以免因停药而导致失眠。

2. 睡眠障碍患者应多食用一些具有安神和改善肌肉疲劳的食物和药，如糖水、安神汤、苹果、香蕉、西红柿、茄子、百合、燕麦片、奇异果外皮等。

3. 睡前忌饮酒、浓茶或咖啡，可喝一杯牛奶。

【民间偏方】

1. 酸枣仁20～30克，花生叶30克，向日葵20克，加水500毫升，睡前煎服1次，7天为1个疗程。

2. 黑芝麻50克，核桃仁50克，桑叶50克，蜂蜜若干，捣碎黑芝麻、核桃仁、桑叶，加蜂蜜调和，用手团成丸子，每天吃1～2个，长期坚持食用。

药养药膳 双仁菠菜猪肝汤

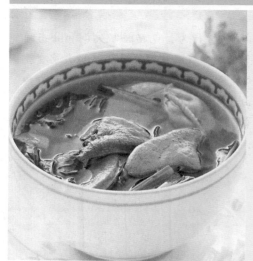

|主 料| 猪肝200克，菠菜两棵，酸枣仁10克，柏子仁10克

|辅料| 盐两小匙，棉布袋1只

|制作|

1. 将酸枣仁、柏子仁装在棉布袋中，并扎紧。

2. 猪肝洗净，切片；菠菜去头，洗净切段。

3. 将布袋入锅，加4碗水熬高汤，熬至约剩3碗水。

4. 猪肝汆烫后捞起，和菠菜一起加入高汤中，待水一滚沸即熄火，加盐调味即成。

药膳功效 菠菜中含铁，是一种缓和的补血滋阴之品；柏子仁养心安神，可治虚烦不眠；猪肝富含铁和维生素K，也是最理想的补血佳品之一。

药养药膳 灵芝红枣瘦肉汤

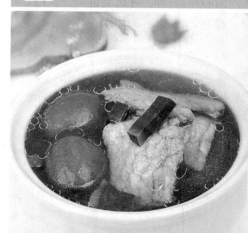

|主 料| 瘦猪肉300克，灵芝4克，红枣适量

|辅料| 盐6克

|制作|

1. 将瘦猪肉洗净，切片；灵芝、红枣洗净，备用。

2. 净锅上火倒入水，下入瘦猪肉烧开，打去浮沫，下入灵芝、红枣煲至熟，调入盐即可。

药膳功效 灵芝可补心血、安心神，红枣补气养血，猪肉健脾补虚。三者同用，可调理心脾功能，改善因气血不足所致失眠者的睡眠质量。

疗养药膳 桂圆煲猪心

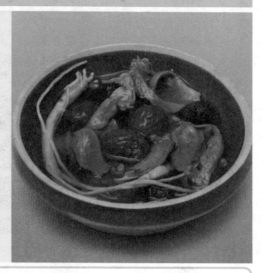

|主 料| 猪心1个，桂圆35克，红枣15克，党参10克

|辅 料| 姜片15克，盐、鸡精、香油各适量

|制 作|

1. 猪心洗净，去肥油，切片；红枣洗净，去核，党参洗净，切段备用。
2. 加水煮沸，入猪心焯去血水，捞出沥干。
3. 砂锅上火，加水2 000毫升，将猪心、红枣、桂圆、党参放入锅中，武火煮沸后改文火煲约2小时，以调味料调味即可。

药膳功效 桂圆具有补益心脾、养血宁神的作用；红枣补气养血；党参补中益气、健脾润肺；猪心安神定惊。搭配食用可调理心性，使人睡眠安宁。

疗养药膳 六神安神鸡汤

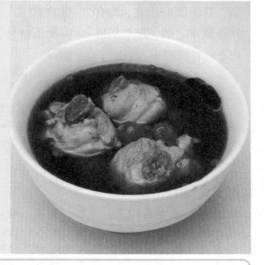

|主 料| 鸡腿1只，酸枣仁（拍裂）、何首乌、茯苓、百合各15克，红枣10枚

|辅 料| 盐少许

|制 作|

1. 鸡腿洗净剁块，用开水烫过备用。
2. 将所有药材放入纱布袋，加水浸泡约20分钟。
3. 将所有材料放入锅中，武火煮滚后改文火炖约40分钟，加入少许食盐即可。

药膳功效 鸡肉温中补脾，益气养血，能有效改善身体疲劳；茯苓、何首乌、百合、红枣皆有安神宁心的功效。配伍同食，能很好地消除疲劳，安稳心绪，提高睡眠质量。

腰酸腰痛

　　腰酸指腰部酸楚不适，常兼腰痛，主要是由脊髓和脊椎神经疾患、脊柱骨关节及其周围软组织疾患、内脏器官疾患、肾脏问题所引发的组织感染问题与精神因素所引起，而孕妇的腰酸腰痛多由接近预产期时，连接骨盆的耻骨联合渐渐松弛与妊娠使身体重心改变造成。患者可以通过刮痧疏通经络，消除疲劳和肌肉紧张，亦可接受物理治疗，利用电气或温热等物理能量镇痛。而在日常生活中，应该做到避寒保暖；坚持腹肌、背肌的复健运动；提重物时不要弯腰；保持正确的作息姿势，做到"站如松，坐如钟，卧如弓"。锻炼时必须注意的是，压腿弯腰幅度不要过大。

【特效本草】

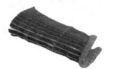

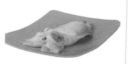

杜仲

◎杜仲具有补肝肾、强筋骨的功效，可治疗各种腰痛，尤其擅长治疗肾虚腰痛。其他腰痛用之，均有扶正固本之效。常与胡桃肉、补骨脂同用。

牛膝

◎牛膝既能补肝肾、强筋骨，又能活血通经、祛除风湿，故可用于肝肾亏虚之腰痛、腰膝酸软，可配伍杜仲、续断、补骨脂等。

乌贼

◎乌贼又叫墨鱼，具有补益精气、温经通络的作用，常食可提高机体的免疫力，还能强腰壮骨，预防骨质疏松，对腰肌劳损者有很好的食疗效果。

【饮食原则】

1. 多吃蛋白质、维生素含量高和脂肪、胆固醇含量低的食物，如豆类、谷类、蔬菜、水果，肉类宜选去皮鸡肉、火鸡肉和鱼肉，尽量少吃牛肉、猪肉、动物内脏、虾、奶油与蛋。
2. 戒烟限酒，防止肥胖。

【民间偏方】

1. 白芍、生姜各12克，党参、乳香、桂枝各9克，黄芪15克，炙甘草6克，大枣12枚。药材全洗净，放入锅中，加入4碗水共煎，熬成1碗，每日3次，饮服3天，此偏方适合因月子病导致腰酸腰痛的产妇饮服。
2. 白术、桂花各90克，人参、防风、当归各30克，加水2碗煮至1碗，去渣即可饮服，每日3次，连服3～5天。

疗养药膳 杜仲栗子鸽汤

|主 料| 乳鸽400克，栗子150克，杜仲50克

|辅 料| 盐两小匙

|制 作|

1. 乳鸽切块，栗子入开水中煮5分钟，捞起后剥去外膜。

2. 下入乳鸽块，入沸水中余烫，捞起冲净后沥干。

3. 将鸡肉、栗子和杜仲放入锅中，加6碗水后用大火煮开，再转小火慢煮30分钟，加盐调味即成。

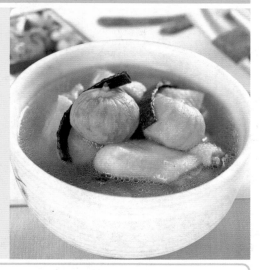

药膳功效 杜仲具有补肝肾、强筋骨、安胎气等功效；鸽肉具有补肾安胎、益气养血之功效；板栗可补益肾气。三者配伍同用，对肝肾亏虚引起的先兆流产有很好的效果。

疗养药膳 六味地黄鸡汤

|主 料| 鸡腿1只，红枣8颗，熟地黄25克，山药、山茱萸、丹皮、茯苓、泽泻各10克

|制 作|

1. 将鸡腿洗净剁块，放入沸水中余烫，捞出备用。

2. 药材全部洗净备用。

3. 将鸡腿和全部药材放入炖锅，加6碗水以武火煮开，再改文火慢炖30分钟即可。

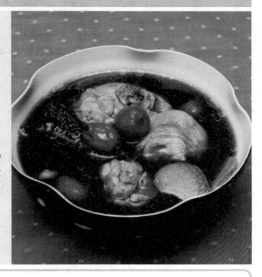

药膳功效 鸡肉温中补脾，强筋骨，能使人增强体质；山药能使人强壮抗衰；山茱萸、熟地黄补肝肾，可治腰膝酸痛；丹皮活血祛瘀，可缓解肌肉疲劳；茯苓、泽泻皆利湿泄热。配伍同食，有助于活络筋骨、增强体质。

疗养药膳 黄芪猪腰汤

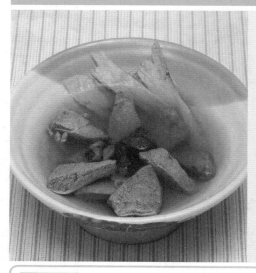

|主料| 猪腰200克，菠菜1/3捆，当归1片，黄芪15克，丹参、生地黄各7.5克
|辅料| 米酒半碗，水3碗，麻油1汤匙，葱花、盐各适量
|制作|
1. 将当归、黄芪、丹参、生地黄洗净，加3碗水，熬取药汁，备用。
2. 菠菜洗净，切好，备用；麻油加葱花爆香后，入猪腰炒半熟，盛起备用。
3. 将米酒、药汁入锅煮开，入猪腰煮开，再放入菠菜煮开，加盐调味即可。

药膳功效 黄芪、丹参、生地黄都能活血养血，增强骨质；菠菜含铁，可提高抵抗力和免疫力；猪腰补肾，强筋骨。诸药配伍食用，可益气补血、补肾强腰、强身健体。

疗养药膳 三仙烩猪腰

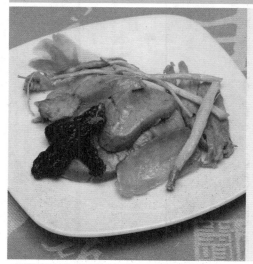

|主料| 猪腰500克，当归、党参、山药各10克
|辅料| 酱油、醋、葱丝、姜丝、蒜末、香油各适量
|制作|
1. 猪腰洗净切开，去筋膜和臊线，洗净入锅；加当归、党参和山药，加水没过以上食材。
2. 将猪腰炖至熟透再捞出，待冷却后切成薄片，放入盘中。
3. 在猪腰上浇酱油、醋、葱丝、姜丝、蒜末和香油即可。

药膳功效 当归是补血调经的良药，党参补中益气，山药能使人强壮抗衰，猪腰补肾。四者同食，可使气血通畅、酸痛减轻，亦可增强体质和腰部的对抗力。

畏寒肢冷

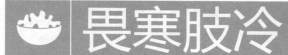

"阳虚则外寒"（《素问·调经论篇》）常指气虚或命门火衰，因气与命门均属阳而得名。肺主气，气虚多属肺气虚或中气不足，因而卫表不固，故外寒；症见手足不温、怕冷、易出汗、大便稀、小便清长、口唇色淡、食欲不振、舌质淡、苔白而润、脉虚弱等。而畏寒怕冷、四肢不温是阳虚最主要的症状。阳气犹如太阳，若阳光不足，则室内会处于寒冷状态，因此治疗时宜温补阳气。阳虚之体，适应寒暑变化的能力较差，严冬应避寒就温，采取相应的保健措施；还可遵照"春夏养阳"的原则，在春夏季节可借自然界阳气之助培补阳气，亦可坚持做空气浴或日光浴等。晚上睡觉前，多用热水泡脚，可改善四肢冰冷症状。

【特效本草】

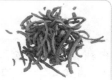

肉桂

◎本品辛散温通，补火助阳，能行气血、运经脉、散寒止痛，对阳虚怕冷、四肢冰冷、腰膝冷痛等病证者均有很好的保健作用。

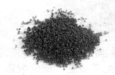

吴茱萸

◎本品辛温，能温肾暖肝、散寒止痛，对阳虚怕冷、心腹胃脘冷痛等均有疗效。其所含的吴茱萸内酯、吴茱萸碱等成分有升高体温、祛散风寒的作用。

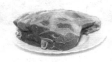

羊肉

◎羊肉既能暖中散寒，还可补肾气、助肾阳、养气血，对腹部冷痛、体虚怕冷、腰膝酸软、气血两亏、病后或产后身体虚亏等均有治疗和补益效果。

【饮食原则】

1. 阳虚畏寒肢冷者宜适当多吃一些散寒温阳的食物，如羊肉、狗肉、猪肚、鸡肉、带鱼、洋葱、韭菜、辣椒、胡椒、八角、桂皮、花椒、茴香、生姜、榴梿、荔枝等。

2. 在饮食习惯上，少食寒凉生冷之品，即使在盛夏也不要过食寒凉之品。

【民间偏方】

1. 将干姜、肉桂、附子、川芎各等分量，放入锅中，大火煮开，转中火煎煮30分钟，将药汁与渣同倒入盆中，待水能近皮肤后再泡脚，每日睡前浸泡15～20分钟，连续泡一星期，可改善手脚冰凉、怕冷症状。

2. 羊肉500克，生姜50克，桂皮、花椒各5克，大蒜适量。将以上材料一起放入锅中，加水适量慢炖3小时，加盐调味即可食用（冬季食用），可温阳散寒，改善阳虚怕冷症状。

疗养药膳 生姜肉桂炖猪肚

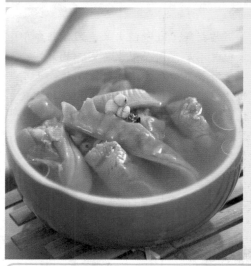

|主 料| 猪肚150克，瘦猪肉50克，肉桂5克，薏苡仁25克

|辅 料| 生姜15克，盐3克

|制 作|

1. 猪肚里外反复洗净，飞水后切成长条；瘦猪肉洗净后切成块。

2. 生姜去皮，洗净，用刀将姜拍烂；肉桂浸透洗净，刮去粗皮；薏苡仁淘洗干净。

3. 将以上用料放入炖盅，加清水适量，隔水炖2小时，调入调味料即可。

|药膳功效| 猪肚补虚损，健脾胃；瘦猪肉补虚强身；肉桂养血，薏苡仁健脾补肺。本品可促进血液循环，强化胃功能，还能散寒湿，畏寒肢冷者食之有一定的效果。

疗养药膳 吴茱萸栗子羊肉汤

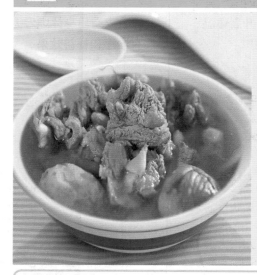

|主 料| 枸杞子20克，羊肉150克，栗子30克，吴茱萸、桂枝各10克

|辅 料| 盐5克

|制 作|

1. 将羊肉洗净，切块。栗子去壳，洗净切块；枸杞子洗净，备用。

2. 吴茱萸、桂枝洗净，煎取药汁备用。

3. 锅内加适量水，放入羊肉块、栗子块、枸杞子，大火烧沸，改用文火煮20分钟，再倒入药汁，续煮10分钟，调入盐即成。

|药膳功效| 羊肉、吴茱萸、桂枝均有暖宫散寒及温经活血的作用，板栗、枸杞子有滋阴补肾的效果。配伍同用，对畏寒怕冷患者有很好的食疗效果。

疗养药膳 三味羊肉汤

|主 料| 羊肉250克，熟附子30克，杜仲25克，熟地黄15克
|辅 料| 盐、葱、姜各适量
|制 作|
1. 将羊肉洗净切块，备用。
2. 将熟附子、杜仲和熟地黄放入棉布包扎好。
3. 将所有材料放入锅中，加适量水以没过材料。
4. 用武火煮沸，改文火慢炖至熟烂，起锅前捞去药材包，加调料即成。

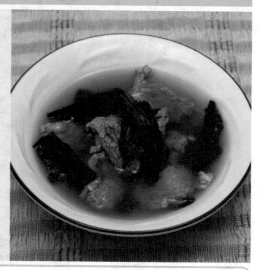

药膳功效 羊肉性热，暖中补虚，补中益气；熟附子温经逐寒，杜仲、熟地黄皆可理气养血，补肝肾。四味都能温补阳气，驱除身体的寒气，保持温暖。

疗养药膳 肉桂煲虾丸

|主 料| 虾丸150克，瘦猪肉5克，肉桂5克，薏苡仁25克
|辅 料| 生姜15克，熟油、盐、味精适量
|制 作|
1. 虾丸对切，瘦猪肉洗净切块，生姜洗净拍烂；肉桂洗净，薏苡仁淘净。
2. 将以上材料放入炖煲，待锅内水开后，先用中火炖1小时，再改小火炖1小时，加少许熟油、盐和味精即可。

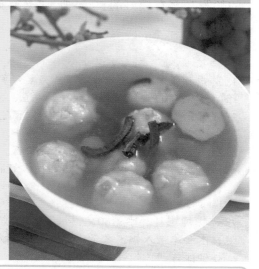

药膳功效 虾丸和瘦猪肉都有补虚强身，增强人体免疫力的作用，肉桂养血，薏苡仁健脾补肺，固患者食服此品可活络气血，添温祛寒，增强体质。

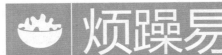

烦躁易怒

　　烦躁易怒是指心中烦闷急躁，容易动怒，甚或表现出行为举止躁动不安。气温变化、压力过大、烟酒过度、饮食不当等都会使人烦躁易怒。而从中医来说，胸中热而不安曰"烦"，手足扰动不宁曰"燥"，烦与燥常并称，这些都是脾虚肝盛、肝郁气滞和肝火上炎所引起的。每个人的情绪都有波动的时候，但是不能任由它控制着人，运动释放、转移注意力、倾诉心理困扰和心理暗示都是调整与缓和情绪的好方法。

【特效本草】

 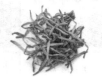 金针菜

◎金针菜又称为"忘忧草"，具有平肝泻火、疏肝解郁、利尿消肿等功效，对肝火上炎引起的烦躁易怒有较好的食疗作用。

 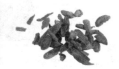 郁金

◎郁金味辛、苦，性凉，归心、肝、胆经；芳香透达，可升可降，具有行气活血、疏肝解郁、清心安神、清热凉血的功效。

 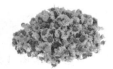 菊花

◎菊花味甘、苦，性微寒，归肺、肝经，有平肝明目、清热泻火的功效，适合肝火上炎型烦躁易怒的女性使用。

【饮食原则】

1. 脾虚肝盛者饮食要以健脾理气为主，多吃具有健脾益气作用的食物，如栗子、莲子、大枣、山药、薏米、高粱米、扁豆、包心菜、南瓜、胡萝卜、柑橘等。
2. 属于肝郁气滞者则应多吃一些具有疏肝理气作用的药材和食物，如郁金、白芍、柴胡、香附、合欢花、香橼、佛手、西红柿、芹菜、萝卜、蓬蒿、橙子等。
3. 针对肝火上炎的症状，应戒烟限酒，以清淡的食物为主，忌食辛辣刺激、厚味油腻之物，适量吃清肝泻热之物，如菊花、绿豆、莲心、苦瓜、青梅等。

【民间偏方】

1. **冰糖炖银耳**：冰糖80克，银耳100克，银耳泡温水约60分钟，择掉硬的部分再泡，水和冰糖入锅，煮至冰糖溶解再倒入碗里，银耳入碗浸泡，后放入蒸锅蒸约60分钟即可。
2. **莲子汤**：栀子15克，莲子30克（不去莲心）、冰糖适量。栀子用纱布包扎，与莲子、冰糖加水共煎，对肝火旺盛、烦躁易怒者有较好的效果。

疗养药膳 金针百合鸡丝

|主 料| 鸡胸脯肉20克，金针菇200克，新鲜百合1瓣

|辅 料| 盐1匙，黑胡椒粉少许

|制 作|

1. 将鸡胸脯肉洗净去血水，切丝备用；百合剥瓣，处理干净；金针菇去蒂，洗净备用。

2. 热锅入油，陆续放入鸡丝、金针菇、百合、盐、黑胡椒、清水一起翻炒。

3. 炒至百合呈半透明状即可。

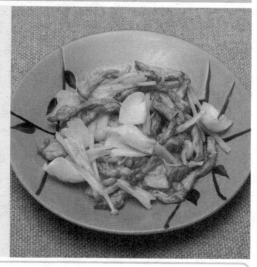

药膳功效 鸡肉具有温中健脾、养血补肝的功效，金针菇补肝，百合清火润肺，三者搭配食用可调理肝脾，降火清热，缓解烦躁不安的情绪。

疗养药膳 蜂蜜桂花糕

|主 料| 砂糖100克，牛奶200克，桂花蜂蜜2茶匙，琼脂4茶匙

|辅 料| 蜜糖适量

|制 作|

1. 将琼脂放入水中，用慢火煮烂，再加入砂糖，煮至砂糖完全溶解，再倒入牛奶拌匀。

2. 琼脂未完全冷却前加入桂花蜂蜜拌匀，冷却，加入少数蜜糖即可。

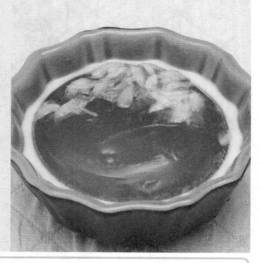

药膳功效 牛奶、桂花蜂蜜和琼脂都具有清热、泻火和安神的作用，可使饮食者去烦去躁，情绪稳定。

疗养药膳 五色蒸南瓜

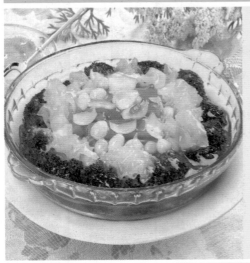

|主料| 白果、百合、银耳各100克，西蓝花250克，南瓜200克，枸杞子50克
|辅料| 盐、清汤、淀粉各适量
|制作|
1. 将所有材料洗净，西蓝花切块；百合、银耳切片，与白果一起泡发。
2. 锅上火，倒入清汤，烧开后放入全部材料，调入食盐，装盘上笼蒸约3分钟，以淀粉勾芡即可。

药膳功效 白果敛肺气，可防肝火上炎；百合、银耳、枸杞子、南瓜、西蓝花都有清热泻火之功效，适宜情绪不稳定者食用。

疗养药膳 郁金菊花枸杞茶

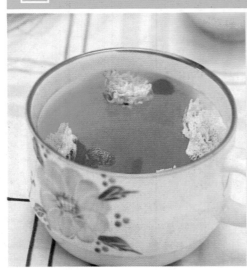

|主料| 枸杞子10克，杭菊花5克，绿茶包1袋
|辅料| 沸水适量
|制作|
1. 将枸杞子、杭菊花与绿茶一起放入保温杯。
2. 冲入沸水500毫升，加盖闷15分钟，滤渣即可饮用。

药膳功效 枸杞子润肺泻火，杭菊花调气解毒、疏散风热，绿茶提神清心，常饮此茶可起到降火清热、安心除烦的作用。

经前紧张症

经前紧张症又称为"经前期紧张综合征"，是指在月经前7～14天（即在月经周期的黄体期），反复出现一系列精神、行为及体质等方面的症状，月经来潮后症状迅即消失的一种亚健康症状。经前出现急躁、抑郁、焦虑、忧伤、过度敏感、猜疑、情绪不稳等精神方面的症状，有的还伴有乳房胀痛、四肢肿胀、腹胀不适、头痛等体质性症状。经前紧张症患者在月经来潮前一个星期要放松心态，洗澡时在温水中加入1杯海盐及2杯碳酸氢钠，泡20分钟，会使你放松全身的肌肉，缓解经前各种不适症状。

【特效本草】

◎茉莉花具有行气止痛、解郁散结的作用，其所含的挥发油性物质，有镇静安神的效果，常饮茉莉花茶，可缓解经前乳房胀痛、烦躁、焦虑的症状。

 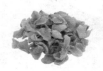

◎百合入心经，性微寒，能清心除烦、宁心安神，对神思恍惚、失眠多梦、心情抑郁、喜悲伤欲哭等病症均有疗效。

◎小麦有养心安神的功效，常与大枣、甘草配伍，可治疗妇女心阴亏虚引起的精神恍惚、悲伤欲哭、言行失常等精神异常症状。

【饮食原则】

1. 月经前7～14天，体内激素水平升高，多食富含粗纤维的食物（如小麦、大麦、荞麦、绿叶蔬菜、豆类等食品），可帮助体内清除过量的雌激素，有稳定情绪的作用。
2. 宜选用疏肝理气、安神解郁的药材和食材，如百合、白芍、当归、茉莉花、合欢花、玫瑰花、柴胡、香附、郁金、酸枣仁、猕猴桃、金针菜、甲鱼、山楂等。
3. 少吃动物脂肪、乳品等易加重雌激素水平的食物；少喝咖啡，少喝酒。

【民间偏方】

1. 当归20克，柴胡、白芍各15克，酸枣仁10克，黄芩3克，甘草6克。将以上药材煎水服用，可治疗肝郁气滞型经前紧张症，症见胸胁及乳房胀痛，小腹胀满、烦躁易怒等。
2. 当归20克，远志10克，酸枣仁10克，龙眼肉10克，大枣5克，甘草3克。将以上药材煎水服用，可治疗心脾两虚型经前紧张症，表现为经前心悸失眠、神疲乏力、多思善虑、面色萎黄、食欲差、舌淡红等。

药养药膳 南瓜百合甜品

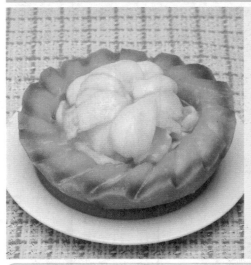

|主 料| 南瓜、百合各250克
|辅 料| 白糖10克，蜂蜜15克
|制 作|

1. 将南瓜洗净，先切成两半，然后用刀在瓜面切锯齿形状的刀纹。
2. 将百合洗净，逐片削去黄尖，用白糖拌匀，放入南瓜中，盛盘，放进锅中蒸煮，煮开后，大火转为小火，约8分钟即可。
3. 取出，淋入蜂蜜即可。

药膳功效 南瓜补中益气、益心敛肺，可使肝脏调和，气顺血畅；百合能清心除烦；经前紧张症患者食用可缓解紧张、焦虑和烦躁的情绪。

药养药膳 麦枣甘草排骨汤

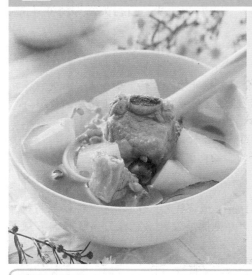

|主 料| 小麦100克，红枣10颗，甘草15克，白萝卜250克，排骨250克
|辅 料| 盐10克
|制 作|

1. 将小麦淘净，以清水浸泡1小时，沥干；红枣、甘草洗净。
2. 将排骨洗净，斩件，氽水，捞起洗净；白萝卜削皮，洗净，切块。
3. 将所有材料放入锅中，加8碗水，以大火煮沸后转小火炖约40分钟，加盐调味即可。

药膳功效 小麦有养心安神的功效，红枣、甘草都补脾益气，三味配伍可治疗妇女经前紧张引起的精神恍惚、焦虑抑郁、言行失常等精神异常症状。

疗养药膳 山楂绿茶饮

|主 料| 山楂片15克，绿茶2克

|制 作|

1. 将山楂片洗净。
2. 将山楂片、绿茶放入杯中，加入沸水，加盖焖10分钟即可饮用。
3. 可反复冲泡至茶淡。

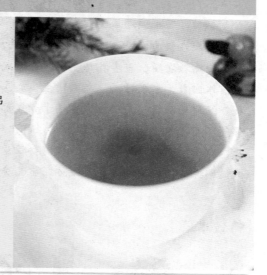

药膳功效 山楂可健胃消食，活血化瘀；绿茶可清心除烦、提神清心、降火明目。此品具有疏肝理气、安神解郁的功效，可缓解经前紧张症。

疗养药膳 枸杞茉莉花粥

|主 料| 枸杞子、茉莉花各适量，青菜10克，大米80克

|辅 料| 盐2克

|制 作|

1. 将大米洗净，浸泡30分钟后捞出沥水；枸杞子、茉莉花洗净。
2. 锅置火上，倒入清水，放入大米，用大火烧开。
3. 加入枸杞子同煮片刻，转小火煮至粥稠，撒入茉莉花，加盐拌匀即可。

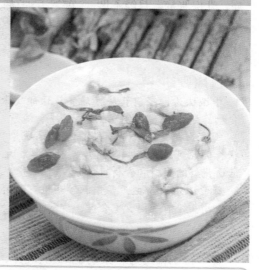

药膳功效 枸杞子滋肾补肝，茉莉花理气止痛，青菜清热除烦，大米补中益气、润肺止烦，煮成粥可使人心神安宁，亦可缓解经前乳房胀痛、焦虑等症状，对经前紧张症患者有一定的作用。

经前乳房胀痛

　　女人在经期前出现乳房胀痛的现象就是经前乳房胀痛，主要表现为乳房胀满、压痛、发硬，重者乳房受轻度震动或撞击则会胀痛难忍。一般来说，这是由经前体内激素水平增高、乳腺增生、乳房间组织水肿所引起的，月经来潮后可消失。经前乳房胀痛在中医上多见于肝气郁结、气滞血瘀两种证型。乳房胀痛与肝郁气滞有很大关系，患者常会在经前出现经期综合征，如烦躁易怒、抑郁、头痛、口干、两肋胀满等。女性经前要注意保暖和饮食的营养搭配。此外，平时多做健胸操，按摩胸部，也是预防经前乳房胀痛的不错选择。

【特效本草】

香附

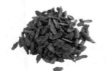

◎香附被誉为"妇人之仙药"，具有理气解郁、调经止痛的功效，对胁肋胀痛、乳房胀痛、月经不调等女性疾病均有很好的疗效。

川芎

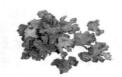

◎川芎有"血中气药"的美誉，既能行气又能活血，对气滞血瘀引起的经前乳房胀痛或刺痛有很好的效果。

柴胡

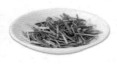

◎柴胡疏肝解郁、行气止痛，对肝气郁结引起的乳房胀痛、烦躁易怒等经前症状均有疗效。

【饮食原则】

1. 中医认为，经前乳房胀痛多与肝郁气滞有关，因此患者可选择疏肝理气的药材和食物，如香附、柴胡、陈皮、佛手、海带、海藻、荔枝、猕猴桃、木耳等。
2. 气滞血瘀者乳房常有胀痛或刺痛现象，且常伴有痛经、月经色暗、有血块等症状，因此可选用当归、川芎、益母草、元胡、白芍、鸡血藤、红酒、葡萄、鳝鱼等活血化瘀的药材和食材。
3. 膳食以清淡为主，多吃五谷杂粮、新鲜蔬菜、水果和豆类食品，少吃高脂肪和辛辣食物，经前一周少吃食盐，少喝咖啡。

【民间偏方】

1. 郁金12克，川芎、柴胡、红花各6克，枳壳10克，炒香附、佛手、川楝子、丹参各10克，三七粉2克（冲服），水煎饮服，经前7天服用，每日1剂，连服3个经期。
2. 红枣30克，酸枣仁20克，山楂15克，加水3碗共煎，煮至1碗即可，每日1剂，早晚2次服用，可理气、活血止痛。

疗养药膳 香附豆腐泥鳅汤

|主　料| 泥鳅300克，豆腐200克，香附10克，红枣15克
|辅　料| 盐少许，味精3克，高汤适量
|制　作|

1. 将泥鳅处理干净，备用；豆腐切小块；红枣洗净；香附洗净，煎汁备用。
2. 锅上火倒入高汤，加入泥鳅、豆腐、红枣煲至熟，倒入香附药汁，煮开后，调入盐、味精即可。

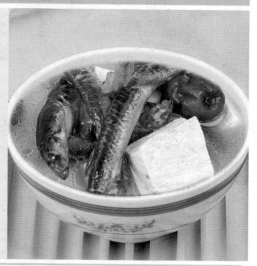

药膳功效 香附气香行散，可疏肝解郁、活血化瘀、理气止痛；对肝郁气滞、胸胁胀痛或刺痛等症均有疗效。泥鳅可清热解毒、活血通络，对乳腺增生所出现的乳房灼热、疼痛有一定的食疗效果。

疗养药膳 当归川芎鱼头汤

|主　料| 当归15克，川芎10克，鳙鱼头1个
|辅　料| 生姜5片，盐适量
|制　作|

1. 将鱼头洗净，去鳃，起油锅，下鱼头煎至微黄，取出备用；川芎、当归、生姜洗净。
2. 把鱼头、川芎、当归、生姜一起放入炖锅内，加适量开水，炖锅加盖，文火隔水炖2小时。
3. 以盐调味即可。

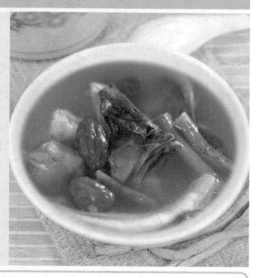

药膳功效 川芎性温，有行气活血、化瘀散结的作用；当归既补血又活血，还能调经止痛。两者配伍同用，既能消结肿，还能改善子宫出血现象，调理月经周期；对子宫肌瘤患者也有较好的疗效。

疗菜药膳 玫瑰花益母草茶

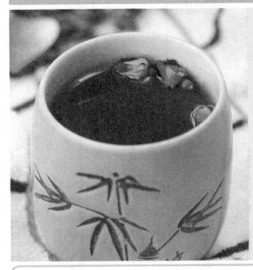

| 主料 | 玫瑰花7～8朵，益母草10克
| 辅料 | 红糖适量
| 制作 |

1. 将玫瑰花、益母草洗净，去除杂质。
2. 将玫瑰花、益母草放入杯中，冲入沸水，加盖闷5分钟，加入红糖，搅拌均匀即可。

药膳功效 益母草活血祛瘀，调经消水；玫瑰花行气解郁，和血止痛，经前乳房胀痛者饮此茶可活血化瘀、畅通气血，使乳房胀痛减轻。

疗菜药膳 柴胡疏肝止痛茶

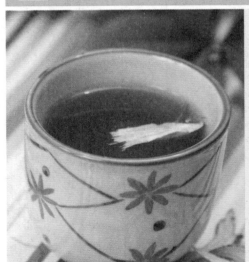

| 主料 | 玫瑰花、陈皮、甘草、决明子、山楂、薄荷叶各适量
| 制作 |

1. 将玫瑰花、陈皮、甘草、决明子、山楂、薄荷叶分别洗净。
2. 净锅上火，加水600毫升，放入陈皮、甘草、决明子大火煮沸后加入山楂、薄荷叶、玫瑰花即可关火。
3. 滤去药渣，饮茶。

药膳功效 玫瑰花、陈皮、甘草、山楂和薄荷都有行气解郁的功效，而决明子和薄荷还可助肝气，使气行通畅，祛肿消痛，固此茶适宜经前乳房胀痛者饮服。

性欲冷淡

性冷淡是指性欲缺乏，即对性生活无兴趣，也有说是性欲减退。主要症状有：性爱抚无反应或快感反应不足；性交时阴道干涩，紧缩，疼痛；无性爱快感或快感不足，迟钝，缺乏性高潮；性器官发育不良或性器官萎缩、老化，细胞缺水，活性不足等。中医学认为，性冷淡与肾气亏虚、肝气郁结有很大的关系，治疗应以补肝肾为主，从根本上激活、调理女性内分泌系统功能，促进生理机能的恢复，重建女性内分泌功能，以达到正复邪退、增强机体免疫力的功能。

【特效本草】

 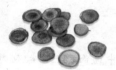

鹿茸

◎本品甘温补阳，甘咸滋肾，禀纯阳之性，具生发之气，故能补肾亏、益精血，适合肾阳虚衰引起的性欲减退、腰膝冷痛、手足冰凉的女性。

 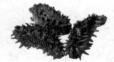

海参

◎本品味甘咸，具有滋阴补肾、养血益精、抗衰老、抗癌等作用，对虚劳羸弱、气血不足、肾虚性欲冷淡、小便频数、癌症等均有疗效。

 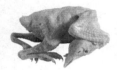

鸽肉

◎中医学认为，鸽肉有补肝壮肾、益气补血等功效，因为白鸽的性激素分泌特别旺盛，性欲极强，雌雄交配很频密，常作为强壮性功能的佳品。

【饮食原则】

1. 患者应常食具有改善肾功能，增强性欲的药材和食材，如淫羊藿、巴戟天、鹿茸、锁阳、海马、海参、牛鞭、蚕蛹、鹌鹑（人工养殖）、鸽肉等。

2. 此外，服用具有疏肝解郁、调畅情志、安心神的药材和食物，也可有效改善此症状，如郁金、香附、合欢皮、茉莉花、佛手、酸枣仁、小米、莲子、芡实、猕猴桃等。

3. 研究结果表明，蛋白质和锌等重要元素的缺乏，可引起性功能减退。相反，充足、齐全的营养，特别是多吃些含优质蛋白（如奶类、蛋类、豆类、瘦肉类）、多种维生素和锌（如核桃、花生、南瓜子等坚果类）的食物，可维持性功能的正常水平。

【民间偏方】

取海参适量，粳米100克。将海参浸透，剖洗干净，切片后煮烂，同粳米煮为稀粥食用。可补肾亏、益精髓，有效改善各种原因引起的性欲减退症状。

疗菜药膳 淮山鹿茸山楂粥

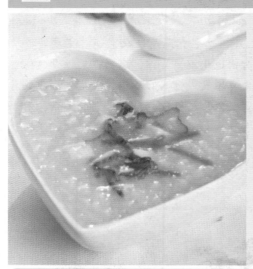

|主 料| 淮山30克，鹿茸适量，山楂片少许，大米100克

|辅 料| 盐2克，味精少许

|制 作|

1. 将淮山去皮，洗净，切块；大米洗净；山楂片洗净，切丝。

2. 鹿茸入锅，倒入一碗水熬至半碗，去渣装碗待用。原锅注水，放入大米，用大火煮至米粒绽开，放入淮山、山楂同煮。

3. 倒入熬好的鹿茸汁，改用小火煮至粥成闻见香味时，放入盐、味精调味即成。

药膳功效 鹿茸、淮山都具有补肾益精的功效，大米补中通血，三者配伍熬成此粥可有补精髓、强筋健骨的功效，可治疗女性因肾虚引起的性欲冷淡。

疗菜药膳 巴戟天海参煲

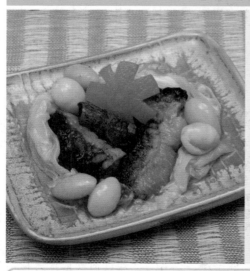

|主 料| 巴戟天15克，海参300克，白果10克，肉馅150克，胡萝卜80克，白菜1棵

|辅 料| 盐5克，酱油3克，醋6克，芡粉5克，白胡椒粉少量，糖适量

|制 作|

1. 将海参洗净，去腔肠，汆烫后切块；胡萝卜切片；肉馅加盐等调料拌匀，捏成小肉丸。

2. 锅内加一碗水，将巴戟天、胡萝卜、肉丸加入煮开，再调味。

3. 加入海参、白果、白菜，烧沸勾芡即可起锅。

药膳功效 巴戟天、海参、白果、胡萝卜都具有补肾益精的功效，而巴戟天与猪肉还可润肺、强筋骨，故性欲冷淡患者食用此品会有一定的效果。

疗养药膳 鲜人参煲乳鸽

|主 料| 乳鸽1只，鲜人参30克，红枣10枚

|辅 料| 生姜5克，盐3克，味精2克

|制 作|

1. 将乳鸽去毛和内脏，洗净，氽水；人参洗净；红枣洗净去核；生姜洗净去皮，切片。
2. 将乳鸽、人参、红枣、姜片同装入煲，加水适量，用大火炖2小时，用调料调味即可。

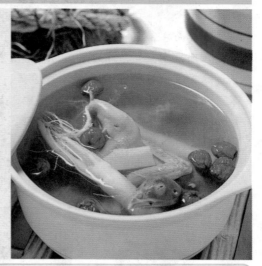

药膳功效 乳鸽补肾益精；人参具有"补五脏"的功效，被认为能"治男女一切虚症"，乃药材上品；红枣补脾益气，诸药配伍，可调理女性生理功能。

疗养药膳 黄精海参炖乳鸽

|主 料| 乳鸽1只，枸杞子少许，黄精、海参各适量

|辅 料| 盐适量

|制 作|

1. 将乳鸽去毛和内脏，洗净，氽水；黄精、海参洗净，泡发。
2. 将所有材料放入瓦煲，加水，大火煮沸，改小火煲2.5小时，用调料调味即可。

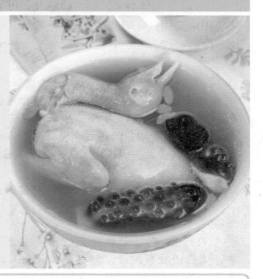

药膳功效 乳鸽、枸杞子、黄精和海参都具有补肾益精的功效，食者可治肾虚、益精髓，适宜因肾虚而致性欲减退者。

夜尿频多

一般而言，夜间排尿次数为0～2次，超过这个范围则可能属于夜尿频多。尿频的原因很多，包括病后体虚、精神因素等，饮水过多也是尿频的原因之一。中医学认为，夜尿频多主要由体质虚弱、肾气不固、膀胱约束无能、其化不宣所致。此外，过于疲劳，脾肺二脏俱虚，上虚不能制下，脾虚不能制肾水，膀胱气化无力，而发生小便频数。因此尿频多为虚证，需要调养，平时做膀胱括约肌收缩运动，可锻炼膀胱括约肌，改善症状。另外，睡前不宜多喝水和吃富含水分的食物，否则也会出现夜尿频多的情况。

【特效本草】

 金樱子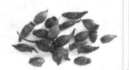

◎金樱子具有固精涩肠、缩尿止泻的功效，可治小便频数，肺虚喘咳。本品熬膏服，如金樱子膏或与芡实相须而用，可辅助治疗夜尿频多症。

 益智仁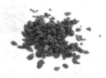

◎本品暖肾、缩尿，补益之中兼有收涩之性，以益智仁、乌药等分为末，山药糊丸，可治下焦虚寒，小便频数、夜尿频多、遗尿等症，如缩泉丸。

猪膀胱

◎味甘咸、性平，入膀胱经，具有缩小便、健脾胃的功效，主治尿频、遗尿、疝气坠痛、消渴无度等病症。

【饮食原则】

1. 尿频患者应以补益肾气为主，宜食用金樱子、覆盆子、桑螵蛸、海螵蛸、菟丝子、益智仁、黄芪、白术、升麻、乌药、党参、芡实、五味子、陈皮、猪肚、羊肉、牛肉等补肾缩尿的药材和食材。
2. 对于阳气虚衰、小便清长者，多吃富含植物有机活性碱的食品，少吃肉类，多吃蔬菜。
3. 少食寒凉生冷食物，少饮咖啡、碳酸饮料等。

【民间偏方】

1. 牛肉1 000克、党参30克，老姜30克，附片10克，调料适量。将牛肉洗净切块，诸药用纱布包好，加水共煮；放入花椒、葱、桂皮、木香、草果、料酒，炖至肉烂熟。
2. 当归12克，广木香3克，生枣仁15克，大枣6枚，桂圆肉30克，黄芪、远志各6克，云茯苓、白术各9克，水煎，每日1次，早晚2次饭前饮服。

疗养药膳 金樱糯米粥

|主 料| 糯米80克，金樱子适量
|辅 料| 白糖3克
|制 作|

1. 将糯米洗净泡发；金樱子洗净，放入锅中，加适量清水煎煮，取浓汁备用。
2. 将糯米入锅，加水适量，用大火煮至米粒开花。
3. 倒入金樱子浓汁，转小火煮至粥稠，调入白糖即可食用。

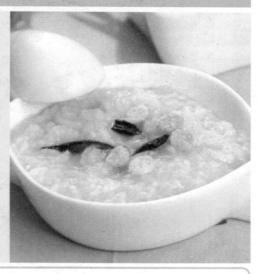

药膳功效 金樱子归肾、膀胱经，可收敛固涩、缩尿止泻；糯米可健脾温胃。二者配伍食用，对因肾虚、脾虚而致夜尿频多者有一定的食疗作用。

疗养药膳 桂圆益智仁糯米粥

|主 料| 桂圆肉20克，益智仁15克，糯米100克
|辅 料| 白糖、姜丝各5克
|制 作|

1. 将糯米淘洗干净，放入清水中浸泡；桂圆肉、益智仁洗净，备用。
2. 锅置火上，放入糯米，加适量清水煮至粥八成熟。
3. 放入桂圆肉、益智仁、姜丝，煮至米烂后放入白糖调匀即可。

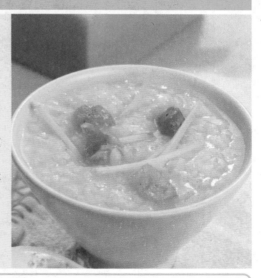

药膳功效 桂圆补脾止泻，益智仁暖肾缩尿，糯米为温补强壮食品，故此粥适宜因体虚或脾、肾虚而致夜尿频多者。

海螵蛸鱿鱼汤

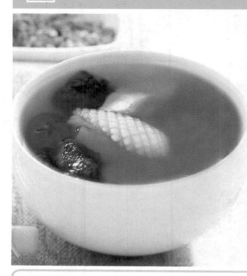

|主 料| 鱿鱼100克，补骨脂30克，桑螵蛸、红枣各10克，海螵蛸50克

|辅 料| 盐、味精、葱花、姜各适量

|制 作|

1. 将鱿鱼泡发，洗净切丝；海螵蛸、桑螵蛸、补骨脂、红枣洗净。

2. 将海螵蛸、桑螵蛸、补骨脂、红枣水煎取汁。

3. 放入鱿鱼、红枣，同煮至鱿鱼熟后，加盐、味精、葱花、姜调料即可。

药膳功效 鱿鱼与红枣可养胃补虚，补骨脂、桑螵蛸、海螵蛸皆可温肾止泻，搭配食用可使夜尿频多患者的肾运行正常，减少排尿次数。

桑螵蛸红枣鸡汤

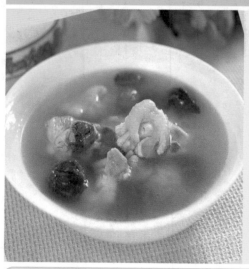

|主 料| 鸡腿1只，桑螵蛸10克，红枣8颗

|辅 料| 鸡脚5克，盐2匙

|制 作|

1. 将鸡腿剁块，洗净，氽去血水。

2. 将鸡脚、桑螵蛸、红枣、鸡腿一同装入锅，加1 000毫升水，用大火煮开，再改小火炖2小时，最后加盐调味即可。

药膳功效 桑螵蛸可补肾益血，鸡腿和红枣都具有强身健体的功效，食之可增强体质和提高免疫力，对夜尿频多者有一定的食疗作用。

食欲不振

食欲不振是指食欲减退，主要由以下原因引起：①过度的体力劳动或脑力劳动会引起胃壁供血不足，胃分泌紊乱，使胃消化功能减弱。②饥饱不均，胃经常处于饥饿状态，久之会造成胃黏膜损伤，引起食欲不振。③情绪紧张、过度疲劳也会导致胃内分泌酸干扰功能失调，引起食欲不振。④暴饮暴食使胃过度扩张，食物停留时间过长，轻则造成黏膜损伤，重则造成胃穿孔。⑤经常吃生冷食物，尤其是睡前吃生冷食物易导致胃寒，出现恶心、呕吐、食欲不振等症。为了健康，女性必须定时、定量、定质饮食，不能废寝忘食，也不要饥饱无度。

【特效本草】

 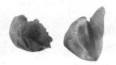

鸡内金

◎本品消食化积作用较强，并可健运脾胃，故广泛用于米、面、薯、芋、乳、肉等各种积食症，若与白术、山药等同用，可治脾虚食欲不振。

 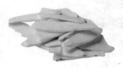

山药

◎本品为补气常用药，多用于脾气虚弱、气阴两虚、消瘦乏力、食少便溏等症。因其含有较多营养成分，又容易消化，可长期服用。

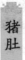 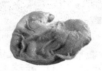

猪肚

◎猪肚具有补虚损、健脾胃的功效，对脾虚腹泻、虚劳瘦弱、食欲不振、尿频或遗尿等症均有食疗效果。

【饮食须知】

1. 食欲不振主要与脾胃虚弱有着密切关系，体虚患者平日可食用党参、白术、山药、猪肚、牛肚、土鸡、乌鸡等补中气、健脾胃。
2. 促进胃肠食物消化，减轻腹胀也是缓解厌食的一个重要方法，常用的药材和食材有山楂、麦芽、神曲、鸡内金、苹果、南瓜等。
3. 多吃蛋白质含量高、易消化的食物，如鸡蛋、瘦肉、动物肝脏、鱼类等，可改善因长期厌食导致的营养不良状况。
4. 欲减肥瘦身的女性也要科学合理地制定饮食计划，尽量做到营养均衡。

【民间良方】

1. 胃阴亏虚型厌食小偏方： 将30克青梅和100克黄酒放入瓷碗中，置蒸锅中炖20分钟，去渣后饮用，有滋阴、开胃、止痛的作用。

2. 胃热脾虚型厌食小偏方： 取绿豆、粳米洗净放入锅中，加适量水，小火慢慢熬煮成粥，每天早晚作为正餐食用，可健脾胃、祛内热。

疗养药膳 燕麦核桃仁粥

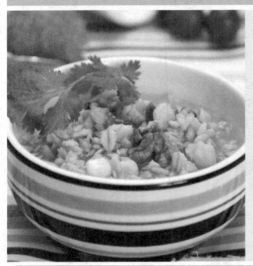

|主 料| 燕麦50克，核桃仁、玉米粒、鲜奶各适量
|辅 料| 白糖3克
|制 作|
1. 将燕麦泡发洗净，核桃仁去杂质。
2. 将锅置火上，加入少量水，倒入鲜奶，放入燕麦煮开。
3. 加入核桃仁、玉米粒同煮至浓稠状，调入白糖拌匀即可。

药膳功效 燕麦具有益肝和胃之功效，玉米亦可健脾益胃，核桃仁滋补肝肾。三者皆可调理肝脏功能，恢复胃的消化功能，故适宜食欲不振者食用。

疗养药膳 山楂山药鲫鱼汤

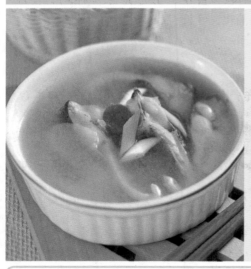

|主 料| 鲫鱼1条、山楂、山药各30克
|辅 料| 盐、姜片、味精各适量
|制 作|
1. 将鲫鱼去鳞、腮和内脏，洗净切块；山楂、山药洗净。
2. 起油锅，放姜片爆香，再下鱼块稍煎，取出备用。
3. 将全部材料放入锅中，加水适量，以大火煮沸，再改小火煮1~2小时，调入盐、味精即可。

药膳功效 鲫鱼药用价值极高，可补虚弱、温胃进食等；山药滋阴养脾；山楂具有消食化积之效，是消食健胃的好帮手。饮服此汤可促使食欲不振者恢复食欲。

疗亲药膳 胡椒猪肚汤

|主 料| 猪肚1个，蜜枣5颗
|辅 料| 胡椒15克，盐适量
|制 作|

1. 将猪肚加盐、生粉搓洗，用清水漂洗干净。
2. 将洗净的猪肚入沸水中氽烫，刮去白膜后捞出，将胡椒放入猪肚中，以线缝合。
3. 将猪肚放入砂煲中，加入蜜枣，再加入适量清水，大火煮沸后改小火煲2小时，猪肚拆去线，加盐调味，取汤和猪肚食用。

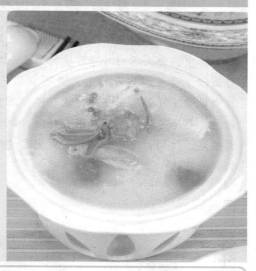

药膳功效 胡椒可暖胃健脾，猪肚能健脾益气。两者合用，对因胃部受损而食欲不振者有补益作用。

疗亲药膳 山楂麦芽猪腱汤

|主 料| 猪腱、山楂、麦芽各适量
|辅 料| 盐2克，鸡精3克
|制 作|

1. 将山楂洗净，切开去核；麦芽洗净；猪腱洗净，斩块。
2. 锅上水烧开，将猪腱氽去血水，取出洗净。
3. 瓦煲内注水用大火烧开，下入猪腱、麦芽、山楂，改小火煲2.5小时，加盐、鸡精调味即可。

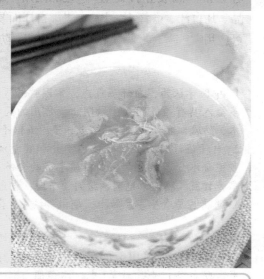

药膳功效 山楂、麦芽均可健脾益胃，消食化积，可改善脾虚腹胀、饮食积滞等症状。

自汗盗汗

自汗盗汗是因人体阴阳失调，腠理不固，营卫不和而导致汗液外泄失常的病症。其中，白天不因外界环境的影响而时时出汗称为自汗，寐中汗出醒来汗止叫作盗汗。汗症以虚汗为主，自汗多属气虚不固，而盗汗则是阴虚内热。《临证指南医案·汗》指出，"阳虚自汗，治宜补气以卫外；阴虚盗汗，治当补阴以营内"，即治疗须益气、养阴、补血，以调和营卫。患者在日常生活中也应加强体育锻炼，做到劳逸结合，并避免忧思过度；出汗多者，最好常换内衣，并保持衣物、卧具的干燥清洁。

【特效本草】

浮小麦

◎本品甘凉入心，能益心气、敛心液；轻浮走表，能实腠理、固皮毛，为养心敛液、固表止汗之佳品。凡自汗、盗汗者，均可应用。

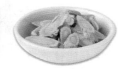

黄芪

◎本品能补脾肺之气，益卫固表，治疗表虚自汗，常与牡蛎、麻黄根等止汗之品同用，如牡蛎散。若表虚自汗而易感风邪者，宜与白术、防风等同用。

五味子

◎本品性温，五味俱全，酸咸为多，故专收敛肺气而滋肾水，益气生津，补虚明目，强阴涩精，退热敛汗，治自汗、盗汗者，可与麻黄根、牡蛎同用。

【饮食原则】

1. 中医学认为，自汗多气虚，常因脾肺气虚、表虚不固所致；盗汗多阴虚，所以应多摄入具有益气固表、敛阴止汗作用的药材及食材，如浮小麦、太子参、黄芪、白术、防风、煅牡蛎、山药、五味子、五倍子、糯稻根、猪肚、芡实、牛肉、燕麦等。

2. 自汗盗汗日久会导致体内水分和能量流失过多，加重阴虚和气虚症状，因此要多吃含水分、维生素和蛋白质丰富的食物，如糯米、小米、大麦、小麦、葡萄、大枣、甘蔗、鸡肉、兔肉、猪肉、牛肉、青鱼、甲鱼等。

3. 患者应忌食生姜、辣椒、胡椒、桂皮、薄荷、桑叶等辛辣刺激、发汗的食物。

【民间偏方】

1. 气血自汗者可用玉屏风散：生黄芪、煅龙骨、煅牡蛎、浮小麦各30克，炒白术、防风各15克，甘草6克，水煎服。

2. 阴虚盗汗者可用当归六黄汤：当归、生地、熟地黄各15克，黄檗、知母各10克，生黄芪、鲜芦根各30克，水煎服。

疗养药膳 浮小麦五味子黑豆茶

|主 料| 黑豆、浮小麦各30克，莲子、黑枣各7颗
|辅 料| 冰糖少许
|制 作|

1. 将黑豆、浮小麦、莲子、黑枣均洗净，放入锅中，加水1 000毫升，大火煮开，转小火煲至熟烂。
2. 调入冰糖搅拌溶化即可，代茶饮用。

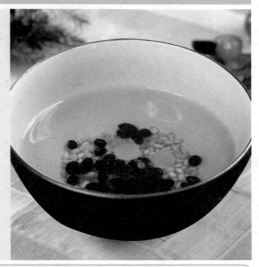

|药膳功效| 浮小麦、五味子均是敛阴固汗的常用药，莲子、黑豆滋阴补肾，黑枣益气补血。本品对更年期潮热盗汗、自汗有很好的改善作用。

疗养药膳 带鱼黄芪汤

|主 料| 带鱼500克，黄芪30克，炒枳壳10克
|辅 料| 料酒、盐、葱段、姜片各适量
|制 作|

1. 将黄芪、枳壳洗净，装入纱布袋中，扎紧口，制成药包。
2. 将带鱼去头，斩成段，洗净。
3. 锅上火放入花生油，将鱼段下入锅内稍煎，锅中再放入清水适量，放入药包、料酒、盐、葱段、姜片，煮至鱼肉熟，捡去药包、葱段、姜片即成。

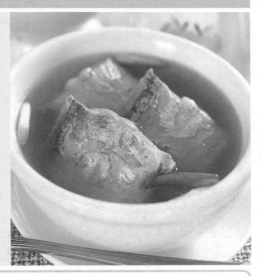

|药膳功效| 带鱼能补虚益血，黄芪可益气补虚，枳壳能行气散结。三者合用，可通过行气散结、益气养血和补虚来减少自汗盗汗的现象。

五味子爆羊腰

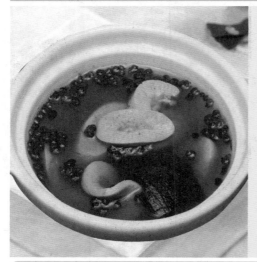

主料 羊腰500克，杜仲15克，五味子6克

辅料 葱花、蒜末、盐、淀粉各适量

制作

1. 将杜仲、五味子洗净，煎汁。
2. 将羊腰洗净，切小块，用淀粉蘸药汁裹匀。
3. 烧热油锅，放入腰花爆炒，熟嫩后，再放入葱花、蒜末、盐即可。

药膳功效 羊腰可治肾虚，杜仲补肝肾、强筋骨，五味子滋肾收汗。三者配伍同食，可促使肾功能恢复，亦可达到增强体质的效果，适宜自汗盗汗者食用。

砂仁黄芪猪肚汤

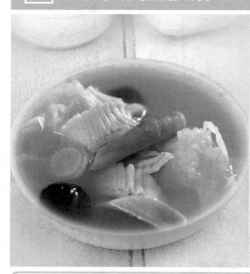

主料 猪肚250克，银耳100克，花旗参25克，砂仁10克，乌梅适量

辅料 盐适量

制作

1. 将银耳以冷水泡发，去蒂，撕小块；花旗参洗净，备用；乌梅洗净，去核；砂仁洗净。
2. 将猪肚刷洗干净，汆水，切片。
3. 将猪肚、银耳、花旗参、乌梅、砂仁放入瓦煲内，大火烧沸后再以小火煲2小时，再加盐调味即可。

药膳功效 黄芪、猪肚均有补气健脾的功效，银耳可滋阴益胃，砂仁可行气调中、和胃醒脾。诸药配伍可调和营卫，用于脾胃气虚所致的自汗盗汗等症。

便秘

便秘，从现代医学角度来看，它不是一种具体的疾病，而是多种疾病的一个症状。便秘在程度上有轻有重，在时间上可以是暂时的，也可以是长久的。中医学认为，便秘主要由燥热内结、气机郁滞、津液不足和脾肾虚寒所引起。便秘是指排便不顺利的状态，包括粪便干燥排出不畅和粪便不干亦难排出两种情况。一般每周排便少于3次（所进食物的残渣在48小时内未能排出）即可称为便秘。患者应养成每日定时排便的习惯，加强锻炼，忌久坐。避免长期服用泻药和灌肠，否则易导致肠胃对药物的依赖，使肠道蠕动功能减慢，形成习惯性便秘。

【特效本草】

火麻仁

◎本品甘平，质润多脂，能润肠通便，且又兼有滋养补虚作用，适用于各种肠燥便秘症。临床亦常与郁李仁、瓜蒌仁、苏子、杏仁等润肠通便药同用。

蜂蜜

◎本品有润肠通便之效，治疗肠燥便秘者，可单用冲服，或与生地黄、当归、火麻仁等滋阴、生津、养血、润肠通便之品配伍。

 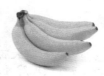

香蕉

◎本品富含粗纤维，可促进胃肠蠕动，具有清热、通便、解酒、降血压、抗癌的功效，对于便秘、痔疮患者大有益处。

【饮食原则】

1. 应选择具有润肠通便作用的食物，常吃含粗纤维丰富的各种蔬菜、水果，如番薯、芝麻、南瓜、芋头、香蕉、桑葚、杨梅、甘蔗、松子、柏子仁、胡桃、蜂蜜、韭菜、苋菜、马铃薯、慈姑、空心菜、茼蒿、青菜、甜菜、海带、萝卜、牛奶、海参、猪大肠、猪肥肉、梨、无花果、苹果、榧子、肉苁蓉等。
2. 多吃富含B族维生素的食物，如土豆、菠菜等。

【民间良方】

1. 酒精、鲜姜适量。鲜姜去皮切碎，榨成姜汁；每晚睡前先用酒精将肚脐擦干净，再用姜汁均匀涂抹于肚脐处，能改善便秘情况。
2. 香油5毫升、蜂蜜30毫升、白开水100毫升。将香油、蜂蜜倒入碗内，搅拌均匀，加入温开水即可。早上起床饮用，可益气润肠，用于气阴两虚型便秘，症见排便费力、便质不硬，常见于病后体虚者或老年患者。

疗养药膳 猪肠核桃汤

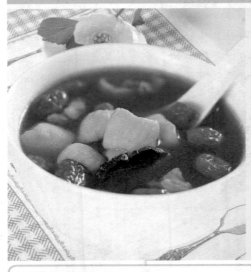

主料 猪大肠200克,核桃仁60克,熟地黄30克,大枣10枚

辅料 姜丝、葱末、料酒各适量,盐5克

制作

1. 将猪大肠反复漂洗干净,入沸水中汆2～3分钟,捞出切块;核桃仁捣碎。

2. 将大枣洗净,备用;熟地黄用干净纱布包好。

3. 锅内加水适量,放入猪大肠、核桃仁、药袋、大枣、姜丝、葱末、料酒,大火烧沸,改用小火煮40～50分钟,拣出药袋,调入盐即成。

药膳功效 猪大肠、核桃仁皆有润肠补虚之功效,熟地黄、大枣可滋肾补血。四者配伍可调理脾肾和润燥通便,适宜脾肾亏虚型便秘患者食用。

疗养药膳 火麻仁粥

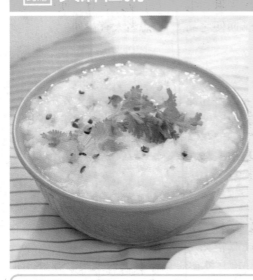

主料 大米100克,火麻仁适量

辅料 盐2克

制作

1. 将大米泡发洗净;火麻仁去杂质,洗净,沥水备用。

2. 锅置火上,加水适量,放入大米,用大火煮开,撇去浮沫。

3. 加入火麻仁,改中小火煮至粥稠,加盐拌匀即可。

药膳功效 火麻仁质润多脂,能润肠通便,又兼滋养补虚之效;大米可补中益气、健脾养胃;因此,食用火麻仁粥既可改善便秘状况,又能增强体质。

疗养药膳 香蕉蜂蜜牛奶

| 主 料 | 牛奶200毫升，香蕉半根，橙子半个
| 辅 料 | 蜂蜜10毫升
| 制 作 |

1. 将香蕉、橙子去皮，与蜂蜜一起放入榨汁机内搅拌。
2. 待搅至黏稠状时，加入热牛奶，再搅拌10秒钟。
3. 待温度适宜后即可食用。

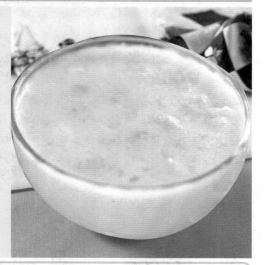

药膳功效 香蕉富含粗纤维，可促进胃肠蠕动，排毒通便；牛奶富含蛋白质，经常食用能改善机体微循环，促进新陈代谢；蜂蜜可润燥排毒，经常便秘的女性食用此品可有食疗效果。

疗养药膳 薏苡仁煮土豆

| 主 料 | 薏苡仁50克，土豆200克，荷叶20克
| 辅 料 | 料酒10毫升，姜5克，葱10克，盐3克，味精2克，芝麻油15毫升
| 制 作 |

1. 薏苡仁洗净去杂质；土豆去皮，洗净，切3厘米见方的块；姜拍松，葱切段。
2. 将薏苡仁、土豆、姜、葱段、料酒同放入炖锅内，加水，置大火上烧沸。
3. 转文火炖煮35分钟，加入盐、味精、芝麻油即成。

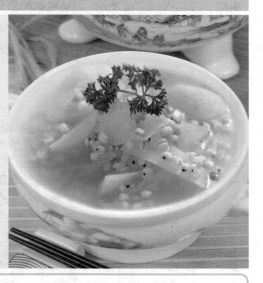

药膳功效 薏苡仁、荷叶都具有健脾利湿、大益肠胃的功效，能促进身体的新陈代谢；土豆可缓急至痛，通利大便。便秘患者食用本品会有一定的改善作用。

肥胖

　　肥胖症是一组常见的、古老的代谢症群。如无明显病因可寻者称单纯性肥胖症，单纯性肥胖又分为体质性肥胖和过食性肥胖两种。体质性肥胖是由于遗传和机体脂肪细胞数目增多而造成的。过食性肥胖也称为获得性肥胖，是由于人成年后有意识或无意识地过度饮食，脂肪大量堆积而导致肥胖。胖人因体重增加，身体各器官的负重都增加，可引起腰痛、关节痛、消化不良、气喘等症；身体肥胖的人往往怕热、多汗、皮肤皱褶处易发生皮炎、擦伤。因此，肥胖的女性应多进行体力劳动和体育锻炼，可先从小运动量活动开始，而后逐步增加运动量与活动时间。

【特效本草】

◎荷叶色青绿，气芬芳，有清热利湿的作用。近代研究证实，荷叶有良好的降血脂、降胆固醇和减肥的作用，对肥胖以及"三高"患者有很好的保健作用。

 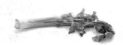

◎芹菜富含水分和纤维，含有一种能使脂肪加速分解、消失的化学物质，是减肥的最佳食品，其还富含多种营养成分，在减肥的同时还能补充营养。

◎魔芋中含量最大的葡萄甘露聚糖具有强大的膨胀力，有超过任何一种植物胶的黏韧度，可填充胃肠，消除饥饿感，所含热量微乎其微，故可控制体重。

【饮食原则】

1. 可通过增强饱腹感来减少食欲，控制饮食，能增强饱腹感的中药材和食材有魔芋、大麦、韭菜、芹菜、土豆、白萝卜、黄豆芽等。

2. 可通过促进脂肪代谢来抑制肥胖，可用的中药材和食材有菠萝、荷叶、莲子心、车前子、山楂、茶叶、金银花、海藻、决明子、茯苓、泽泻、香蕉等。

3. 少摄入大量含脂肪的油炸食物、奶油类食物，如巧克力、奶油蛋糕、薯条等。

【民间良方】

1. 体虚型肥胖小偏方： 枸杞子30克，水煎代茶饮，早晚各饮1次。平肝养目、润肺，对因肥胖引起的腰痛、乏力等症有很好的疗效，同时也有一定的瘦身作用。

2. 痰湿型肥胖小偏方： 鲜荷叶30克，切碎，水煎代茶饮，连服60天为1个疗程。清热、祛痰湿，能辅助治疗肥胖症。

疗养药膳 葛根荷叶田鸡汤

主料 田鸡（人工养殖）250克，鲜葛根120克，荷叶15克
辅料 盐、味精各5克
制作

1. 将田鸡洗净，切小块；葛根去皮，洗净，切块；荷叶洗净，切丝。
2. 把全部用料一齐放入煲内，加清水适量，武火煮沸，文火煮1小时。
3. 用调味料调味即可。

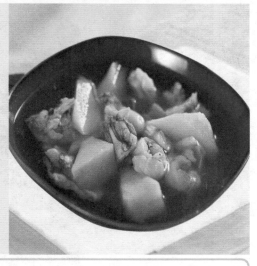

药膳功效 葛根富含葛根素、微量元素等生物活性物质，对改善循环、降脂减肥有很好的作用；荷叶中的生物碱也有降血脂功效；田鸡富含蛋白质，而脂肪含量少，三者搭配食用对肥胖症患者有一定的食疗效果。

疗养药膳 芹菜蔬果汁

主料 芹菜1支，番茄1个，葡萄柚1瓣
辅料 蜂蜜少许
制作

1. 将芹菜洗净，切段；番茄洗净，切块；葡萄柚洗净，挤汁。
2. 将所有材料一起放入榨汁机中搅拌均匀。
3. 加蜂蜜调味即可。

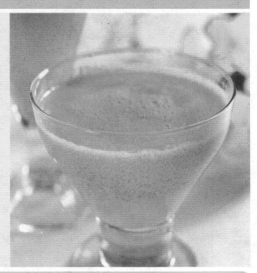

药膳功效 芹菜中含有一种能使脂肪加速分解、消失的化学物质，且还富含多种营养成分，使人在减肥的同时还可补充人体所需的营养；番茄的热量和糖分很低，多吃也不会发胖，葡萄柚味苦，可减肥。

疗养药膳 鲜笋魔芋面

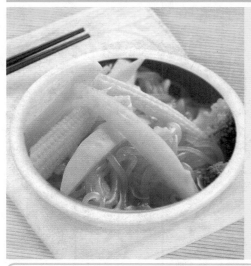

主料 魔芋面条200克，茭白笋、玉米笋各100克，绿花椰菜30克，大黄、甘草各5克

辅料 盐2小匙，鲣鱼风味酱油1匙

制作

1. 将全部药材与清水800毫升置入锅中，以小火煮沸，3分钟后关火，滤取药汁。

2. 将茭白笋洗净，切片；玉米笋洗净，切对半；绿花椰菜洗净。

3. 将魔芋面条入锅，加上以上材料，倒入药汁加热煮沸即可。

药膳功效 魔芋富含的葡萄甘露聚糖具有强大的膨胀力，既可消除饥饿感，又因其热量低，可控制体重；茭白笋热量低、水分高，食后有饱足感却不会发胖。故诸材料搭配食用可使肥胖症患者在满足口福的同时又能减肥。

疗养药膳 茯苓瓜皮汤

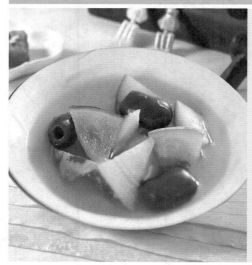

主料 茯苓30克，薏苡仁20克，西瓜、冬瓜各500克，蜜枣5枚

辅料 盐适量

制作

1. 将西瓜、冬瓜洗净，切块；茯苓、薏苡仁、蜜枣洗净。

2. 瓦煲内加2 000毫升清水，煮沸后加入茯苓、薏苡仁、西瓜、冬瓜、蜜枣，武火煲开后改文火煲3小时，调入盐即可。

药膳功效 茯苓、薏苡仁健脾利湿，西瓜、冬瓜可清热消烦，且热量低。肥胖症患者饮服此汤可有效抑制肥胖。

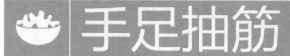

手足抽筋

神经或神经肌应激阈值下降，使肌肉的神经行动频率突增而导致肌肉强直收缩，为手足抽筋。引发手足抽筋的因素很多，长时间运动带来的肌肉疲劳或运动前没热身，肌腱或肌肉轻度裂伤、静脉曲张，严重腹泻、呕吐，出汗过多，疲劳过度等，环境温度骤变和情绪过度紧张也容易造成手足抽筋。中医学认为，手脚抽筋与肝肾亏虚有很大关系，肝主筋，肾主骨，肝肾阴虚，筋骨失养，容易引起手足抽筋。西医学认为，手足抽筋与缺钙有密切关系。在运动前要做好热身活动，运动时间不宜过长，强度不宜过大，多喝水。平时在生活中则要注意保暖。

【特效本草】

 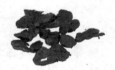

黄精

◎黄精有滋肾养血、益气补虚的作用，对肾阴亏虚引起的腰膝酸软、手足痿软有一定的食疗作用。

虾仁

◎虾仁具有补肾的功效，且含有丰富的优质蛋白和钙、镁、锌等微量元素，对缺钙引起的手足抽筋者有较好的疗效。

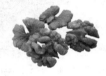

核桃

◎核桃有补气、固肾等作用，且含有丰富的维生素D，维生素D可在体内转化成钙质，常食可强健筋骨、改善手足抽筋症状。

【饮食原则】

1. 年轻女性如常出现手足抽筋，大多是由于缺钙引起的，故饮食上可多摄入骨头汤、奶制品、豆制品、瘦肉、虾仁、核桃等富含钙质和维生素D的食物，亦可适当吃钙片。

2. 中老年女性经常性手足抽筋多因肝肾亏虚所致，因此应常食具有滋补肝肾作用的药材和食物，如黄精、首乌、熟地黄、芝麻、猪蹄、猪腰等。

3. 此外，中风前兆也偶有手足抽筋的征象，这类人群应选择平肝熄风止痉的药材和食物，如天麻、钩藤、地龙、鳝鱼、泥鳅、苦瓜、菊花等。

【民间偏方】

1. 木瓜40克，猪蹄1只，木瓜入高压锅炖10分钟，加入猪蹄同炖，炖熟即可食用。

2. 猪胆1只，低度米酒1小杯，米酒烧开，加入猪胆的三分之一胆汁拌匀，趁热饮服，每天1次，服3天即可。切记，没抽筋者饮之则抽筋。

疗养药膳 黄精蒸土鸡

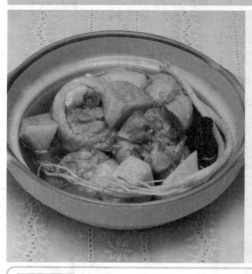

|主 料| 母鸡1 000克，黄精、党参、山药各30克

|辅 料| 生姜、川椒、盐、味精各适量

|制 作|

1. 将所有材料洗净，生姜切片，川椒切丝。

2. 将鸡肉剁块，汆3分钟后放入汽锅，加入所有材料，盖好盖，上火蒸3小时即成。

药膳功效 黄精有滋肾养血、益气补虚的作用；党参可治脾肺虚弱、气血不足，促进气血循环；山药养神、强筋骨；母鸡可补虚，增强体质。食用此品可养肾补虚、强筋骨，对手足抽筋者有很好的帮助。

疗养药膳 地黄对虾汤

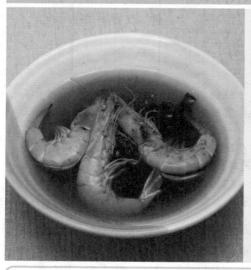

|主 料| 对虾3只，生地黄30克

|辅 料| 精盐适量

|制 作|

1. 将对虾洗净，去肠泥、沥水；生地黄洗净，备用。

2. 对虾汆烫去腥；起锅加水，放入对虾、生地黄，炖30分钟，加入调料即成。

药膳功效 对虾富含钙，可增强骨质；生地黄有滋阴补血之效，治阴虚，可使血行顺畅，食之可有效预防手足抽筋。

疗养药膳 核桃药膳汤

|主料| 排骨200克，核桃100克，何首乌40克，当归、熟地黄各15克，桑寄生25克
|辅料| 盐适量
|制作|
1. 将排骨洗净，砍成大块。
2. 将其他所有食材洗净，排骨氽烫后捞起备用。
3. 将备好的材料加3 000毫升水小火煲3小时，起锅前加盐调味即可。

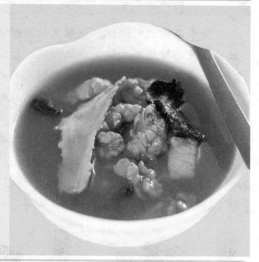

药膳功效 排骨滋阴补血，核桃仁、何首乌温补肺肾，当归、熟地黄补血，桑寄生补肝肾、强筋骨，同食可滋补肝肾，促使血液循环，对手足抽筋者有很好的食疗效果。

疗养药膳 天麻苦瓜酿肉

|主料| 天麻4克，川芎4克，茯苓4克，绿苦瓜300克，猪肉馅150克
|辅料| 甜椒末1大匙，盐1小匙，白胡椒粉1/4小匙，米酒1/4小匙，香油1/4小匙，太白粉1小匙
|制作|
1. 将苦瓜切成高度约2厘米的圆柱状，用汤匙挖出中间的籽和白膜后铺于盘中备用。
2. 将猪肉馅加入调味料搅拌，填入苦瓜内。
3. 将川芎、茯苓、天麻煎汁淋于苦瓜上，放入蒸笼中蒸熟即可。

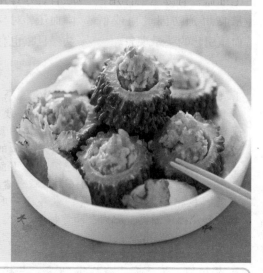

药膳功效 天麻、茯苓可补虚、养肾，川芎活血养肝，苦瓜滋养肝肾，猪肉补虚强身。五者搭配食用可使气血通畅，身体强健，对手足抽筋者有一定的帮助。

头晕目眩

头晕目眩又叫晕眩，医学上称为暂时性脑供血不足，是指由头部血压低，导致血液没法输送到大脑，血红细胞含氧浓度降低所引起的头晕、耳鸣、眼花、乏力等症状。晕眩患者发作时常感到天旋地转，临床症状主要表现为：头涨头昏、眼花、头重脚轻。更年期女性的头晕目眩多由贫血、血压低造成，属中医上的血虚、气虚。部分中老年女性患者是由血压、血脂过高引起。不吃早餐容易导致血糖降低，从而出现晕眩，因此要定时饮食。此外，劳逸结合、睡眠充足和调整饮食结构也是防止眩晕的好方法。

【特效本草】

 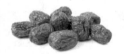

红枣

◎红枣有补中益气、养血安神的功效，红枣中的高维生素含量，对人体大脑毛细血管有健全的作用，常食可预防因贫血或低血压引起的头晕现象。

 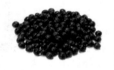

黑豆

◎黑豆具有滋补肝肾、益气补虚的作用，对肝肾亏虚引起的头晕、耳鸣、目眩有食疗作用。黑豆还能降血压，对高血压引起的头晕目眩也有效。

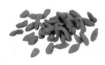

枸杞

◎《本草纲目》记载："枸杞，补肾生精，养肝……明目安神，令人长寿。"常食枸杞子可以补肝肾、明目、抗衰，预防脑组织衰老。

【饮食原则】

1. 低血压引起的头晕目眩患者可选用益气补虚的药材，如黄芪、党参、山药、大枣等；应多吃富含营养的食物，如蛋类、瘦肉、鱼类、土鸡、鸭肉、牛肉等；多吃青菜和水果，以增强营养，补充人体所需的营养物质。

2. 贫血引起的头晕目眩患者应多食补血的食物，如熟地黄、大枣、龙眼肉、枸杞子、菠菜、动物肝脏、动物血、乌鸡、甲鱼等。

3. 由血压、血脂过高引起的头晕目眩患者的饮食应以新鲜清淡为主，多选用荷叶、菊花、枸杞子、芹菜、洋葱、木耳、苦瓜等降压降脂的食物。忌食辛辣肥甘的食物，如辣椒、酒类、肥肉、油炸物等。

【民间偏方】

1. 胡桃肉、黑芝麻、桑葚各200克，共捣烂，加蜂蜜拌匀食用。

2. 山楂30克，百合30克，雪梨60克，白糖适量，加水共煮，对晕眩患者有一定的效果。

疗兼药膳 核桃鱼头汤

|主 料| 鱼头1个，核桃仁30克，桂圆肉25克，豆腐250克
|辅 料| 米酒15毫升，姜10克，葱15克，胡椒粉3克，鸡油3毫升，味精3克
|制 作|

1. 将鱼头去鳞，除去内脏，洗净；桂圆肉、核桃仁洗净；豆腐切块。
2. 将所有主料放入锅中，用武火煮沸后改文火炖30分钟，加入调料即可。

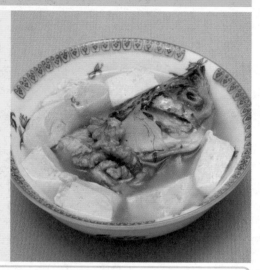

药膳功效 核桃仁、桂圆肉皆有益气养血之功效，豆腐和鱼头含蛋白质高、脂肪低，可降血脂、降血压，故此汤对由贫血、血压高而致的头晕目眩者有很好的食疗作用。

疗兼药膳 黑豆苁蓉汤

|主 料| 淡菜200克，黑豆250克，肉苁蓉10克
|辅 料| 生姜少许，盐适量
|制 作|

1. 将铁锅置火上，倒入黑豆炒至裂开，用清水洗去浮渣，晾干。
2. 将肉苁蓉、淡菜、生姜洗净，肉苁蓉和生姜切片备用。
3. 将煲锅内放适量水，放入姜片开大火煮沸。
4. 锅中放入黑豆、肉苁蓉、淡菜，用中火煲3小时，起锅前加盐调味即可。

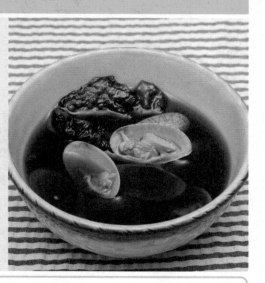

药膳功效 黑豆能益气补虚，降血脂；淡菜、肉苁蓉皆补肝肾，益精血，可治气血不足。三者同食，可治因气虚、血虚而出现的头晕目眩。

红枣当归鸡腿

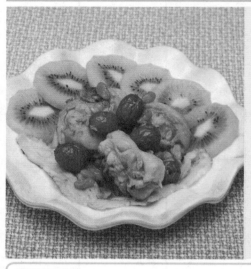

|主 料| 鸡腿100克，猕猴桃80克，红枣5克，当归2克

|辅 料| 食用油、酱油各适量

|制 作|

1. 将红枣、当归放入碗中，倒入米酒浸泡3小时。
2. 将鸡腿用酱油拌匀，放置5分钟入油锅炸至两面呈金黄色，取出，切块。
3. 将鸡腿块入锅，倒入碗中的米酒、红枣、当归，转中火煮15分钟，捞出装盘。
4. 将猕猴桃洗净，剥皮，切片，装盘即可。

药膳功效 鸡肉能温中健脾、滋补养身，猕猴桃能调理中气，红枣、当归能益气补血，食用此品可促进人体血液循环，使气血能顺畅运行，从而使脑部供血充足，减少头晕目眩症状的发生。

枸杞菊花粥

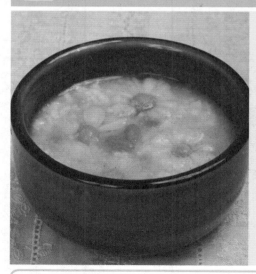

|主 料| 枸杞子20克，粳米100克，菊花5克

|辅 料| 白糖适量

|制 作|

1. 将枸杞子、粳米洗净，泡发，备用。
2. 砂锅加水，放入枸杞子、粳米，先用武火煮开，后改文火慢熬。
3. 待粳米开花、枸杞子煮烂，放入菊花，加盖闷5分钟，再加白糖拌匀即成。

药膳功效 枸杞子益气养血，粳米补中益气、滋阴健脾，菊花具有疏风清热之功效，可治头痛、晕眩。三味配伍，对由气虚、血虚而致头晕目眩者有一定的帮助。

眼眶发黑

　　眼眶发黑指因睡眠不足、长期熬夜、房事过度、久病体虚和烟酒刺激等生活规律异常而引起的双目无神、眼睑灰暗，俗称"熊猫眼"。中医学认为，眼眶发黑是肾虚之故。黑乃肾之本色，肾亏则其色显于皮肤。血瘀引起的妇科病，如经常出现痛经、月经不调、经色暗并有血块、小腹隐痛的女性也会有眼眶发黑现象。偶尔出现的黑眼圈可通过培养良好的生活习惯、睡眠充足、戒烟限酒、缓和情绪和调整饮食结构来消除，而长期眼眶发黑则是一种病态，需要到医院诊断。

【特效本草】

 猪肝

◎猪肝具有补肝明目、滋阴养血的功效，对血虚萎黄，眼眶水肿发黑、眼睛干涩疲劳等症均有一定的食疗效果。

 何首乌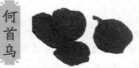

◎《本草纲目》有言："何首乌，白者入气分，赤者入血分。"此物性温，味苦涩，苦补肾，温补肝，能收敛精气，所以能养血益肝、滋阴益肾。

 枸杞叶

◎枸杞叶味甘、苦，性凉，入肝、脾、肾经，具有补虚益精、清热止渴、祛风明目、生津补肝的功效。

【饮食原则】

1. 肾虚引起的眼眶发黑者可多食滋补肝肾的食物，如何首乌、熟地黄、猪肝、黄精、枸杞子、核桃、芝麻等。此外，血瘀引起的眼眶发黑者，可选择活血化瘀的药材，如益母草、当归、桃仁、红花、香附、川芎等。
2. 眼眶发黑的患者可食用富含维生素A和蛋白质的食物，如花生、芹菜、胡萝卜、柑橘、芝麻、黄豆、鸡蛋等，有助于消除黑眼圈。
3. 眼眶发黑者宜补充富含粉质、铁质和维生素C的食物，如猪肝、鸡肝、菠菜、番茄等；此外，平时要不抽烟，少喝酒。

【民间偏方】

1. 煮一个鸡蛋，趁热剥掉外壳，用纱布裹住鸡蛋于眼部四周轻揉。
2. 红枣3～4颗，枸杞子一小把，将红枣和枸杞子放入水杯中，以开水冲泡饮服，或用水煮沸饮服亦可。

药膳猪肝汤

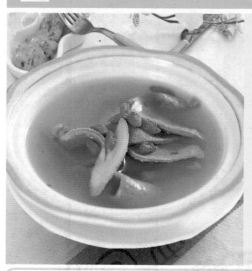

|主料| 党参10克，黄芪15克，枸杞子5克，猪肝300克

|辅料| 盐2小匙

|制作|

1. 将猪肝洗净，切片。

2. 将党参、黄芪放入煮锅，加6碗水，以大火煮开，转小火熬汤。

3. 汤熬约20分钟，转中火，放入枸杞子煮约3分钟，放入肝片，待水沸腾，加盐调味即成。

药膳功效 猪肝具有补肝明目、滋阴养血的功效，黄芪补肾补虚、益气固表，党参补中益气，枸杞子滋肾明目，搭配同食有助于褪去黑眼圈。

胡萝卜马蹄煮鸡腰

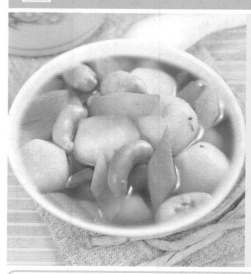

|主料| 胡萝卜、马蹄各100克，鸡腰150克，淮山、枸杞子、茯苓、黄芪各10克

|辅料| 姜5克，盐、料酒、味精各适量

|制作|

1. 将胡萝卜、马蹄均洗净，胡萝卜去皮切菱形，马蹄去皮；淮山、枸杞、茯苓、黄芪均洗净；鸡腰处理干净。

2. 将胡萝卜、马蹄下锅焯水；鸡腰加盐、料酒、味精腌渍后下锅汆水。

3. 将所有材料放入锅中，加清水，大火烧沸后转小火煲熟，加盐、味精调味即可。

药膳功效 鸡腰补肾益气，胡萝卜、马蹄、枸杞子皆有明目之功效，山药、黄芪、茯苓可治肾虚，故本品能补肾明目，适宜因肾虚而致眼眶发黑者食用。

疗养药膳 首乌核桃粥

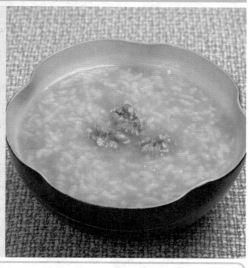

|主 料| 核桃50克，何首乌10克，大米1杯
|辅 料| 盐适量
|制 作|
1. 将何首乌洗净入锅，加5碗水煎熬，去渣留汁。
2. 将大米洗净后入锅，加入何首乌汁同煮至大米软烂，再加入核桃和盐即可。

药膳功效 核桃仁补肾温肺，何首乌益肾养血，大米可活血明目，此粥具有温肾明目的功效，适宜眼眶发黑者食用。

疗养药膳 枸杞叶猪肝汤

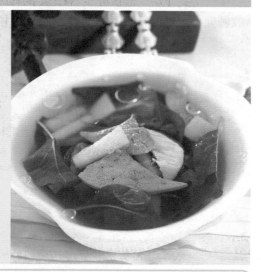

|主 料| 猪肝200克，枸杞叶10克，黄芪5克，沙参3克
|辅 料| 姜片、盐各适量
|制 作|
1. 将猪肝洗净，切成薄片；枸杞叶洗净；沙参、黄芪润透，切段。
2. 将沙参、黄芪加水熬成药液。
3. 下入猪肝片、枸杞叶和姜片，煮5分钟后调入盐即可。

药膳功效 猪肝具有补肝明目、滋阴养血的功效，枸杞叶可养血明目，黄芪治肾虚，沙参滋阴、养肝气。诸药配伍同食，具有补肝明目的功效，适宜眼眶发黑者食用。

乳房下垂

　　乳头的水平位置低于乳房皱襞之下即是乳房下垂，哺乳、年龄增长与减肥是造成乳房下垂的主要原因，内衣尺码不符、睡眠姿势不规范等外部因素也会导致乳房下垂。中医学认为，乳房下垂跟气虚有关，气虚者肌肉易松弛，乳房也容易下垂，因此在调理时要适当地补气血。此外，乳房下垂还不利于女性体型的曲线美，给女性带来一定的自卑感。女性要十分注意保护自己的乳房，常做健胸运动，经常按摩乳房，坚持戴胸罩，采取正确的喂奶方法。另外，睡姿正确（提倡仰卧）、洗浴合理、坚持运动等也是防止乳房下垂的好方法。

【特效本草】

 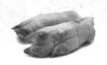

猪蹄

◎猪蹄富含胶原蛋白，能防治皮肤干瘪起皱、增强皮肤弹性和韧性，还有很好的丰胸作用，常食可改善乳房下垂现象。

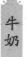

牛奶

◎牛奶中所含的丰富的乳脂能有效地改变乳房下垂、皮肤松弛的现象，且有一定的补虚作用，可改善乳腺组织松弛症状。

 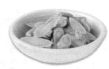

黄芪

◎黄芪具有补中益气、升提脏器的作用，可改善脏腑下垂和肌肉松弛现象，对气虚型乳房下垂者有一定的改善作用。

【饮食原则】

1. 体质虚弱引起的乳房下垂者可选择补气血、升提乳房作用的中药材和食物，如黄芪、党参、当归、柴胡、升麻、山药、大枣、猪肚、鸡肉、老鸭、核桃等。
2. 多吃富含蛋白的食物、胶质食物能让乳房坚挺丰满，如大豆、花生、莲藕、猪蹄、牛奶、鸡脚、牛肉、鱼肉等。
3. 多吃富含维生素C、维生素E的食物，如莴苣菜、莴笋、鹅仔菜、胡萝卜、叶菜、海参等。

【民间偏方】

1. **核桃露：** 生核桃110克，牛奶半杯，淀粉、糖、色拉油少许，将核桃炸成金黄色，研磨成末，核桃末和糖加入牛奶，放入锅中，加水，加淀粉拌匀，煮成糊状物即可。
2. **当归鲤鱼汤：** 大枣5枚，枸杞子10克，白芷、当归、黄芪15克，鲤鱼500克，大枣去核与诸药材洗净，鲤鱼杀后去内脏，加水同煮至鲤鱼熟，入味精、盐即可食用。

疗养药膳 黑木耳红枣猪蹄汤

|主 料| 黑木耳20克，红枣15颗，猪蹄300克

|辅 料| 盐5克

|制 作|

1. 将黑木耳洗净，浸泡；红枣去核，洗净；猪蹄去净毛，斩件，洗净后汆水。

2. 锅置火上，将猪蹄干爆5分钟。

3. 将清水2 000毫升放入瓦煲内，煮沸后加入以上材料，大火煲开后改用小火煲3小时，加盐调味即可。

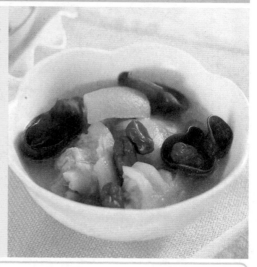

药膳功效 猪蹄富含胶原蛋白，能防治皮肤干瘪起皱，增强皮肤弹性和韧性，亦可丰胸；黑木耳、红枣益气补血，又可抗癌美容；三者搭配食用有助于增强乳房的弹性和韧性，可有效防止乳房下垂。

疗养药膳 木瓜煲猪脚

|主 料| 猪脚350克，木瓜1个

|辅 料| 生姜10克，盐6克，味精3克

|制 作|

1. 将木瓜剖开，去籽、皮，切成小块，生姜洗净切成片。

2. 将猪脚去残毛，洗净，砍成小块，再放入沸水中汆去血水。

3. 将猪脚、木瓜、姜片装入煲内，加适量清水煲至熟烂，加入调味料即可。

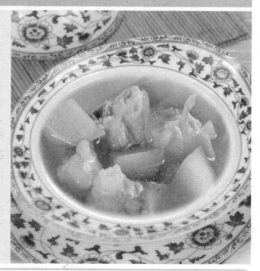

药膳功效 猪蹄含有丰富的蛋白质，这些蛋白质多为胶原蛋白和弹性蛋白，配以木瓜，具有和血、润肤、丰胸、美容的功效，对乳房下垂的女性有很好的食疗作用。

疗养药膳 牛奶炖花生

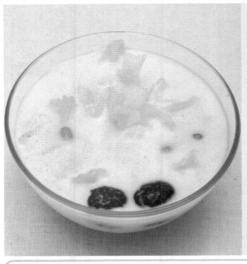

|主 料| 花生100克，银耳10克，枸杞子20克，牛奶1 500毫升

|辅 料| 冰糖适量

|制 作|

1. 将枸杞子、花生、银耳洗净；银耳切片，泡发30分钟；枸杞子泡发。
2. 砂锅上火，倒入牛奶，加入枸杞子、花生、银耳和冰糖同煮，花生煮烂即成。

药膳功效 牛奶、花生均富含丰富的蛋白质、钙质、维生素E等营养成分，且有一定的益气补虚作用，对气虚引起的乳房组织松弛、乳房下垂等有一定的作用；银耳滋阴润肤、美容抗衰；枸杞子滋补肝肾、抗老防衰。

疗养药膳 银耳木瓜鲫鱼汤

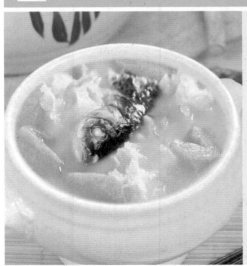

|配 方| 银耳20克，木瓜400克，鲫鱼500克，蜜枣3颗，姜、花生油、盐各适量

|制 作|

1. 将鲫鱼洗净；烧锅下花生油、姜片，将鲫鱼两面煎至金黄色。
2. 将银耳浸泡，去除根蒂硬结部分，撕成小朵，洗净；木瓜去皮切块；蜜枣洗净。
3. 将1 000毫升清水放入瓦煲内，煮沸后加入所有原材料，武火煲20分钟，加盐调味即可。

药膳功效 此品对气血亏虚导致乳房发育不良者有明显的改善作用。

第四章
经、带、胎、产
女性特殊期的药膳养生

　　女人的一生中要经过经、带、胎、产四个特别时期，这也是与男人的不同之处，正如《千金要方·妇人方》中所说："夫，妇人之别有方者，以其胎妊生产、崩伤之异故也。"中医有言，"女子为阴，以血为本，阴血易亏，且易瘀滞"，女性经、带、胎、产疾病多因血虚、血瘀而起。

　　本章主要介绍了女性四个特殊时期的病症，即月经病、带下病、妊娠病、产后病，针对每个疾病，我们分别从疾病简介、证型分析、饮食原则、民间小偏方以及对症药膳等方面进行详细的讲解，提高女性读者对经、带、胎、产疾病的认识，让疾病消失在萌芽中。

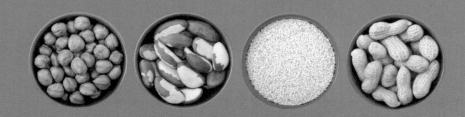

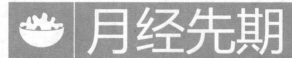

月经先期

月经不调通常泛指各种原因引起的月经改变，包括月经的周期、经期、经色、经质等失去了正常的规律性，主要包括月经先期、月经后期、月经先后不定期、月经过多、月经过少、经间期出血等。月经先期是指月经提前7天以上，甚至半月行经一次，连续出现两个周期以上者。中医学认为，此病主要因冲任不固造成，可分为气虚型、实热型、虚热型、血瘀型四个证型。

【证型分析】

1. 气虚型：月经周期提前，经量增多，经色淡、质稀，神疲乏力、困倦嗜睡，或小腹空坠，纳少便溏，舌淡，脉细弱。

2. 实热型：月经提前，经量较多，经色深红或紫红，质浓稠，或面红口干，心烦易怒，大便干结，小便短赤，舌质红，舌苔黄，脉洪数。

3. 虚热型：月经提前，经量常少，偶尔量多，颜色鲜红，或伴有两腮潮红，五心烦热，舌质红少苔，脉细数。

4. 血瘀型：月经周期提前，经量少而不畅，经色暗且有血块，经前或经期小腹胀痛，舌暗红或舌尖红，舌边有瘀斑，脉弦或兼涩。

【饮食原则】

1. 气虚型患者应进食滋补性药材和食物，可适量选择党参、当归、山药、黄芪、白术等补气血的药材；多食些乌鸡、土鸡、鸽肉、羊肉、桂圆、红枣等食物。少食寒凉生冷食物，以免耗气损阳，加重月经不调症状。

2. 实热型患者，饮食宜清淡易消化，多食绿豆、青菜、胡萝卜、香菇、莲藕、草莓、樱桃、苹果等富含维生素、糖类的食物，忌食滋腻、温热动火之物，如狗肉、羊肉、花椒、辣椒等。

3. 虚热型患者，饮食宜清补，可食用熟地黄、黄精、女贞子、百合、甲鱼、干贝、鱼类、瘦肉类、兔肉、黑米、银耳、桑葚、芝麻、芹菜等。

4. 证属血瘀者，饮食宜活血、补血，可选用当归、三七、五灵脂、益母草、鸡血藤、鳝鱼、龙眼、红糖、米酒等。

【民间小偏方】

1. 气虚型月经先期：党参30克，黄芪20克，当归15克，白术、柴胡、升麻各10克，陈皮8克，甘草3克。将以上药材洗净，煎2次，将两次药汁兑匀，分早、晚2次服用。

2. 虚热型月经先期：生地黄、地骨皮各30克，玄参20克，麦冬15克，阿胶20克，白芍10克。将以上药材（除阿胶）先放入锅中煎取药汁2次，去渣后，放入阿胶烊化，再分早、晚2次服用。

疗养药膳 益母草红枣瘦肉汤

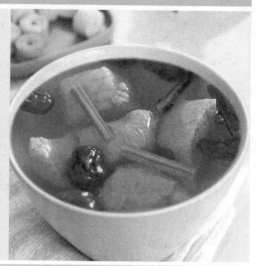

|配 方| 益母草10克，红枣8颗，猪瘦肉200克，料酒、姜块、葱段、盐、味精、胡椒粉、香油各适量

|制 作|

1. 将红枣洗净，去核；猪瘦肉洗净，切块；益母草冲洗干净。
2. 锅中先放入红枣、猪瘦肉、料酒、姜块、葱段，加1 200毫升水，大火烧沸，改用小火炖煮30分钟。
3. 再放入益母草，加入盐、味精、胡椒粉、香油，稍煮5分钟即成。

药膳功效 益母草具有活血化瘀、调经止痛的功效，对女性月经不调诸症均有较好的疗效；红枣益气养血，猪瘦肉健脾补虚，两者均是气虚患者的常用补益食物，对气虚型月经先期，月经量少、颜色淡者有很好的改善作用。

疗养药膳 黄精黑豆塘虱汤

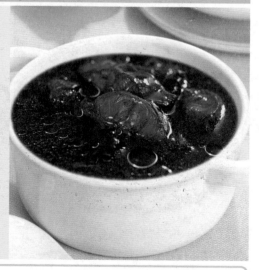

|配 方| 黑豆200克，黄精50克，生地10克，陈皮1角，塘虱鱼1条，精盐5克

|制 作|

1. 将黑豆放入锅中，不必加油，炒至豆衣裂开，用水洗净，晾干水。
2. 将塘虱鱼洗净，去内脏；黄精、生地、陈皮分别用水洗净。
3. 加入适量水，猛火煲至水滚后放入全部材料，用中火约煲至豆软熟，加入精盐调味即可。

药膳功效 生地可滋阴凉血，对阴虚血热妄行引起的月经先期、频发月经均有很好的疗效；黄精具有滋阴补肾、养血补虚的功效，对肝肾阴虚有很好的补益作用；塘虱鱼补虚、敛肌活血，可治疗妇女月经不调。

疗养药膳 黄芪炖生鱼

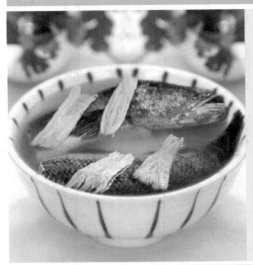

|配方| 生鱼1条，枸杞子5克，红枣10克，黄芪5克，盐5克，味精3克，胡椒粉2克

|制作|

1. 将生鱼宰杀，去内脏，洗净，斩成两段；红枣、枸杞子泡发；黄芪洗净。

2. 锅中加油烧至七成热，下入鱼段稍氽后，捞出沥油。

3. 再将鱼、枸杞子、红枣、黄芪一起装入炖盅中，加适量清水炖30分钟，加入调味料即可。

药膳功效 黄芪可补气健脾、助血运行，枸杞子可滋阴补血、补益肝肾，红枣可益气补血，生鱼可补虚益气、疗伤生肌。本品对气血亏虚引起的月经不调有很好的食疗效果。

疗养药膳 金针生地鲜藕汤

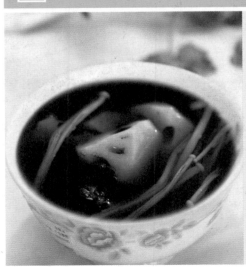

|配方| 金针菇150克，生地10克，鲜藕200克，盐1小匙

|制作|

1. 将金针菇用清水洗净，泡发后捞起沥干；生地洗净，备用。

2. 将莲藕削皮，洗净，切块，放入锅中，加4碗水，再放入生地，以大火煮开，转小火续煮20分钟。

3. 最后加入金针菇，续煮3分钟，起锅前加盐调味即可。

药膳功效 金针菇具有良好的疏肝解郁、清热凉血的作用；生地有清热生津、补血止血的功效，鲜藕能滋阴清热、凉血止血，对虚热型月经先期、经量过多的患者有很好的食疗作用，还能养心安神、滋阴补血，有助于改善生理性贫血。

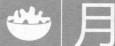 # 月经后期

月经周期延后7天以上，甚至3~5个月，并持续两个周期以上者，称为"月经后期"。中医学认为，月经后期有虚实之分，虚者大多由于血虚、肾虚、虚寒造成精血不足，血海不能如期满溢而月经来迟；实者多因忧多抑郁或外感寒邪引起血寒、气滞，从而导致气血运行迟滞，血海无法如期满溢而致经迟。经常艾灸关元穴、肾俞穴可有效改善此病。

【证型分析】

1. 血虚型： 月经周期延后，经量少，经色红、质清，小腹有镇痛或晕眩，心悸失眠，面色萎黄，舌质淡，脉细弱。

2. 肾虚型： 经期延后，经量少，经色黯、质稀或带下稀，腰腿酸软，头昏耳鸣，面色灰暗或有暗斑，舌淡、苔白，脉沉细。

3. 血寒型： 经期延后，经量少，经色淡、质稀，小腹隐痛，喜温喜按，腰酸乏力，大便溏、小便清，舌淡、苔白，脉沉细。

4. 气滞型： 经期延后，经量少或正常，经色黯，时有血块，小腹胀痛，经前乳房胀痛，精神沉郁，舌红或正常、苔白或黄，脉弦或弦数。

【饮食原则】

1. 血虚型患者应选择补益气血的药材和食材，如当归、熟地黄、白芍、益母草、鸡血藤、龙眼肉、猪肝、猪心、红糖、干荔枝等。

2. 肾虚型患者应选择具有补肾、调经、固冲功效的药材和食材，如枸杞子、杜仲、熟地黄、山茱萸、人参、当归、山药、炙甘草等。

3. 血寒型患者应选择温经散寒的药材和食材，如艾叶、干姜、炮姜、吴茱萸、川芎、肉桂、当归、羊肉、牛肉、茼蒿、洋葱等。

4. 气滞型患者应选择行气活血的药材和食材，如香附、元胡、木香、柴胡、枳实、佛手、川芎、山楂、木耳、红酒等。

5. 患者经期忌食寒凉生冷食物，如凉拌菜、西瓜、绿豆等食物，以免经脉壅滞、血行不畅。

【民间小偏方】

1. 血虚型月经后期： 白芍、熟地黄、半夏、当归、川芎各6克，陈皮3克，人参4.5克，白术9克，加水共煎，每日1剂，日服2次。

2. 血寒型月经后期： 羊肉150克，干姜30克。羊肉切块洗净，与干姜共炖至肉熟烂，放入葱、花椒面、盐、味精即可食服。

疗养药膳 党参老母鸡汤

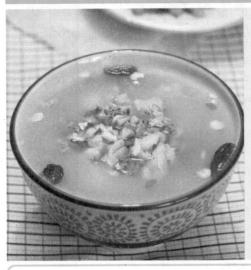

|配 方| 党参20克，枸杞子、红枣各少许，老母鸡1只，盐3克，姜少许

|制 作|
1. 将老母鸡洗净，切块；枸杞子、红枣、党参洗净；姜洗净，切丝。
2. 锅内注水，放入老母鸡、党参、枸杞子、红枣、姜丝一起炖煮。
3. 汤煮至熟时，加入盐调味，起锅装碗即可。

药膳功效 党参可益气补虚，红枣既补气又养血，老母鸡大补元气、补虚生血。三者搭配炖汤食用，可改善因气血生化无源引起的血虚型月经不调，对经期延后、经量少、颜色淡者有很好的食疗效果。

疗养药膳 当归羊肉汤

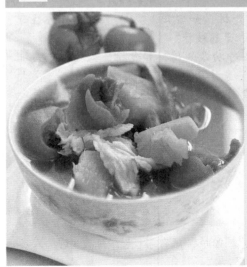

|配 方| 当归35克，羊肉500克，姜1段，盐2小匙

|制 作|
1. 将羊肉汆烫，捞起冲净；姜洗净，切段微拍裂。
2. 将当归洗净，切成薄片。
3. 将羊肉、生姜盛入炖锅，加6碗水，以大火煮开，转小火慢炖1小时；加入当归续煮20分钟，加盐调味即可。

药膳功效 当归既能补血又能活血，可促进血液循环，对血瘀或血虚引起的月经不调均有疗效；羊肉具有暖胃祛寒、增加身体御寒能力的作用，可改善寒凝血瘀引起的闭经。两者搭配，还能散寒止痛，改善腹部冷痛、腰膝酸软等症状。

疗养药膳 柴胡菊花枸杞茶

|配 方| 柴胡10克，枸杞子10克，杭菊5克，砂糖适量

|制 作|

1. 将柴胡放入煮锅，加500毫升水煮开，转小火续煮约10分钟。

2. 将陶瓷杯用热水烫过，再将枸杞子、菊花、砂糖放入，取柴胡汁冲泡，约泡2分钟即可。

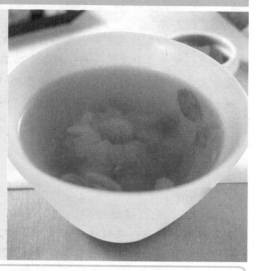

药膳功效 柴胡可疏肝理气、解郁安神，枸杞子可滋补肝肾，菊花泻肝火。三者搭配煎水服用，对肝气不顺、郁结化热引起的月经来潮推迟，伴有经前烦躁易怒、乳房或胸胁胀痛者有一定的辅助治疗效果。

疗养药膳 川芎肉桂姜茶

|配 方| 川芎10克，肉桂姜茶包1包，老姜片、黑糖姜母汁各少许，糖包1包

|制 作|

1. 将川芎洗净，放入平底锅中，加水适量，大火煮开，转小火煎煮10分钟，捞去药渣，留汁。

2. 再将老姜片及黑糖姜母汁放锅中，煮沸后倒入装有肉桂姜茶的玻璃壶。

3. 加盖浸泡3～5分钟，附上糖包即可。

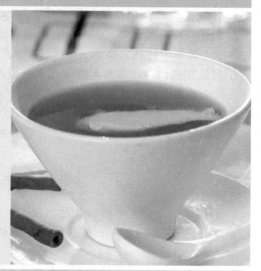

药膳功效 川芎可行气活血、调经止痛，有"血中气药"之誉，可治疗各种血瘀型病症；肉桂补元阳、暖脾胃、除积冷、通血脉；老姜片温经散寒。三者合用，既活血化瘀，又散寒止痛，对寒凝血瘀所致的月经后期、经期小腹冷痛者有疗效。

月经先后不定期

所谓月经先后不定期，是指月经提前7天以上或延后7天以上，并且连续3个周期以上的现象。中医学认为，月经先后不定期是由肝肾功能失常，冲任失调，血海蓄溢无常造成，主要分为肝郁和肾虚两种证型，因此治疗本病也应以调肝、理脾、益肾为主。月经先后无定期若伴有经期紊乱及经量增多，常可发展为更为严重的崩漏。

【证型分析】

1. 肝郁型：是指情绪抑郁，肝气郁结，导致月经不调，月经来潮先后不定。患者月经有时提前，有时延后，量时多时少，或有血块，色黯或紫，经行受阻，乳房、小腹胀痛，胸腹满闷，喜叹息，嗳气食少，苔白或黄，脉弦。

2. 肾虚型：指月经先后不定，经量少，颜色黯淡、质清，腰骶酸痛，夜尿频多，头晕耳鸣，舌淡暗、苔白，脉细弱。

【饮食原则】

1. 肝郁型患者，应选择砂仁、佛手、山楂、香附、郁金、益母草、当归、合欢皮、白芍、柴胡、玫瑰花、茉莉花、金针菜、鳝鱼、动物肝脏、枸杞子、芹菜等。

2. 肾虚型患者，应选择滋阴补肾、活血化瘀的药材和食材，如首乌、熟地黄、山茱萸、鹌鹑肉、鸽肉、乌鸡、牛肉、甲鱼、墨鱼、龟肉、鲍鱼、海参、牡蛎、黑豆、芝麻、核桃、桑葚、葡萄、樱桃、板栗等。

3. 月经期应增加维生素和微量元素的摄入。维生素B_6可减轻焦虑，食物来源有肉类、全谷类、绿叶蔬菜等。

4. 患者平常忌吃冰镇食物，如冰激凌、冷饮、冰镇水果等。少吃寒凉生冷食物，如凉拌菜以及西瓜、绿豆、苦瓜等寒性食物，以免经脉壅滞、血行不畅，加重月经不调症状。

【民间小偏方】

1. 肝郁型：柴胡、香附、丹皮、白术、栀子各9克，赤芍、当归、茯苓各12克，甘草6克，苍术10克，益母草15克，加水共煎，分3次饮服，每日1剂，可疏肝解郁、养血调经。

2. 肾虚型：川芎、炙甘草、山萸肉各6克，艾叶、白芍、当归、小茴香、制附子（先煎）各9克，党参15克，阿胶10克，加水共煎，分3次饮服，每日1剂。

疗养药膳 佛手瓜白芍瘦肉汤

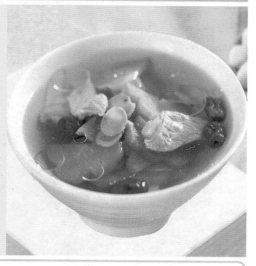

|配方| 鲜佛手200克，白芍20克，猪瘦肉400克，蜜枣5颗，盐3克

|制作|

1. 将佛手洗净，切片，汆水。
2. 将白芍、蜜枣洗净；瘦猪肉洗净，切片，飞水。
3. 将清水800毫升放入瓦煲内，煮沸后加入以上用料，大火开滚后，改用小火煲2小时，加盐调味。

药膳功效 佛手可疏肝解郁、理气和中、活血化瘀，可用于肝郁气滞所致的月经来潮先后不定，郁郁寡欢、乳房或胸胁胀痛、食小腹胀、心神不安、失眠等症；白芍可补血、柔肝、止痛。两者合用，可增强药效。

疗养药膳 补肾乌鸡汤

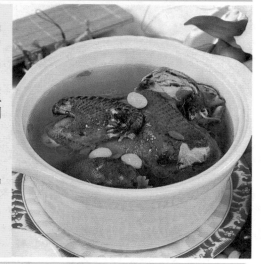

|配方| 杜仲、菟丝子、桑寄生、山药、白果各10克，枸杞子5克，乌鸡肉300克，盐3克，姜2克

|制作|

1. 将乌鸡肉洗净，切块；杜仲、菟丝子、桑寄生、山药、白果和枸杞子分别洗净沥干；姜洗净，去皮切片。
2. 将全部材料放入锅中，倒入适量水，加盐拌匀。
3. 用大火煮开，转小火炖约30分钟即可。

药膳功效 杜仲、菟丝子、桑寄生均可滋补肝肾、理气安胎，对肾虚引起的先兆流产、月经不调、习惯性流产的患者均有很好的食疗效果。患者症见阴道少量出血、腰膝酸软、神疲乏力、头晕耳鸣等。

疗养药膳 韭菜花炖猪血

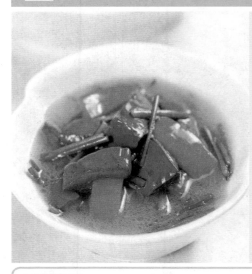

|配 方| 韭菜花100克，猪血150克，红甜椒1个，蒜片10克，豆瓣酱20克，盐5克，味精2克，上汤200克

|制 作|

1. 将猪血切块，韭菜花洗净切段，红甜椒洗净切块。

2. 将锅中水烧开，放入猪血焯烫，捞出沥水。

3. 油烧热，蒜、红甜椒爆香，加入猪血、上汤及豆瓣酱、盐、味精煮入味，再加入韭菜花即可。

药膳功效 韭菜花具有补肾温阳、健脾和胃的功效，常食可改善因肾虚引起的月经先后不定、腰酸腰痛、夜尿频多症状；猪血养肝补血，常食可改善因月经引起的生理性贫血；两者搭配食用，可加强食疗效果。

疗养药膳 柴胡疏肝茶

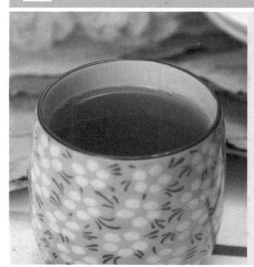

|配 方| 柴胡15克，香附10克，白芍10克，郁金5克

|制 作|

1. 将柴胡、香附、白芍、郁金均洗净。

2. 将柴胡、白芍、香附先放入锅中，加水600毫升，大火煮开后转小火续煮10分钟，再放入郁金，续煮3分钟即可关火。

3. 滤除药渣，即可饮用。

药膳功效 柴胡入肝经，能疏肝行气、解郁安神；香附疏肝理气、调经止痛，是治疗肝气郁滞引起的妇女月经不调、痛经、闭经的主药；白芍柔肝止痛、养血补虚；郁金行气解郁。四者搭配同用，可加强疏肝理气、活血调经的效果。

月经过多

　　月经周期基本正常，但经量较以往明显增多者，称为月经过多，类属排卵型功能失调性子宫出血。一般来说，正常的经血为20~60毫升，超过80毫升乃月经过多。中医学认为，冲任不固，经血失于制约是导致经血过多的病因，可分为气虚、血瘀和血热三型。治疗以滋阴清热和温经固涩为原则。

【证型分析】

1. 气虚型： 经行量多，色淡、质清，神倦体乏，面色苍白，气短言少，小腹空坠，舌淡、苔薄，脉细弱。

2. 血瘀型： 月经量多，颜色紫暗，有血块，经行腹痛，或时常小腹胀痛，舌质紫暗，有瘀点，脉涩。

3. 血热型： 经行量多，色鲜红或深红，质稠或有血块，口渴心烦，尿黄便结，舌红、苔黄，脉滑数。

【饮食原则】

1. 气虚型患者应选择补气摄血的药材和食材，如黄芪、党参、西洋参、白术、山药、乌鸡、乳鸽、牛肉、红糖、大枣、猪肚、鲫鱼、小米、干荔枝、龙眼肉、奶类、蛋类等。

2. 血瘀型患者应选择活血化瘀的药材和食材，如当归、益母草、丹参、田七、桃仁、五灵脂、川芎、红花、元胡、墨鱼、甲鱼、乌鸡、鳝鱼、木耳、葡萄、樱桃等。

3. 血热型患者应选择凉血止血的药材和食材，如赤芍、生地、小蓟、槐花、藕节、白茅根、丹皮、茄子、木耳、甲鱼、墨鱼、绿豆、赤小豆、苋菜、马齿苋、木耳菜、马兰头等。忌食羊肉、狗肉、辣椒、花椒等燥热性食物，以免血热妄行，加重出血症状。

【民间小偏方】

1. 气虚型： 羊肝120克，韭菜100克。将羊肝切片，韭菜去杂洗净切段，放入铁锅，明火炒熟即可食用。

2. 血瘀型： 益母草10克，生地黄6克，黄酒200毫升。把黄酒倒入杯中，放入益母草和生地黄，隔水蒸炖20分钟。每日2次，每次50毫升。

3. 血热型： 鸡蛋2个，鸡冠花15~30克，加水2碗共煮，鸡蛋熟后去壳，再放回锅里煮至1碗。每日1次，连服3次。

疗养药膳 黑豆益母草瘦肉汤

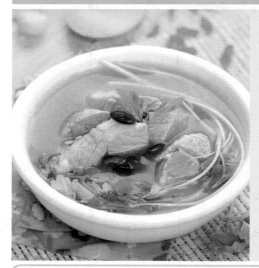

|配方| 瘦肉250克，黑豆50克，薏苡仁30克，益母草20克，枸杞子10克，盐5克，鸡精5克

|制作|
1. 将瘦肉洗净，切件，氽水；黑豆、薏苡仁、枸杞子洗净，浸泡；益母草洗净。
2. 将瘦肉、黑豆、薏苡仁放入锅中，加入清水慢炖2小时。
3. 放入益母草、枸杞子稍炖，调入盐和鸡精即可。

药膳功效 益母草可活血化瘀、清热解毒、调经止痛，是妇科月经病及产后病的要药，故有"益母"之称；黑豆具有解毒利尿、滋阴补肾的功效；薏苡仁清热祛湿、健脾益气；枸杞子可滋阴补肾。四者合用，对血热互结型月经过多症有较好的食疗作用。

疗养药膳 菊叶三七猪蹄汤

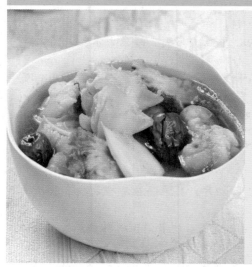

|配方| 三七（鲜品）20克，当归10克，猪蹄250克，蜜枣5枚，盐适量

|制作|
1. 将猪蹄剃去毛，处理干净然后用清水洗净，在沸水中煮2分钟捞出，过冷后，斩块备用。
2. 其他用料洗净，备用。
3. 将全部用料放入锅内，加清水没过所有材料，大火烧沸后，转文火煮2.5～3小时，待猪蹄熟烂后加入盐调味即可。

药膳功效 三七具有活血化瘀、散血止血的作用，既止血又化瘀，药效显著，有止血不留瘀、活血不伤正的特点，尤其适宜出血兼有血瘀者；当归既活血又补血，为补血调经第一药；猪蹄可益气补血、养血美容，气血亏虚的女性可常食用。

疗养药膳 小蓟生地饮

|配方| 小蓟15克，生地20克，金银花10克

|制作|
1. 将小蓟、生地、金银花均洗净。
2. 将小蓟、生地先放入锅中，加水600毫升，大火煮开后转小火续煮5分钟，再放入金银花，续煮1分钟即可关火。
3. 滤出药汁，即可饮用。

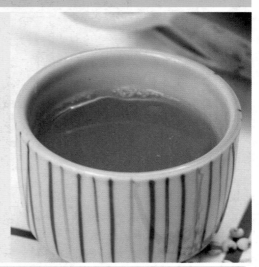

药膳功效 小蓟可凉血止血、祛瘀消肿，对各种血热型出血症均有疗效；生地具有清热凉血、益阴生津之功效；金银花可清热解毒。三者同用，既能活血止血，还能清热凉血，对血热妄行引起的月经过多、经期延长等均有很好的疗效。

疗养药膳 洋参炖乳鸽

|配方| 乳鸽1只，西洋参片40克，淮山50克，红枣8个，生姜10克，盐3克

|制作|
1. 将西洋参略洗；淮山洗净，加清水浸半小时，切片；红枣洗净；乳鸽去毛和内脏，切块。
2. 把全部用料放入炖盅内，加适量沸水，盖好，隔水文火炖3小时。
3. 加盐调味即可。

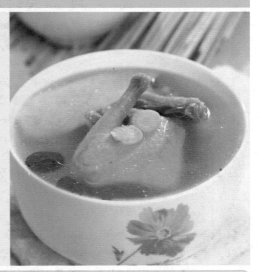

药膳功效 乳鸽益气养血、滋补肝肾；西洋参益气补血、生津止渴；淮山药是药食两用的补气佳品，可补肺、脾、肾三脏；红枣益气补血。以上四者搭配炖汤食用，对气虚导致的月经量过多有很好的改善作用。

月经过少

月经周期正常，经量减少或行经时间不足两天，甚至点滴即净，均称为"月经过少"。一般来说，经量少于20毫升即为月经过少。中医学认为，月经过少有虚实之分，虚者多由于素体羸弱、精亏失血，或伤脾伤肾致使血海亏虚，经量减少；实者多因瘀血内停，或痰湿堵塞，经脉受阻而导致血行不畅，经量减少。临床主要分为血虚、肾虚、血瘀、痰湿四型。

【证型分析】

1. **血虚型**：经量减少或点滴即净，色淡、质稀，头晕眼花，面色萎黄，心悸乏力，小腹隐痛，舌淡，脉细。

2. **肾虚型**：经量减少，色黯、质稀，头昏耳鸣，腰腿酸软，足跟痛，或小腹发冷，夜尿多，舌淡，脉沉弱或沉迟。

3. **血瘀型**：经量减少，色紫有血块，小腹胀痛，血块排出后减痛，舌紫，或有瘀斑，脉沉弦或沉涩。

4. **痰湿型**：经量少，色淡、质黏腻如痰，体胖，胸闷、恶心，带多黏腻，舌胖、质白腻，脉滑。

【饮食原则】

1. 血虚型患者应选择补益气血的药材和食材，如当归、大枣、熟地黄、米酒、红酒、乌鸡、乳鸽、土鸡、鳝鱼、墨鱼、甲鱼、牛肉、红糖、小米、干荔枝、龙眼肉、蛋类等。

2. 肾虚型患者可选择枸杞子、何首乌、山药、生地、熟地黄、桑葚、葡萄、银耳、木耳、猪腰、干贝、蛤蜊、甲鱼等滋阴补肾的药材和食材。

3. 血瘀型患者可选择川芎、桂枝、山楂、鸡血藤、香附、益母草、当归、玫瑰花、泽兰、元胡、红糖、米酒、红酒、红糖、螃蟹等。

4. 痰湿型患者可选择健脾祛痰湿的药材和食材，如白术、茯苓、山楂、荷叶、陈皮、橘子、薏苡仁、萝卜、杏仁、芹菜、马蹄、冬瓜等。

【民间小偏方】

1. 人参、白芍、生地黄、当归、川芎、炙甘草、童便炒香附各3克，加水共煎，以大枣、生姜做引，可补气补血，对营血气虚者有一定的功效。

2. 滑石0.6克，甘草1.5克，半夏2.4克，当归、陈皮、川芎、白茯苓、枳实、童便炒香附各3克，加水共煎，以生姜为引，可化痰利湿。

疗素药膳 药材蒸土鸡

|配方| 土鸡1只，党参30克，红枣20克，薏苡仁50克，枸杞子20克，板栗100克，盐5克，味精3克

|制作|
1. 党参洗净，切段；红枣泡发；薏苡仁洗净；枸杞子去杂质；板栗剥壳去皮，备用。
2. 将土鸡宰杀去毛，去内脏洗净，放入沸水中烫去血污，备用。
3. 将所有的原材料转入钵中，调入调味料，用大火蒸约3小时，取出即可食用。

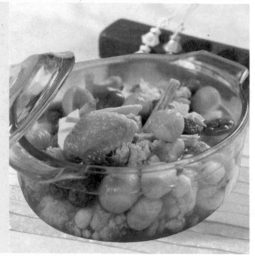

药膳功效 党参是补气健脾、补肺生津之佳品；土鸡可益气养血、补虚强身；红枣可益气补血；薏苡仁健脾祛湿、清热解毒；枸杞可滋补肝肾；板栗能补肾气。以上几味搭配，对气虚经血生化无源引起的经量过少、颜色淡的患者有很好的改善作用。

疗素药膳 首乌黄芪鸡

|配方| 何首乌、黄芪、菟丝子、覆盆子、益母草各15克，当归、刘寄奴、白芍各9克，茯苓8克，川芎6克，鸡1 500克，葱、盐、姜各10克，料酒20毫升

|制作|
1. 将鸡处理干净；姜去皮，洗净，拍松；葱洗净，切段。
2. 将全部药材洗净，装入纱布袋。
3. 将鸡肉和纱布袋放入炖锅内，加入3 000毫升水，置大火上烧沸，改用小火炖1小时后加入葱段、盐、姜、料酒即可。

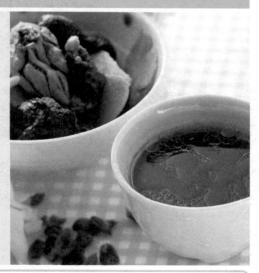

药膳功效 何首乌可补血养肝、补肾；黄芪、茯苓可健脾补气；菟丝子、覆盆子是补肾助阳的良药；益母草、刘寄奴、川芎均可活血、调经、止痛；当归、白芍可补血；鸡肉可益气补虚。本品对气虚、血瘀、肾虚三个证型的月经过少患者均有食疗作用。

疗兼药膳 川芎鸡蛋汤

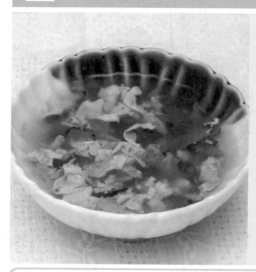

|配方| 川芎15克，鸡蛋1个，米酒20毫升，精盐适量

|制作|

1. 将川芎洗净，浸泡于清水中约20分钟，泡发备用。

2. 将鸡蛋打入碗内，可适当放些精盐，拌匀，备用。

3. 起锅，倒入适量清水，再放入川芎，以武火煮滚后倒入鸡蛋，转文火，蛋熟后加入米酒即可。

|药膳功效| 川芎既能活血，又能行气，被称为"血中气药"，能"调经下水，中开郁结"，尤其擅长治疗气滞血瘀引起的妇女月经病，为妇科活血调经的要药；米酒既活血又补血；鸡蛋可益气补虚。三者合用，可加强活血调经的功效。

疗兼药膳 山楂二皮汤

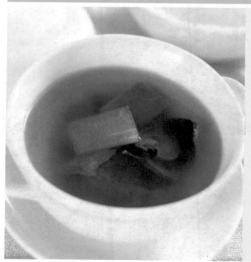

|配方| 山楂20克，柚子皮15克，陈皮10克，白糖20克

|制作|

1. 将山楂洗净。

2. 将陈皮、柚子皮均洗净，切块备用。

3. 锅内加水适量，放入山楂片、陈皮、柚子皮，文火煮沸15～20分钟，去渣取汁，调入白糖即成。分成2次服用。

|药膳功效| 山楂既可活血化瘀，还可行气消食，对气滞血瘀引起的痛经、腹胀有很好的疗效，陈皮、柚子皮均具有行气止痛的功效，对肝郁气滞型痛经有很好的效果，可改善经期腹痛、胸胁胀痛或刺痛、口苦胸闷、食积腹胀等症状。

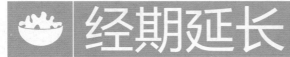

经期延长

经期延长，即指月经周期正常，但行经时间超过7天甚至淋漓半月才干净者，也称为"经事延长"等。中医学认为，经期延长多因气虚不能固摄冲任，血热扰乱血海，血行不畅所致，临床以气虚、血热、血瘀为多见，治法以益气养血、清热补肾为原则。西医学中的排卵性功能失调性子宫出血病的黄体萎缩不全、盆腔炎、子宫内膜炎、子宫内膜息肉等疾病及宫内节育环所引起的经期延长均可参照本病治疗。

【证型分析】

1. 气虚型：经期延长，量多、色淡、质稀，神倦体乏，气短懒言，面色苍白，小腹空坠，舌淡、苔白，脉缓弱。

2. 血热型：经期延长，量少、色鲜红、质稀，无血块，咽干口燥，潮热腮红，手足心热，舌红、苔少，脉细数。

3. 血瘀型：经期延长，量时多时少，色紫有块，经行小腹疼痛拒按，舌紫或有瘀点，脉弦涩。

【饮食原则】

1. 气虚型患者大多由脾气虚弱、脾不统血引起，治疗应补气健脾，可选择黄芪、党参、山药、白术、猪肚、土鸡、乌鸡、小米、瘦肉类、鱼类、奶类、蛋类等食物。

2. 血热型患者宜选择清热凉血的药材和食材，如赤芍、生地、丹皮、白茅根、竹叶、芹菜、茄子、油菜、苋菜、马齿苋、赤小豆、冬瓜、茭白等。

3. 血瘀型患者应选择活血化瘀、调经止血的药材和食材，如益母草、田七、香附、五灵脂、当归、川芎、桃仁、红花、鸡内金、山楂、乌鸡、墨鱼、鳝鱼等。

4. 长期经期延长的患者大多因失血过多有贫血现象，因此，在月经过后，可适当补血，可选择紫米、红豆、菠菜、动物肝脏、大枣、葡萄、米酒、牛肉、鸽肉、鳝鱼等补血食物。

【民间小偏方】

1. 黄芪、当归、陈皮、白芍、白术、苍术各3克，生地、炙甘草各9克，柴胡6克，熟地黄15克，加水共煎，每日1剂，日服2次，可补中健脾。

2. 益母草、小蓟（全草）各60克，洗净，加水共煎，去渣再煎至浓稠即可饮服，此偏方对由血瘀所致的经期延长者有一定的功效。

疗养药膳 田七鸡蛋汤

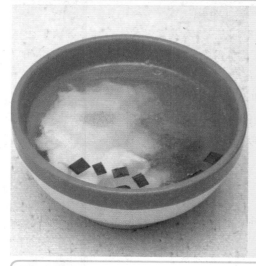

|配方| 鸡蛋1个，田七10克，盐少许

|制作|

1. 将田七洗净，锅置火上，倒入适量清水，将田七加水煮片刻，捞起，沥干。
2. 另起锅，倒入适量水，待烧开后，打入鸡蛋，煮至熟。
3. 将田七放入锅中，待再次煮沸后，调入盐，拌匀即可。

药膳功效 田七具有活血化瘀、散血止血的作用，鸡蛋有益气补虚的功效。两者合用，对血瘀型月经不调、经期延长、月经色暗、有血块、经期小腹痛者有很好的食疗效果。

疗养药膳 国药炖乌鸡汤

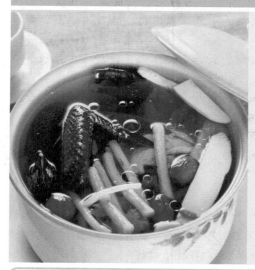

|配方| 乌鸡1只，党参、淮山各10克，当归片6克，枸杞子、红枣各5克，盐3克，胡椒粉2克，姜10克

|制作|

1. 将党参洗净，切段；当归片、红枣、淮山、枸杞子洗净；姜洗净，切片；乌鸡处理干净，锅上火，爆香姜片，注入适量清水，水沸后下乌鸡稍焯去血水。
2. 砂锅上火，倒入清汤，放进焯好的乌鸡及党参、枸杞子、淮山、当归、红枣，大火炖约2个小时，加盐、胡椒粉调味即可。

药膳功效 《本草纲目》中记载：乌骨鸡有补虚强身，益产妇，治妇人崩中带下及一些虚损诸病的功用，还能改善女性缺铁性贫血；党参、淮山可益气健脾；当归可补血调经；枸杞子、红枣可益气养血。搭配炖汤食用，对气虚型经期延长者有疗效。

疗养药膳 益母草煮西芹

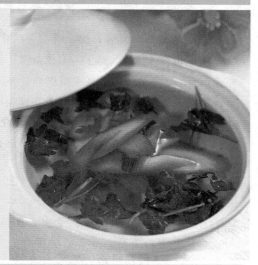

|配方| 益母草10克，西芹300克，料酒10毫升，盐3克，味精2克，姜5克，葱10克，芝麻油15毫升

|制作|

1. 将益母草洗净，切成3厘米长的段，放入锅内，加500毫升水，煮25分钟后过滤，留汁液；芹菜、葱切段，姜切片。

2. 将芹菜、益母草液、姜片、葱段、料酒同放炖锅内，加水1 500毫升，置武火上浇沸。

3. 转文火煮25分钟，加入盐、味精、芝麻油即成。

药膳功效 益母草能活血化瘀、调经止痛、清热解毒，芹菜能清热利水。二者配伍同食，对血瘀型或血热型经期延长者有较好的疗效。

疗养药膳 竹叶茅根茶

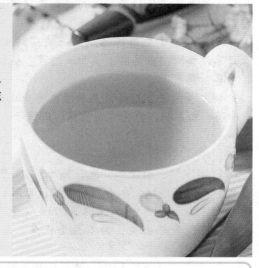

|配方| 鲜竹叶、白茅根各15克

|制作|

1. 将鲜竹叶、白茅根洗净，备用。

2. 将鲜竹叶、白茅根放入锅中，加水600毫升，煮开后转小火煮10分钟，滤渣即可饮用。

药膳功效 竹叶可清热泻火、生津利尿，白茅根可清热利尿、凉血止血。二者配伍，对血热型经期延长者有一定的疗效。此外，本品对湿热引起的尿痛、尿急、尿频、尿黄或血尿也有较好的疗效。

经间期出血

月经周期基本正常，但在两次月经中间（在周期的第12～16天）出现周期性的少量阴道出血（出血持续2～3日或数日）者即为"经间期出血"，相当于西医学"排卵期出血"。患者还可伴有腰酸腰痛，小腹两侧或一侧胀痛等症状。若出血量增多，出血期延长，不及时治疗，则容易导致崩漏。中医学认为，本病多由肾阴不足、脾气虚弱、湿热扰乱、瘀血壅滞引起阴阳转化不协调所致，临床可分为肾阴虚、血瘀、湿热三型。治疗当以健脾补肾，清热祛湿为主。

【证型分析】

1. 肾阴虚型：经间期出血，量少、色鲜红、质稠，头晕、腰酸，夜寐不宁，烦热，便艰尿黄，舌红、苔少，脉细数。

2. 血瘀型：经间期出血，色紫有血块，小腹疼痛拒按，情志抑郁，胸闷，舌紫有瘀点，脉细弦。

3. 湿热型：经间期出血，色深红、质稠，平时带下多色黄，小腹时痛，神倦体乏，胸闷烦躁，咽干口苦，尿短赤，舌红、体黄，脉细弦或滑数。

【饮食原则】

1. 肾阴虚型患者宜选择滋阴补肾的药材和食材，如熟地黄、女贞子、黄精、百合、墨旱莲、枸杞子、山药、桑葚、黑豆、黑芝麻、猪蹄、猪肾、银耳、葡萄、樱桃、猕猴桃、马蹄、莴笋、甘蔗等。

2. 血瘀型患者宜选择活血止血的药材和食材，如三七、丹参、赤芍、茜草、益母草、香附、五灵脂、当归、川芎、桃仁、红花、鸡内金、山楂、墨鱼、鳝鱼、木耳、芹菜等。

3. 湿热型患者宜选择清热利湿、凉血止血的药材和食材，如生地、丹皮、玄参、赤芍、白茅根、槐花、马齿苋、川楝子、黄连、莲藕、苋菜、绿豆、薏苡仁等。

【民间小偏方】

1. 肾阴虚型：南粳米50克，熟地黄150克，冰糖适量。将熟地黄洗净捣烂，与粳米、冰糖入砂锅，加水煮成稀粥，日服2～3次。

2. 血瘀型：鸡蛋4个，紫珠菜200克（干品减半）。将紫珠菜洗净与鸡蛋入瓦锅加水共煎，蛋熟去皮，再煮至蛋色变黑。每次服鸡蛋1个，每日2次，连服100个为1个疗程。

3. 湿热型：薏苡仁30克，绿豆50克，猪大肠250克。将大肠洗净，薏苡仁、绿豆浸泡洗净，装入肠内加少量水，扎紧两端，入瓦罐内加水煮熟，每日1剂，连服7～8日。

疗养药膳 百合熟地黄汤

|配 方| 百合、熟地黄各50克，鸡蛋2个，蜜糖适量

|制 作|

1. 将百合、熟地黄洗净。
2. 将鸡蛋煮熟，捞出，去壳备用。
3. 将以上全部用料放入炖盅内，加清水适量，大火煮开后，改小火煲1小时，加入少许蜜糖即可。

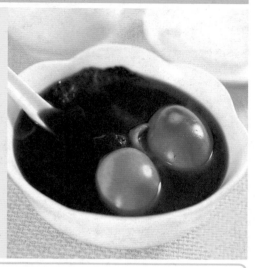

药膳功效 熟地黄具有滋阴补肾、补肝养血的功效；百合可滋阴生津、养心安神；鸡蛋能健脾补气。三者配伍同用，对肾虚型经前期出血，伴有腰膝酸痛、潮热盗汗、五心烦热等症者均有疗效。

疗养药膳 归芪乌鸡汤

|配 方| 当归30克，黄芪15克，红枣6颗，乌鸡1只，盐5克

|制 作|

1. 将当归、黄芪分别洗净；红枣去核，洗净；乌鸡去内脏，洗净，氽水。
2. 将清水2 000毫升放入瓦煲中，煮沸后放入当归、黄芪、红枣、乌鸡，以大火煮开，再改用文火煲2个小时。
3. 加盐调味即可。

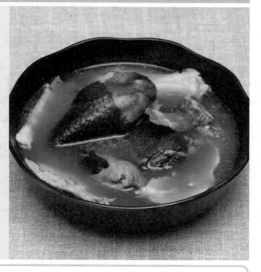

药膳功效 当归甘温质润，既能补血、活血又能调经止痛，为妇科常用药；黄芪可补气健脾；红枣可益气养血；乌鸡可补血调经。四者搭配炖汤食用，对气血亏虚引起的经间期出血、缺铁性贫血者均有食疗效果。

旱莲茜草猪肝汤

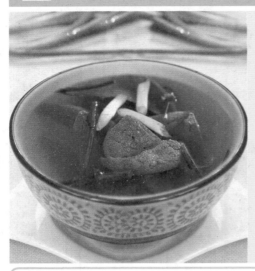

|配 方| 旱莲草5克，猪肝300克，葱1根，盐1小匙

|制 作|

1. 将旱莲草盛锅，加4碗水以大火煮开，转小火续煮10分钟；猪肝冲净，切片。

2. 只取汤汁，转中火待汤再沸，放入肝片，待汤开，即加盐调味熄火；葱洗净，切丝，撒在汤面上即成。

药膳功效 旱莲草具有滋补肝肾、凉血止血的功效，配猪肝，有止血兼补血的作用，对各种出血症均有很好的食疗效果，如月经过多、经前期出血、功能性子宫出血等症都可用此汤品来缓和出血状况，还能改善因出血过多造成的贫血症状。

三七粉粥

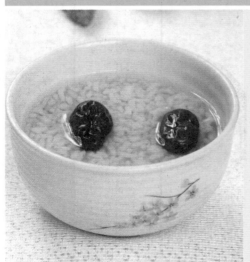

|配 方| 三七粉3克，红枣5枚，粳米100克，红糖适量

|制 作|

1. 将粳米洗净；红枣去核、洗净备用。

2. 将三七粉、红枣、粳米一同放入锅中，加水适量煮粥。

3. 待粥将成时，加入红糖搅拌溶化即可。

药膳功效 三七具有补血止血、活血化瘀的功效；粳米可益气补虚；红枣、红糖均补气养血。四味同用，既止血又补血，可用于辅助治疗血瘀引起的月经过多、经间期出血、功能性子宫出血、崩漏下血等病症。

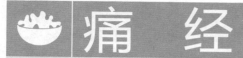

痛 经

　　痛经多发生在月经来潮后的几个小时内，但也会在经前1～2天开始，其症状为小腹胀痛或绞痛，有下坠感，腰酸、易冷，可延伸至会阴、肛门甚至大腿根部，严重者会发生嘴唇发紫发青、脸色苍白、浑身冒虚汗、四肢发软、呕吐、心慌、眼前发黑，甚至晕厥。中医学认为，痛经的发病与肾、肝、脾三脏密切相关，肾气亏虚、气血不足，加上各方面的压力，令肝气郁结，以致气血运行不顺，造成痛经。因此，治疗痛经以补肾、健脾、疏肝、调理气血为主。

【证型分析】

1. 气滞血瘀型：经前或经期小腹胀痛，不能轻按，或按之有硬块，月经量少、经行不畅、颜色暗紫有血块，血块排除后疼痛减轻，常伴有心烦易怒、胸胁胀痛，舌质紫暗，有瘀点。

2. 寒凝胞宫型：经前或经期小腹冷痛，喜暖喜按，痛势较轻，月经量少、颜色淡，患者常伴神疲乏力、畏寒肢冷、食少便稀，舌淡、苔薄白。

3. 气血虚弱型：经期或经后小腹隐痛，或小腹及阴部有空坠感，喜揉按，月经量少质稀，颜色淡，神疲乏力，舌质淡，脉细弱。

4. 肝肾阴虚型：经期或经后下腹隐隐作痛，月经量少，颜色淡，腰骶酸痛，头晕耳鸣，舌质红、苔少，脉沉细。

【饮食原则】

1. 气滞血瘀型患者应选择行气活血的药材和食物，如益母草、香附、五灵脂、当归、川芎、桃仁、红花、鸡内金、萝卜、橘子、山楂、墨鱼、鳝鱼等。

2. 寒凝胞宫型患者应选择散寒除湿、温经通脉功效的药材和食物，如干姜、艾叶、肉桂、吴茱萸、桂枝、茴香、花椒、大葱、韭菜、洋葱、羊肉、狗肉、荔枝、桂圆肉、榴梿、桃子等。

3. 气血虚弱型患者宜补气养血，可选择熟地黄、当归、何首乌、黄芪、党参、猪蹄、牛肉、乌鸡、土鸡、猪肝、猪肚、大枣、桂圆肉等。

4. 肝肾阴虚型患者宜滋阴、补肝肾，可选择枸杞子、何首乌、生地、熟地黄、墨旱莲、桑葚、葡萄、银耳、木耳、猪腰、干贝、蛤蜊、甲鱼、乌龟、椰子等。

5. 痛经者应多食富含维生素C的新鲜蔬菜和水果，积极补充矿物质，研究表明，许多女性在每日摄取适当的维生素、矿物质后，痛经症状得到明显改善。

【民间小偏方】

1. 黄芪、当归各20克，香附15克，乌鸡1只，一起炖汤食用，可治疗气血虚弱型和气滞血瘀型痛经症状。

2. 当归30克，羊肉300克，生姜20克，炖汤食用，可温经散寒、化瘀止痛。

疗养药膳 归参炖母鸡

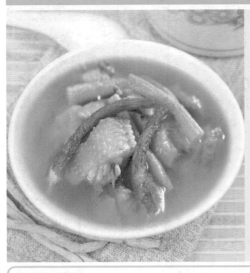

配方 当归15克，党参20克，母鸡1只，葱、姜、料酒、食盐各适量

制作

1. 将母鸡宰杀后，去毛，去内脏，洗净。
2. 将剁好的鸡块放入沸水中焯去血。
3. 加清水，把砂锅放在武火上烧沸，然后再用文火炖至鸡肉烂熟，调入葱、姜、料酒、盐调味即成。

药膳功效 当归补血活血、调经止痛，为补血调经第一药，凡血虚、血瘀、气血不和、冲任不调等引起的月经不调、痛经、闭经诸证，皆可服用；党参可益气补虚；母鸡大补元气。三者搭配炖汤食用，对气血虚弱型痛经有很好的调养效果。

疗养药膳 何首乌炒猪肝

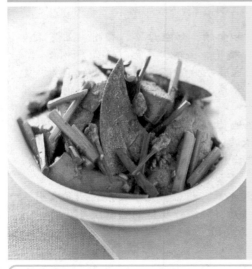

配方 何首乌20克，猪肝300克，韭菜花250克，生粉、盐、香油各适量

制作

1. 将猪肝切片，入开水中汆烫，捞出沥干。
2. 将韭菜花切小段；将何首乌放入清水中煮沸，转小火续煮10分钟后离火，滤取药汁与生粉混合拌匀。
3. 油锅注油，放入沥干的猪肝、韭菜花拌炒片刻，加入盐和香油拌炒均匀，淋入药汁勾芡即可。

药膳功效 何首乌可滋补肝肾、滋阴养血，猪肝可补血，韭菜可补肾滋阴。三者合用，对肝肾阴虚引起的痛经有较好的补益作用。

上汤益母草

|配方| 益母草300克，大蒜10克，瘦肉15克，红椒1个，盐5克，味精4克，鸡精3克

|制作|
1. 将益母草去根洗净，大蒜去皮，红椒切块。
2. 将瘦肉剁碎，大蒜炸香，益母草入沸水中余烫，捞出装盘。
3. 将瘦肉炒香，下入大蒜、红椒、汤、调味料，淋在益母草上即可。

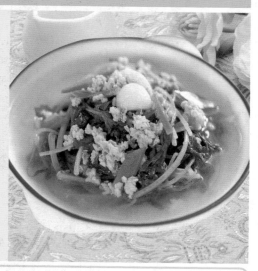

药膳功效 益母草具有活血化瘀、调经止痛的功效，对女性月经不调、痛经、闭经等均有较好的疗效；大蒜可解毒、杀菌、增强抵抗力；瘦肉可益气补虚。三者配伍同用，可加强补虚调经的效果。

艾叶煮鸡蛋

|配方| 新鲜鸡蛋2个，艾叶10克
|制作|
1. 将生鸡蛋用清水冲洗干净，备用；将艾叶洗净，加水熬煮至出色。
2. 将洗净的鸡蛋放入艾水中一起炖煮，约5分钟。
3. 待鸡蛋壳变色后，将其捞出，即可食用。

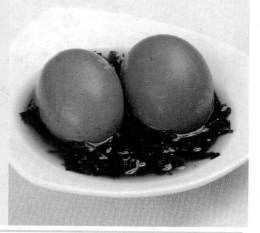

药膳功效 艾叶有理气血、逐寒湿、温经止血、安胎的作用，可治月经不调、痛经、心腹冷痛、久痢、吐衄、下血等症，尤其擅长治疗寒凝胞宫所致痛经、月经不调、胎动不安等症。

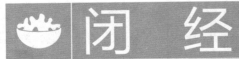

闭经

女子年逾16周岁月经尚未来潮，或月经周期已建立后又中断6个月以上或月经停闭超过3个经期者，称为闭经。前者为原发性闭经，后者是继发性闭经。但有些少女初潮至第二次月经间隔几个月，或一两年内月经不规律，两次月经间隔时间比较长，都不能算闭经，仅是由于生殖器官尚未发育成熟，卵巢的功能还不完善所致，属于正常的生理现象。中医学认为，闭经是由肝肾不足、气血亏虚、血脉失通所致，临床以肾气亏虚、阴虚血燥、气血虚弱、气滞血瘀和痰湿阻滞为多见。

【证型分析】

1. 肾气亏虚型： 年逾16岁尚未行经或初潮偏迟，或由经期延后、经量减少至月经停闭，体弱，发育欠佳，头晕耳鸣，腰腿酸软，夜尿频多，舌淡、苔白，脉沉细。

2. 阴虚血燥型： 经期延后，量少、色红、质稠，渐至经闭不行，烦热，盗汗甚或骨蒸劳热，干咳，舌红、苔少，脉细数。

3. 气血虚弱型： 经期延后，量少、色淡、质薄，渐至经闭不行，神倦体乏，头晕目眩，心悸气短，面色萎黄，舌淡、苔薄，脉细弱或沉缓。

4. 气滞血瘀型： 经闭不行，情志抑郁，乳房胀痛，小腹胀痛拒按，烦躁易怒，舌紫有瘀点，脉涩有力。

5. 痰湿阻滞型： 经期延后，量少、色淡、质稠，渐至经闭，体胖，胸闷，神倦体乏，纳少痰多，带下量多、色白，苔腻，脉滑。

【饮食原则】

1. 加强营养，多食富含糖、蛋白、维生素的食物。

2. 注意补血，常食有补血作用的食物，如蛋类、乳类、豆类、瘦肉类、绿叶蔬菜及水果。

3. 忌暴饮暴食。暴饮暴食会损伤脾胃的功能，使气机不利、血运不行，冲任血少而导致闭经。

4. 忌肥甘厚味，过多食用含有较高蛋白、胆固醇、脂肪食物，容易造成体内营养过剩、脂肪堆积，中医称之为痰湿壅盛、经脉阻塞。太过肥胖会导致经血运行不畅而致闭经。

5. 忌食生冷酸涩食物，生冷会导致血管收缩，血行凝滞，使经血闭而不行，从而发生闭经。

【民间小偏方】

鸡内金30克，山药90克，将之干燥，共研细末，日服1次，每服12克，用黄酒或米酒送服。此方具有益气养血之功效，对气血虚弱型闭经患者有一定的帮助。

疗养药膳 当归熟地烧羊肉

|配 方| 当归、熟地黄各20克，肥羊肉500克，干姜10克，盐、黄酒、酱油各适量

|制 作|

1. 将羊肉用清水冲洗，洗去血水，切成块状，放入砂锅中。
2. 锅内放入当归、熟地黄、干姜、酱油、盐、黄酒等调味料，加入适量清水，没过材料即可。
3. 开大火煮沸，再改用小火煮至羊肉熟烂即可。

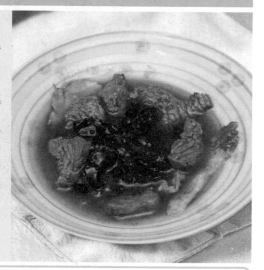

药膳功效 当归既补血又活血，对血瘀或血虚引起的闭经均有疗效；熟地黄可补血、养肝、补肾；羊肉能温经祛寒，可改善寒凝血瘀引起的闭经。三者搭配，能活血化瘀、散寒止痛，改善月经不调、贫血、腹部冷痛、四肢冰凉、腰膝酸软等症状。

疗养药膳 参归枣鸡汤

|配 方| 党参15克，当归15克，红枣8枚，鸡腿1只，盐2小匙

|制 作|

1. 将鸡腿剁块，放入沸水中汆烫，捞起冲净。
2. 将鸡肉、党参、当归、红枣一起入锅，加7碗水以大火煮开，转小火续煮30分钟。
3. 起锅前加盐调味即可。

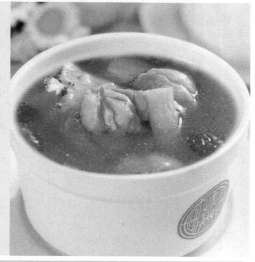

药膳功效 本品有补血活血、调经理带的作用，可改善因贫血造成闭经、月经不调、量少等症状。党参、当归配伍可补气养血，促生红细胞，增强机体的造血功能，红枣可补益中气、养血补虚。

疗养药膳 川芎桃仁青皮饮

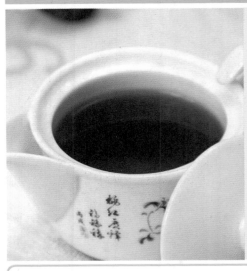

|配方| 川芎、香附、桃仁、吴茱萸、生地黄、白芍各15克，红花、青皮各8克
|制作|
1. 将所有材料洗净，先将川芎、生地、桃仁、白芍、吴茱萸放入锅中，加水700毫升。
2. 锅置火上，大火煎煮开，转小火煮至药汁为400毫升，再放入青皮、红花、香附续煮5分钟即可关火。
3. 再煎煮一次，滤去药渣，将两次的药汁对匀，分2次服用，每日1剂。

药膳功效 川芎、香附均能活血化瘀、行气止痛，吴茱萸可暖宫行气，白芍有较好的补血止痛效果，桃仁、红花活血化瘀，青皮破气逐瘀。以上几味配伍同用，既行气又活血，对治疗气滞血瘀型闭经有很好的疗效。

疗养药膳 玫瑰调经茶

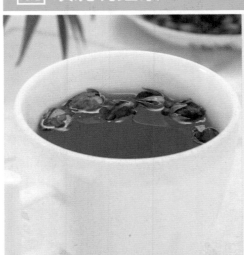

|配方| 玫瑰花7~8朵，益母草10克
|制作|
1. 将玫瑰花、益母草略洗，去除杂质。
2. 将玫瑰花及益母草放入锅中，加水600毫升，大火煮开后再煮5分钟。
3. 关火后倒入杯中即可饮用。

药膳功效 玫瑰花具有疏肝解郁、活血通经的功效，对心情抑郁而造成中枢神经系统功能受抑制，使卵巢功能紊乱而致闭经的患者有一定的食疗效果。益母草活血通经，可改善气滞血瘀引起的月经紊乱、闭经、乳房胀痛等症状。

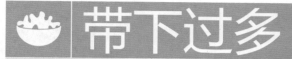

带下过多

　　所谓带下过多，是指带下量明显增多，色、质、气味异常，或伴有局部及全身症状的疾病，与带下过少合称"带下病"。中医学认为，带下过多是由湿邪伤影响任、带，以致任脉不固、带脉失约所造成。湿邪有内外之分，外湿多由外因而感受湿热毒虫之邪；内湿一般是脾虚失运、肾阳亏虚所致。临床分为肾阳虚、脾虚、湿热下注、阴虚夹湿和热毒蕴结。

【证型分析】

1. 肾阳虚型：带下量多，质稀如水，淋漓不断，腰酸如折，小腹冷感，尿频或夜尿多，便溏，舌淡、苔白，脉沉迟。

2. 脾虚型：带下量多，色白或黄、质稀，如涕如唾，无臭，淋漓不断，面色苍白或萎黄，神倦体乏，纳少便溏，四肢水肿，舌淡、苔白或腻，脉细缓。

3. 湿热下注型：带下量多，色黄或呈脓性、质稠，有臭气，或带下色白质黏，外阴瘙痒，口苦而腻，胸闷，小腹作痛，尿短赤，舌红、苔黄腻，脉滑数。

4. 阴虚夹湿型：带下量多，色黄或赤白相兼、质稠，有气味，阴部灼热或瘙痒，头晕目眩，五心烦热，腰腿酸软，咽干口燥，寐少多梦，舌红、苔少或黄腻，脉细数。

5. 热毒蕴结型：带下量多，黄绿如脓，或赤白或五色夹杂，质黏，有臭气，烦热头晕，咽干口苦，腰骶酸痛，小腹疼痛，便干结、尿赤短，舌红、苔黄或黄腻，脉滑数。

【饮食原则】

1. 带下过多患者应多食具有健脾温肾、培元固下作用之物，如扁豆、蚕豆、豇豆、淮山药、栗子、莲子、榛子、芡实、黑木耳、胡桃肉、白果、米仁、海参、淡菜等。

2. 不宜过度饮食生冷寒凉之物，否则会致使痰湿困脾、水湿不化而成带下，如河蚌、蛤蜊、田螺、蛏子等。

【民间小偏方】

1. 甘草3克，龙胆草9克，双花20克，栀子、丹皮、泽泻各10克，蒲公英、黄檗各12克，生地、车前子、败酱草、土茯苓各15克，加水共煎，日服1剂，连服5剂。可清热利湿、化瘀止带，对湿热下注型带下过多患者有一定的功效。

2. 岗稔根30克，何首乌20克，菟丝子25克，炙甘草、白芷、白芍各10克，海螵蛸、白术各15克，加水共煎，日服3次，可健脾固肾、收敛止带。

疗养药膳 芡实莲子薏苡仁汤

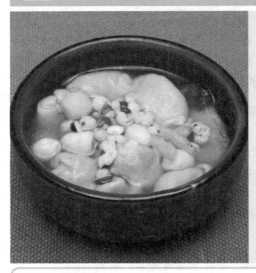

配方 芡实100克，茯苓50克，淮山50克，薏苡仁100克，猪小肠500克，干品莲子100克，盐2小匙，米酒30克

制作

1. 将猪小肠处理干净，放入沸水中汆烫，捞出剪成小段。

2. 将芡实、茯苓、淮山、莲子、薏苡仁洗净，与猪小肠一起入锅，加水至没过所有材料，煮沸后用小火炖约30分钟，快熟时加盐调味，淋入米酒即可。

药膳功效 芡实药性平和，为药食两用佳品，能益肾健脾、收敛固涩、除湿止带，茯苓、淮山、莲子、薏苡仁均可健脾祛湿止带。以上几味配伍，对脾虚或肾虚型带下过多症有较好的食疗作用。

疗养药膳 白果煲猪肚

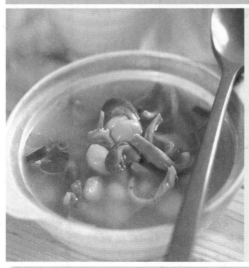

配方 猪肚300克，白果30克，葱15克，姜10克，高汤600毫升，盐20克，料酒10毫升，生粉30克

制作

1. 将猪肚用盐和生粉抓洗干净，重复2~3次后冲洗干净，切条；葱切段、姜去皮切片。

2. 将猪肚和白果放入锅中，加入适量水煮20分钟至熟，捞出沥干水分。

3. 将所有材料一同放入瓦罐内，加入高汤及料酒，小火烧煮至肚条软烂时，加入调味料即可。

药膳功效 猪肚可补气健脾、利湿止带；白果收涩而固下焦，能除湿泄浊，收涩止带，为治疗带下白浊之常用药。两者配伍同用，对脾虚型带下量多质稀、绵绵不断，小腹空坠者有较好的食疗效果。

疗养药膳 覆盆子米粥

|配 方| 大米100克，覆盆子20克，盐适量

|制 作|

1. 将大米洗净，泡发半小时后捞出沥干水分；覆盆子洗净，用纱布包好，置于锅中，加适量清水煎取药液备用。

2. 锅置火上，倒入清水，放入大米，大火煮至米粒开花。

3. 再倒入覆盆子药液同煮片刻，再以小火煮至浓稠状，调入盐拌匀即可。

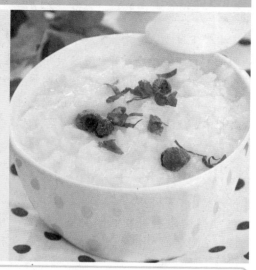

药膳功效 覆盆子可滋补肝肾、固涩止带；大米可健脾补气。两者合用，对肾虚型带下量多、质稀如水、淋漓不断，伴有腰酸腰痛、小腹冷感、尿频或夜尿多者有较好的食疗效果。

疗养药膳 绿豆苋菜枸杞粥

|配 方| 大米、绿豆各40克，苋菜100克，枸杞子5克，冰糖10克

|制 作|

1. 将大米、绿豆均泡发洗净；苋菜洗净，切碎；枸杞子洗净，备用。

2. 锅置火上，倒入清水，放入大米、绿豆、枸杞子煮至开火。

3. 待煮至浓稠状时，加入苋菜、冰糖稍煮即可。

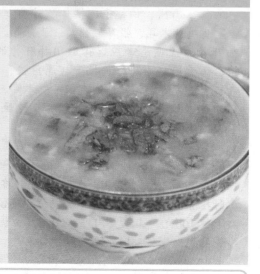

药膳功效 绿豆清热解毒、利尿通淋，可辅助治疗阴道炎、阴道瘙痒以及尿频、尿急、尿痛等尿路感染症状；苋菜可清热利湿、凉血止血，对湿热下注引起的带下过多、阴道炎、阴道瘙痒等均有较好的食疗作用。

带下过少

带下过少，是指带下量明显减少，以致阴中干涩痒痛，甚或阴部萎缩。本病与西医学的卵巢功能早衰、绝经后卵巢功能下降、手术切除卵巢后、盆腔放疗后、严重卵巢炎及长期服用某些药物抑制卵巢功能等导致阴道分泌物减少有关。中医学认为，血枯瘀阻、肝肾亏损是致使带下过少的主因。阴液不足，不能渗润阴道是此病之根本，故治疗应以滋补肝肾为主，佐以养血、化瘀。

【证型分析】

1. 血枯瘀阻型：带下过少甚或全无，阴中干涩、阴痒，面无光泽，晕眩，心悸，失眠，神倦体乏，经行腹痛，色紫有血块，肌肤甲错，小腹有包块，舌暗有瘀点，脉细涩。

2. 肝肾亏损型：带下过少或全无，阴部干涩灼痛，伴阴痒，阴部萎缩，性交疼痛，头晕，胸闷，腰腿酸软，烘热汗出，失眠，便干尿黄，舌红、苔少，脉细数或沉弦细。

【饮食原则】

1. 血枯瘀阻型患者应选择滋阴养血、活血化瘀的药材和食材，如当归、白勺、熟地黄、山药、枸杞子、桃仁、丹参、牛膝、炙甘草、动物血、动物肝脏、瘦肉、乌鸡、木耳、银耳、葡萄、菠菜等。

2. 肝肾亏虚型患者应选择滋阴补肝肾的药材和食材，如熟地黄、何首乌、黄精、山萸肉、山药、枸杞子、鹿角胶、阿胶、麦冬、百合、女贞子、甲鱼、乌龟、干贝、蛤蜊、牡蛎肉、银耳、木耳、葡萄等。

3. 患者应少食辛辣刺激性食物，少吃燥热伤阴的食物，如花椒、桂皮、茴香、羊肉、辣椒等。

【民间小偏方】

1. 丹参15克，红糖适量，水150毫升。将丹参洗净入锅，加水煮至剩约100毫升的水时捞除丹参，放入适量红糖搅匀即可饮服。

2. 粳米100克，山茱萸肉15～20克，白糖适量。将山茱萸洗净去核，与粳米同入砂锅煮粥，粥将熟时加白糖稍煮即可。

3. 熟地黄30克，何首乌20克，枸杞子、桑葚各10克，煎水服用，可滋补肝肾，对肝肾亏损引起的带下过少症有较好的疗效。

疗养药膳 狗脊熟地乌鸡汤

|配方| 狗脊、熟地黄、花生各30克，红枣6颗，乌鸡1只，盐5克

|制作|
1. 将狗脊、熟地黄、花生分别洗净；红枣去核，洗净；乌鸡去内脏，洗净，汆水。
2. 将清水2 000毫升放入瓦煲中，煮沸后放入狗脊、熟地黄、花生、红枣、乌鸡，以大火煮开，改用小火煲3小时，加盐调味即可。

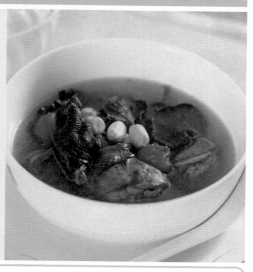

|药膳功效| 熟地黄具有滋补肝肾、滋阴补血的功效；乌鸡可补肾养血、滋养卵巢；花生、红枣可益气补虚；狗脊具有补肾益血、强筋壮骨的功效。以上几味搭配炖汤食用，对肝肾亏虚引起的带下过少症有一定的食疗作用。

疗养药膳 枸杞桂圆银耳汤

|配方| 枸杞根500克，银耳50克，枸杞子20克，桂圆10克，姜1片，盐5克

|制作|
1. 将桂圆、枸杞子洗净。
2. 将银耳泡发，洗净，煮5分钟，捞起沥干水。
3. 锅置火上，下油爆香姜，银耳略炒后盛起。另加适量水煲滚，放入枸杞梗、桂圆、枸杞子、银耳、姜再煲滚，文火煲1小时，下盐调味即成。

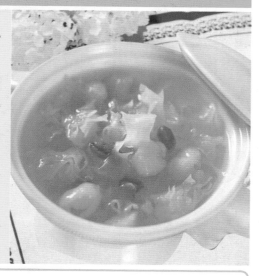

|药膳功效| 枸杞子可滋阴补肾、养肝明目；银耳可滋阴养巢、益气补虚；桂圆可补血养心。以上几味配伍，对肝肾亏虚引起的带下过少、阴道干涩等症均有改善作用。

疗养药膳 山药益智仁扁豆粥

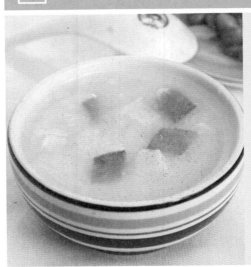

|配方| 山药30克,扁豆15克,大米100克,益智仁10克,冰糖10克

|制作|
1. 将大米、益智仁均泡发洗净;扁豆洗净,切段;山药去皮,洗净切块。
2. 锅置火上,注水后放入大米、山药、益智仁用旺火煮至米粒开花。
3. 再放入扁豆,改用小火煮至粥成,放入冰糖煮至溶化后即可食用。

药膳功效 山药可补气健脾、补肾填髓;扁豆可健脾补虚;大米可健脾和胃、生津止渴;益智仁可健脾祛湿;冰糖可清热、生津、止渴。以上几味同用,可改善阴道干涩、带下过少症状。

疗养药膳 首乌红枣熟地粥

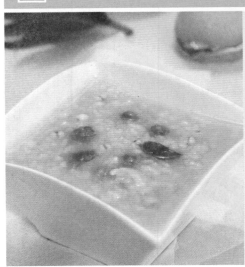

|配方| 粳米60克,薏苡仁30克,何首乌、熟地黄、腰果、红枣各适量,冰糖少许

|制作|
1. 将粳米、薏苡仁均泡发洗净;红枣洗净,切片;腰果洗净;何首乌、熟地黄均洗净,加水煮好,取汁待用。
2. 锅置火上,倒入煮好的汁,放入粳米、薏苡仁,以大火煮开。
3. 加入红枣、腰果、冰糖煮至浓稠状即可食用。

药膳功效 何首乌、熟地黄均是滋补肝肾、养血生津的佳品;腰果可补肾强腰;红枣可益气养血;粳米、薏苡仁可健脾益气、美容养颜。以上几味同用,对卵巢功能减退引起的带下过少、阴道干涩症状有食疗效果。

先兆流产

妊娠早期出现的阴道少量出血，时下时止，并伴有轻微下腹痛和腰酸的疾病，即为先兆流产，多因孕妇体弱或劳累、外伤所致。先兆流产可致流产，也可通过适当的治疗继续妊娠。中医学称之为"胎漏下血"，认为主要是冲任不固，无法摄血养胎使然。临床分为肾虚、血热、气血虚弱、外伤等。

【证型分析】

1. 肾虚型： 妊娠期腰酸腹坠，阴道下血，头晕耳鸣，尿频甚或失禁，舌淡、苔白，脉沉弱。

2. 血热型： 胎动下坠，胎漏下血，色鲜红，心烦，手心烦热，咽燥口干，或有潮热，便秘尿黄，舌红、苔黄而干，脉滑数或弦滑。

3. 气血虚弱型： 妊娠初期胎动下坠，阴道少量出血，色淡、质稀，神倦体乏，面色苍白，心悸，腰酸腰胀，舌淡、苔白，脉细滑无力。

4. 外伤型： 跌伤闪腰，劳累，腰腹疼痛，胎动下坠，伴有阴道出血，神倦，舌淡、苔白，脉滑无力。

【饮食原则】

1. 先兆流产患者的身体比较虚弱，需要多休养，饮食上也要注意以温补和易于消化为主，可以多吃些含有丰富蛋白质和维生素的食物，如鱼类、肉类、蛋类等。

2. 多食富含各种维生素及微量元素、易于消化的食品，如各种蔬菜、水果、豆类、蛋类、肉类等。

3. 胃肠虚寒者，慎服性味寒凉的食品，如绿豆、白木耳、莲子等；体质阴虚火旺者，慎服雄鸡、牛肉、狗肉、鲤鱼等易使人上火的食品。

4. 多食富含膳食纤维的食物，以加强肠胃蠕动功能，避免腹胀以及便秘。便秘孕妇禁止用泻药通便，如大黄、番泻叶等。

【民间小偏方】

1. 川芎6克，当归20克，黄芪25克，桑寄生、续断、生地、熟地黄各10克，益母草、菟丝子、党参各15克，加水煎服，每日1剂，分早晚服用，可治疗跌仆伤胎引起的先兆流产。

2. 炙甘草、白芍（酒炒）各3克，杜仲（盐水炒）、阿胶（蛤粉炒）、白术各4.5克，炒山药、当归、枸杞子各6克，熟地黄9克，水煎服，大枣为引，每日1剂。

疗养药膳 杜仲寄生鸡汤

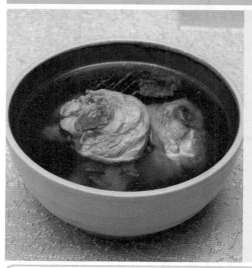

|配方| 炒杜仲50克，桑寄生25克，鸡腿1只，盐1小匙

|制作|

1. 将鸡腿剁成块，洗净，在沸水中汆烫，去掉血水，备用。
2. 将炒杜仲、桑寄生一起放入锅中，加水至没过所有的材料。
3. 先用武火煮沸，然后转为文火续煮25分钟左右，快要熟时，加入盐调味即可。

药膳功效 杜仲有补肝肾、调冲任、固经安胎的功效；桑寄生也是一味补肾安胎的良药。两者配伍同用，对肝肾亏虚、下元虚冷引起的妊娠下血、先兆流产或习惯性流产均有疗效。

疗养药膳 猪肚拌莲子

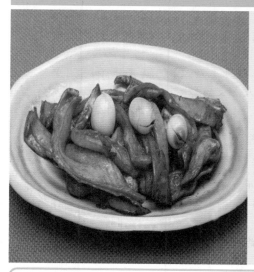

|配方| 莲子40粒，猪肚1个，香油、食盐、葱、姜、蒜等调料适量

|制作|

1. 将猪肚洗净，刮除残留在猪肚里的余油。
2. 将莲子用清水泡发，去除苦心，装入猪肚内，用线将猪肚的口缝合。
3. 将猪肚放入沸水中汆烫一下，清炖至猪肚完全熟烂，捞出，洗净，再将猪肚切成丝，与莲子一起装入盘中，加各种调料拌匀，即可食用。

药膳功效 猪肚具有益气补虚、健脾和胃的功效；莲子具有镇静安神、补肾健脾的功效。两者搭配炖汤食用，对气血虚弱引起的妊娠胎动下坠，阴道少量出血，色淡、质稀，神倦体乏，面色苍白，心悸，腰酸腰胀等症均有食疗效果。

疗兼药膳 白术红枣粥

|配方| 大米100克，白术、红枣各适量，白糖4克

|制作|

1. 将大米洗净，泡发；红枣、白术均洗净，备用。

2. 锅置火上，加入适量清水，倒入煮好的汁，放入大米，以大火煮开。

3. 再加入白术、红枣煮至粥呈浓稠状，调入白糖拌匀即可。

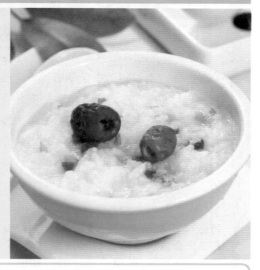

药膳功效 白术有健脾补气而安胎的作用，可治疗气虚引起的胎动不安、胎漏下血症；红枣可益气补血；大米可健脾养胃。三者同用，可加强补气安胎之功，对气血亏虚引起的先兆流产有较好的食疗效果。

疗兼药膳 菟丝子大米粥

|配方| 大米100克，菟丝子20克，白糖、葱各适量

|制作|

1. 将大米淘洗干净，置于冷水中浸泡半小时后捞出，沥干水分，备用；菟丝子洗净；葱洗净，切花。

2. 锅置火上，倒入清水，放入大米，以大火煮至米粒开花。

3. 再加入菟丝子煮至浓稠状，撒入葱花，调入白糖拌匀即可。

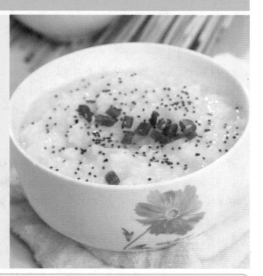

药膳功效 菟丝子具有滋补肝肾、固精缩尿、理气安胎、明目、止泻的功效，对肝肾亏虚引起的胎动不安、腰膝酸软、神疲乏力等症均有很好的疗效。

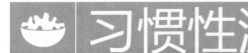

习惯性流产

　　习惯性流产是指流产3次或3次以上的自然流产，常分为早期习惯性流产和晚期习惯性流产。早期习惯性流产指流产发生在妊娠12周以前，晚期习惯性流产指流产发生在妊娠12周以后。中医学叫作"滑胎"，认为习惯性流产多因脾肾亏虚、冲任失调、气血不足所致，其临床常见有肾虚、脾肾虚弱、气血两虚、血瘀和血热。合理饮食、作息规律、情志舒畅、讲究卫生、节房事都是妇女怀孕期间要做到的，而且要定期做产前检查以确保胎儿健康发育。

【证型分析】

1. 肾虚型：屡孕屡堕，头晕耳鸣，腰腿酸软，畏寒肢冷，便溏，夜尿频多，面色晦暗，舌淡、苔白，脉细滑或沉弱。

2. 脾肾虚弱型：屡孕屡堕，腰腿酸软，小腹隐痛下坠，头晕耳鸣，面色晦黄，脸有暗斑，便溏，尿多或夜尿频，舌淡，脉沉细滑、尺脉弱。

3. 气血两虚型：屡孕屡堕，晕眩，神倦体乏，面色苍白，心悸气短，舌淡、苔白，脉细弱。

4. 血瘀型：素体患子宫肌瘤、卵巢囊肿或盆腔包块等疾病，压迫子宫，屡孕屡堕，肌肤无华，舌紫或有瘀斑，脉弦滑或涩。

5. 血热型：屡孕屡堕，孕后阴道出血，色深红、质稠，面赤唇红，腰酸腹痛，咽燥口干，便结溺黄，舌红、苔黄，脉弦滑数。

【饮食原则】

1. 习惯性流产患者身体多比较虚弱，饮食上要以补虚、增强体质为主，可以多吃含有丰富蛋白质和维生素的食物，如鱼类、肉类、蛋类、奶类、坚果等。

2. 多食富含各种维生素及微量元素、易于消化的食品，如各种蔬菜、水果、豆浆等。

3. 胃肠虚寒者，慎服性味寒凉的食品，如绿豆、白木耳、苦瓜等；体质阴虚火旺者，慎服雄鸡、牛肉、狗肉、鲤鱼等易使人上火的食品。

4. 多食富含膳食纤维的食物，以加强肠胃蠕动功能，避免腹胀及便秘。便秘的孕妇禁止用泻药通便，如大黄、番泻叶等。

【民间小偏方】

1. 桂圆肉、莲子各50克，文火煲汤，可加山药100克煮粥，孕后开始食用，每日1次，本方对有习惯性流产者有一定的功效。

2. 粳米100克，菟丝子60克，白糖适量。菟丝子捣碎，水煎，去渣留汁，放入粳米煮粥，粥熟加白糖。此方益脾滋肾，固气养血，可补虚安胎。

疗养药膳 阿胶牛肉汤

|配方| 阿胶粉15克，牛肉100克，米酒20毫升，生姜10克，红糖适量

|制作|

1. 将牛肉洗净，去筋切片。
2. 将牛肉片与生姜、米酒一起放入砂锅，加适量水，用文火煮30分钟。
3. 再加入阿胶粉，并不停地搅拌，至阿胶溶化后加入红糖，搅拌均匀即可。

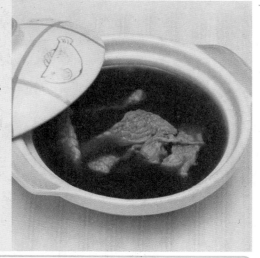

药膳功效 阿胶甘平，能补血止血、调经安胎；牛肉可补脾生血，与阿胶配伍能温中补血，配伍生姜、米酒，更增健脾和胃、理气安胎之功，对气血亏虚引起的胎动不安、胎漏下血有很好的食疗效果。

疗养药膳 莲子芡实猪尾汤

|配方| 猪尾100克，芡实、莲子各适量，盐3克

|制作|

1. 将猪尾洗净，剁成段；芡实洗净；莲子去皮、莲心，洗净。
2. 热锅注水烧开，将猪尾的血水滚尽，捞起洗净。
3. 把猪尾、芡实、莲子放入炖盅，注入清水，大火烧开，改小火煲煮2小时，加盐调味即可。

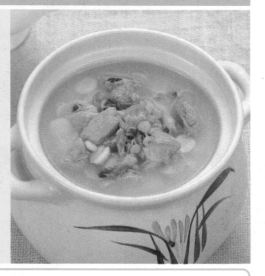

药膳功效 芡实有固肾健脾、稳固胎象的功效，莲子可补脾止泻、滋补元气，猪尾可补气养血。三者合用，对气血亏虚引起的习惯性流产、妊娠腹泻等均有一定的食疗效果，此汤还是一道补肾佳品。

艾叶煮鹌鹑

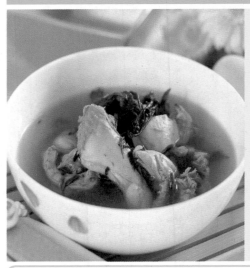

配方 艾叶30克，菟丝子15克，鹌鹑2只，黄酒、盐、味精、香油各适量

制作

1. 将鹌鹑洗净，艾叶、菟丝子、川芎分别洗净。
2. 砂锅中注入清水200毫升，放入艾叶、菟丝子、川芎和鹌鹑。
3. 烧开后，捞去浮沫，加入黄酒和盐，小火炖至熟烂，下味精，淋麻油即可。分2次趁热食鹌鹑喝汤。

药膳功效 艾叶能散寒止痛、温经止血、暖宫安胎；菟丝子可补肾温阳、理气安胎；鹌鹑益气补虚。本品可用于小腹冷痛、滑胎下血、宫冷不孕等症。

菟丝子煲鹌鹑蛋

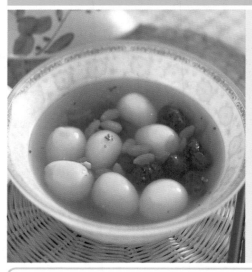

配方 菟丝子9克，红枣、枸杞子各12克，鹌鹑蛋（熟）400克，盐适量

制作

1. 将菟丝子洗净，装入小布袋中，绑紧口；红枣及枸杞子均洗净。
2. 将红枣、枸杞子及装有菟丝子的小布袋放入锅内，加入适量水。
3. 再加入鹌鹑蛋，最后加入生姜煮开，改小火继续煮约60分钟，加入盐调味即可。

药膳功效 鹌鹑蛋具有强壮筋骨、补气安胎的功效，对体质虚弱、气血不足、体倦食少的习惯性流产患者大有补益作用；红枣能养血益气；枸杞子可滋补肝肾。三者配伍，疗效更佳。

妊娠呕吐

　　妊娠早期出现恶心呕吐，头晕倦怠，甚或食入即吐者，为妊娠呕吐，又称恶阻。若仅出现恶心择食，头晕，或晨间时有呕吐，乃早孕反应，属正常情况，一般3个月后可自行消失；若症状持续加重，严重者可出现全身乏力、精神萎靡、消瘦，甚至可见血压下降、体温升高、黄疸、嗜睡或昏迷等症状，则是妊娠剧吐。中医学认为，妊娠呕吐多由冲气上逆、胃失和降所致，临床以肝胃不和、脾胃虚弱为多见。

【证型分析】

1. 肝胃不和型：妊娠早期恶心，呕吐酸水或苦水，头晕而涨，胸满胁痛，嗳气叹息，口干口苦，烦渴，恶闻油腻，舌淡、苔微黄，脉细滑。

2. 脾胃虚弱型：妊娠早期恶心呕吐，食欲不振，甚或食入即吐，头晕体乏，口淡、呕吐清涎，脘痞腹胀，舌淡、苔白，脉细滑无力。

3. 气阴两虚型：妊娠早期恶心、呕吐日久，干呕或呕吐血性物，舌色淡、舌体瘦小，少苔或无苔，脉象细沉。

【饮食原则】

1. 宜调配饮食，饮食宜清淡、易消化，鼓励患者进食，宜采取少食多餐的进食原则。

2. 脾胃虚弱型患者应多食具有健脾胃、止呕吐的药材和食物，如砂仁、肉豆蔻、生姜、白扁豆、猪肚、鲫鱼、乌鸡、苏梗等。

3. 肝胃不和型患者应多食具有疏肝理气、和胃止呕的药材和食物，如陈皮、柴胡、木瓜、橙汁、话梅等。

4. 气阴两虚型患者应食用具有滋阴益气的药材和食物，如党参、太子参、黄精、枸杞子、玉竹、乌梅、鸭肉、乌鸡、银耳等。

5. 忌食肥甘厚味及辛辣刺激性食物，如肥肉、辣椒、胡椒等。忌食生硬、难消化的食物，如糯米饭、玉米、坚果等，这些食物食后易胀气，会加重身体不适感。

【民间小偏方】

1. 生姜5克，太子参15克，砂仁、吴茱萸、炙甘草各6克，陈皮、竹茹、木香、苏叶、制半夏各10克，白芍、炒白术各12克，水煎服，每日1剂，服用3～7日。

2. 生姜5片，炙甘草、砂仁（后下）各6克，苏梗、陈皮各10克，茯苓、党参、白术各15克，水煎服。

疗养药膳 陈皮话梅鸡

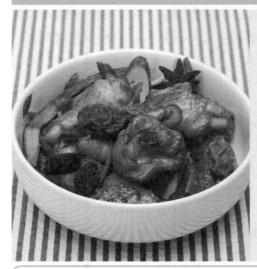

|配方| 甘草6克，陈皮丝6克，鸡腿90克，酸梅5克，话梅5克，姜10克，葱、酱油、红砂糖、油各适量

|制作|

1. 鸡腿腌渍，入油锅炸至金黄色；陈皮丝、甘草放入纱布袋；将调味料烹煮成汤汁。

2. 准备一个蒸碗，放入鸡腿、酸梅、话梅、汤汁、纱布袋，加水至九分满，盖上保鲜膜放入蒸笼煮45分钟即可食用。

药膳功效 陈皮丝能理气和胃、化湿止呕；话梅、酸梅酸甘开胃、生津止呕；生姜温胃散寒。以上几味合用，对肝胃不和引起的妊娠呕吐有较好的食疗作用。

疗养药膳 木瓜炖猪肚

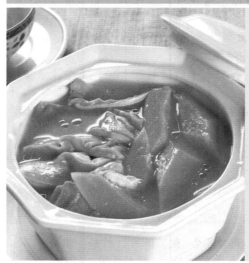

|配方| 木瓜、猪肚各1个，姜10克，盐、胡椒粉各3克，淀粉5克

|制作|

1. 木瓜去皮、籽，洗净切条块；猪肚用盐、淀粉稍腌，洗净切条块；姜去皮，洗净后切片。

2. 锅上火，姜片爆香，加适量水烧开，入猪肚、木瓜，稍焯捞出沥干水。

3. 猪肚转入锅中，倒入清汤、姜片，大火炖约30分钟，再下木瓜炖20分钟，入盐、胡椒粉调味即可。

药膳功效 木瓜具有生津止渴、滋阴益胃的功效；猪肚可补气健脾、止呕止泻；生姜、胡椒粉均可温胃散寒。以上几味搭配炖汤食用，对脾胃气虚引起的妊娠呕吐有一定的食疗作用。

疗养药膳 豆蔻陈皮鲫鱼羹

|配方| 鲫鱼1条，豆蔻、陈皮各适量，盐少许，葱段15克

|制作|

1. 鲫鱼宰杀后处理干净，斩成两段后下入热油锅煎香；豆蔻、陈皮均洗净。
2. 锅置火上，倒入适量清水，放入鲫鱼，待水烧开后加入豆蔻、陈皮煲至汤汁呈乳白色。
3. 加入葱段继续熬煮20分钟，调入盐即可。

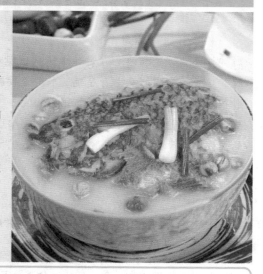

药膳功效 豆蔻有行气暖胃、消食除胀、宽中止呕的功效，陈皮能理气健脾、行气消食，鲫鱼可益气健脾、益胃止呕。三者配伍同食，对妊娠期孕妇恶心、厌食、呕吐、食后腹胀、腹泻等病证有一定的疗效。

疗养药膳 生姜牛奶

|配方| 生姜10克，鲜牛奶200毫升，白糖20克

|制作|

1. 生姜洗净，切丝。
2. 将鲜牛奶、生姜丝混合在一起放锅里。
3. 以大火煮沸，边煮边搅拌，起泡后即可关火，加入白糖调匀，稍凉后即可饮用。

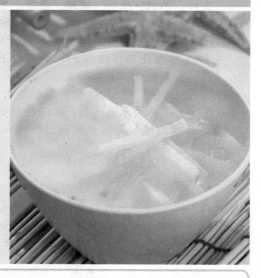

药膳功效 生姜可增进血行，驱散寒邪，温中止呕，是止呕良药，配与牛奶服用具有调理肠胃功能、镇吐止呕、增进食欲的功效，主要治疗脾胃虚寒型妊娠反应。

妊娠肿胀

妊娠肿胀又称为"子肿"，多见于初产妇、多胎、胎水过多、血劳、风眩、肾脏疾病患者，是指孕妇在妊娠中晚期出现水肿，水肿多由踝部开始逐渐向小腿、大腿、腹壁、外阴部及全身蔓延。水肿处皮肤紧张而发亮，按之有凹陷。少数孕妇水肿虽不明显，但体重每周增加500克以上。若妊娠晚期，仅见踝部水肿，无其他不适者，不作病论。中医学认为，素体脾肾阳虚、水湿不化、气滞湿停是导致妊娠肿胀的主因，治疗应以健脾补肾、利水理气为原则。

【证型分析】

1. 肾虚型：妊娠中晚期，面浮肢肿，下肢尤甚，腰酸无力，下肢逆冷，小便不利，舌淡、苔白润，脉沉迟。

2. 脾虚型：妊娠中晚期，面目四肢水肿，皮薄光亮，按之凹陷，面色苍白，神倦，脘腹胀满，气短懒言，食欲不振，便溏，尿短，舌淡胖、苔白润或腻，脉缓滑。

3. 气滞型：妊娠中期，肢体肿胀，始于两足，渐至两腿，皮色不变，按则起，头晕胀痛，胸闷，胁胀痛，苔薄腻，脉弦滑。

【饮食原则】

1. 肾虚型患者应选择补肾利水的药材和食物，如干姜、山茱萸、车前草、补骨脂、乌鸡、羊肉、鸽肉、猪腰、海带、黑豆、马蹄、芹菜等。

2. 脾虚型患者应选择健脾益气、利水消肿的药材和食物，如黄芪、白术、茯苓、砂仁、鲫鱼、鲤鱼、青鱼、赤小豆、冬瓜、猪肚、白扁豆等。

3. 气滞型患者应选择理气利水的药材和食物，如天仙藤、陈皮、大腹皮、木香、苏叶、桑白皮、木瓜、香附、橙子、萝卜等。

4. 饮食宜清淡，宜低盐饮食，忌食腌肉、咸菜等。因为摄盐过多会使体内含钠量增加，影响体内水液代谢，从而会加重水肿。

5. 忌吃性寒滋腻、海腥发物和刺激性食物。这些食物不仅不利于消除水肿，也对孕妇本身不利。

【民间小偏方】

1. 玉米须30克，桑白皮、冬瓜皮各15克，水煎服，本方对各型妊娠肿胀患者有一定的功效。

2. 陈皮、大腹皮、木香（后下）各6克，车前子、白术、当归、党参、云苓、香附各10克，水煎服，每日1剂。

3. 白术20克，茯苓、大腹皮、生姜皮各10克，炙甘草6克，水煎服，可健脾利水、安胎消肿。

疗养药膳 山药黄芪鲫鱼汤

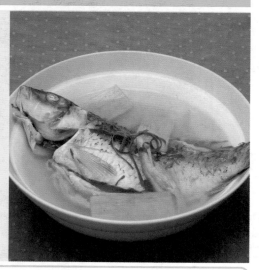

|配方| 黄芪15克，山药30克，鲫鱼1条，姜、葱、盐各适量，米酒10克

|制作|

1. 将鲫鱼去除鳞、内脏，清理干净，然后在鱼的两面各划一刀备用；姜洗净、切片，葱洗净，切丝。

2. 将黄芪、山药放入锅中，加水煮沸，然后再转为文火熬煮大约15分钟。再转中火，放入调味料和鲫鱼煮8~10分钟。

3. 鱼熟后加入盐、米酒，并撒上葱丝即可。

药膳功效 鲫鱼益气健脾、利水消肿；黄芪补气健脾、化气利水；山药药性平和，是药食两用的补气佳品。以上三味搭配食用，对脾虚型妊娠肿胀有较好的食疗效果。

疗养药膳 赤小豆煲乳鸽

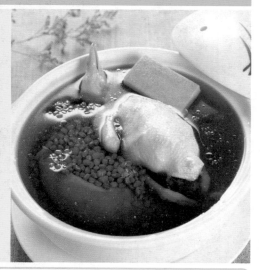

|配方| 乳鸽1只，赤小豆100克，胡萝卜50克，盐3克，胡椒粉2克，姜10克

|制作|

1. 胡萝卜去皮洗净，切片；乳鸽去内脏洗净，焯烫；赤小豆洗净，泡发；姜去皮，洗净后切片。

2. 锅上火，加适量清水，放入姜片、赤小豆、乳鸽、胡萝卜片，大火烧开后转小火煲约2小时。

3. 起锅前调入盐、胡椒粉即可。

药膳功效 赤小豆具有清热解毒、利水消肿的功效；胡萝卜可健脾行气、利水消肿；乳鸽益气补血、滋阴补肾。三者合用，对肾虚型妊娠肿胀有一定的食疗作用。

疗养药膳 茯苓莲子粥

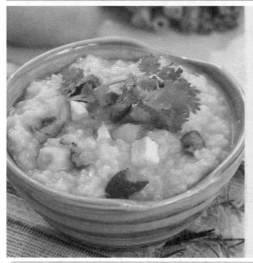

|配方| 大米100克，茯苓、红枣、莲子各20克，白糖、红糖各适量

|制作|

1. 大米泡发洗净；红枣洗净，切成小块；茯苓洗净；莲子洗净，泡发后去除莲心。

2. 锅置火上，倒入适量清水，放入大米，以大火煮开，再放入莲子、茯苓、红枣，以小火煮至粥浓稠状，调入白糖、红糖拌匀即可。

药膳功效 此粥可养心安神，增强记忆力，改善失眠、心悸等症状，还可健脾止泻。莲子中含有的铁有助于血红蛋白的生成，有补血养颜的功效，能避免贫血，使苍白、干燥的皮肤变得红润有光泽。

疗养药膳 鲜车前草猪肚汤

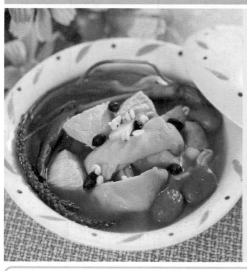

|配方| 鲜车前草30克，猪肚130克，薏米、赤小豆各20克，蜜枣1颗，生粉、盐适量

|制作|

1. 鲜车前草、薏米、赤小豆洗净；猪肚外翻，用盐、生粉反复搓擦，用清水冲净。

2. 锅中注水烧沸，加入猪肚氽至收缩，捞出切片。

3. 将砂煲内注入清水，煮滚后加入所有食材，小火煲2.5小时，加盐调味即可。

药膳功效 车前草具有利尿通淋、消除水肿的功效；猪肚可健脾补虚；薏米、赤小豆均可健脾利水，还能清热解毒。四者同用，对脾虚湿盛的妊娠水肿患者有很好的食疗效果。

妊娠贫血

　　妊娠期间出现倦怠乏力、气短、面色苍白、水肿、食欲不振，血红蛋白或红细胞总数降低，红细胞比容下降的现象，称作妊娠贫血。中医学认为，妊娠贫血与血虚有关，但血虚不一定贫血。引起妊娠贫血主要有以下三方面因素，如先天禀赋不足、精血亏虚，后天脾胃虚弱、生化无源，大病失血、精血暗耗，加上妊娠阴血下聚养胎，导致本病。妊娠贫血在临床上以心脾两虚、气血两虚、肝肾不足为多见。

【证型分析】

1. 心脾两虚型：孕后面色无华，头晕眼花，失眠多梦，心悸，唇甲色淡，舌淡、苔少，脉细弱。

2. 气血两虚型：孕后面色萎黄，体倦乏力，口淡，食欲不振，腹胀，便溏，或有妊娠水肿，腹痛下坠，腰酸，舌淡胖、苔白，脉缓无力。

3. 肝肾不足型：孕后晕眩，腰腿酸软，肢麻痉挛，或胎儿小于孕月，舌暗、苔少，脉细弦滑。

【饮食原则】

1. 心脾两虚型患者应多选用健脾养心的药材和食物，如熟地黄、当归、灵芝、乌鸡、猪肚、猪心、小米、龙眼肉、大枣、牛奶、莲子等。

2. 气血两虚型患者应多选用补益气血的药材和食物，如冬虫夏草、灵芝、熟地黄、当归、何首乌、山药、大枣、桂圆肉、乌鸡、猪肚等。

3. 肝肾不足型患者应多选用滋补肝肾的药材和食物，如熟地黄、黄精、何首乌、桑葚、葡萄、黑豆、黑米、乌鸡、墨鱼等。

4. 应多食富含蛋白质、铁元素、维生素且易于消化的食物，如瘦肉、肝、蛋类、蔬菜、水果，少食辛辣、肥腻、寒性之物。

【民间小偏方】

1. 枸杞子10克，大枣10枚，花生仁100克，鸡蛋2个，红糖50克。将花生仁、枸杞子先煮熟，后加入红糖、大枣和鸡蛋共煮至熟，每日1次，连服10~15日。

2. 炙甘草、川芎各5克，炒白术、当归（酒拌）各10克，白芍、茯苓各8克，熟地黄（酒拌）15克，生姜3片，大枣2颗，加水共煎，食前服。

3. 阿胶30克，熟地黄30克，白芍药15克，陈皮10克，煎水服用（阿胶烊化），可补血安胎，治疗妊娠贫血。

疗养药膳 首乌黄精肝片汤

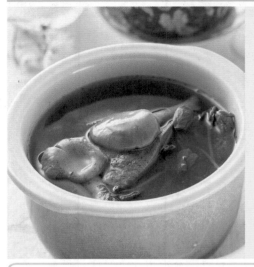

|配 方| 制何首乌15克，黄精15克，猪肝200克，胡萝卜1根，鲍鱼菇6片，葱1根，姜1小块，蒜薹2～3根，盐适量

|制 作|

1. 将以上药材和食材洗净；胡萝卜切块，猪肝切片，蒜薹、葱切段。

2. 将制何首乌、黄精煎水去渣留用；猪肝片用开水汆去血水。

3. 将药汁煮开，将所有食材放入锅中，加盐煮熟即成。

药膳功效 何首乌养肝补血；黄精滋补肝肾、养血滋阴；猪肝养肝补血。三者搭配同用，对肝肾精血亏虚引起的头晕耳鸣、心悸失眠、萎黄无力等症有较好的食疗作用。

疗养药膳 阿胶猪皮汤

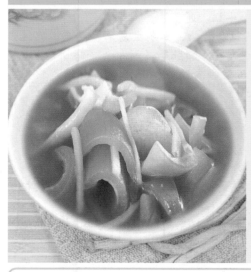

|配 方| 阿胶25克，葱白15克，猪皮500克，葱花、味精、盐、酱油、蒜末、香油各适量

|制 作|

1. 将阿胶放入碗内，加入绍酒，上蒸笼蒸化。

2. 把姜洗净切片；把猪皮洗净放锅内煮透，捞出用刀将猪皮里外刮干净，再切成条。

3. 锅内加2 000毫升开水，下猪皮及阿胶、葱白、姜片、精盐等，先用旺火烧开，再转慢火熬30分钟即可。

药膳功效 阿胶既补血又安胎，猪皮滋阴益气、美容养颜。两者配伍炖汤食用，具有补血安胎的功效，对气血亏虚引起的妊娠胎动不安有一定的食疗作用。

疗养药膳 莲子紫米粥

|配方| 莲子25克，紫米100克，龙眼肉40克，红枣5颗，糖适量

|制作|

1. 莲子洗净、去心，紫米洗净后以热水泡1小时。
2. 红枣洗净，泡发，待用。
3. 砂锅洗净，倒入泡发的紫米，加约4碗水，用中火煮滚后转小火，再放进莲子、红枣、龙眼肉，续煮40～50分钟，直至粥变黏稠，最后加入白糖调味即可。

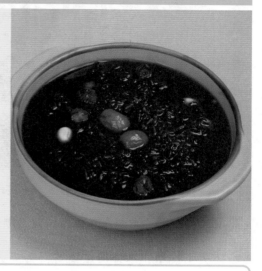

药膳功效 莲子健脾益气，紫米养血生津、补虚，龙眼肉补血安神，红枣益气补血。四者搭配煮粥食用，对妊娠贫血有较好的食疗效果。

疗养药膳 地黄乌鸡汤

|配方| 生地黄、牡丹皮各15克，红枣8颗，午餐肉100克，乌鸡1只，姜、葱、盐、味精、料酒各适量，骨头汤2500毫升

|制作|

1. 将生地黄、红枣、牡丹皮洗净，沥干水；午餐肉切片；姜切片；葱切段。
2. 乌鸡去内脏及爪尖，切块，入开水中氽去血水。
3. 将骨头汤倒入净锅中，放入乌鸡块、肉片、地黄、红枣、姜，烧开后加入盐、料酒、味精、葱调味即可。

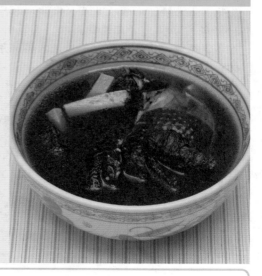

药膳功效 本汤具有补虚损、益气血、生津安神等功效，可以治疗气血虚损、血热伤津、心烦气躁、牙痛等症，是女性安心、养气的上好补品，尤其适宜妊娠期贫血、更年期心烦易怒的女性食用。

妊娠高血压综合征

　　妊娠高血压综合征是产科常见疾患，占全部妊娠的5%～10%，所造成的孕产妇死亡约占妊娠相关死亡总数的10%～16%，是孕产妇死亡的第二大原因。其主要症状有高血压、蛋白尿、水肿等，严重者在妊娠晚期或临产前及新产后，突然发生眩晕仆倒、昏不知人、两目上视、牙关紧闭、四肢抽搐、全身僵直，或者片刻即醒，醒后再复发，甚至昏迷不醒。此病在中医学属于"子痫"的范畴，其中包括妊娠高血压、子痫前期、子痫。

【证型分析】

1. 肝风内动型：患者血压偏高，颜面潮红，口干咽燥，舌红或绛红，无苔，脉弦细而数。

2. 痰火上扰型：患者血压偏高，头晕头重，胸闷犯恶心，下肢或全身轻度水肿，平时说话或呼吸气粗声高，舌质红，苔黄腻。严重者在妊娠晚期或临产前及新产后，会有突然发生眩晕仆倒，倒后昏不知人，全身抽搐，气粗痰鸣等症状。

【饮食原则】

1. 妊娠高血压患者平时应多选择具有降低血压的药材和食物，如山药、莲子、枸杞子、百合、西洋参、罗汉果、决明子、海参、杜仲、葛根、荷叶、夏枯草、菊花、玉米须、海带、芹菜、银耳、木耳、绿叶蔬菜、冬瓜、梨等。

2. 肝风内动型患者应选择天麻、菊花、栀子、罗布麻、桑叶、决明子、昆布、首乌、生地、银耳、枸杞子、黑木耳、芹菜、冬瓜、西瓜等清肝火、平肝阳的药材和食材。

3. 痰火上扰型患者应选择降压化痰、开窍醒神的药材和食材，如黄芩、黄连、栀子、葛根、知母、萝卜、冬瓜、杏仁、白果、香菇等。

4. 患者要限制盐的摄入量，忌食肥甘厚味食物，如肥肉、羊肉、狗肉等；多食青菜、水果、鱼类、贝类食物。

【民间小偏方】

1. 芹菜300克，决明子10克，菊花5克，海带100克。将以上四味分别洗净，入锅煎水服用，可有效降低血压，防治"子痫"症状。

2. 栀子10克，绿茶5克，用开水泡服，可清肝火、降血压，常服可有效改善妊娠高血压症状。

疗养药膳 山药莲子粥

|配方| 大米60克，薏米30克，山药、麦冬、莲子各适量，冰糖、葱各8克

|制作|

1. 大米、薏米均洗净泡发；山药、麦冬、莲子均洗净，山药去皮，切成小块；葱洗净，切花。
2. 锅置火上，倒入清水，放入大米、薏米煮开，再入山药、麦冬、莲子同煮。
3. 加入冰糖煮至浓稠状，撒上葱花即可。

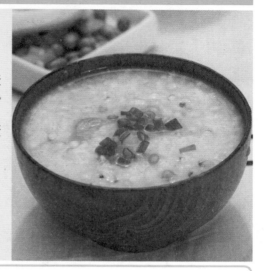

药膳功效 莲子用于保健药膳食疗时，一般是不弃莲子心的。莲子心是莲子中央的青绿色胚芽，味苦，有清热、固精、安神、强心之功效，也有很好的降压作用；山药药食两用，可补肺、脾、肾三脏，对血压具有双向调节作用。

疗养药膳 百合红豆甜汤

|配方| 红豆100克，百合12克，赤砂糖适量

|制作|

1. 红豆淘净，放入碗中，浸泡3小时，备用；红豆入锅，加适量水煮开，转文火煮至呈半开状。
2. 将百合剥瓣，去除老硬部分，洗净，加入锅中续煮5分钟，直至汤变黏稠为止。
3. 加赤砂糖调味，搅拌均匀即可。

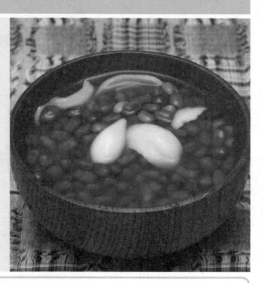

药膳功效 红豆有较多的膳食纤维，具有良好的润肠通便、降血压、降血脂、调节血糖、解毒抗癌、预防结石、健美减肥的作用；百合有滋阴益胃、养心安神、降压降脂的功效。两者配伍同食，有降血压的功效。

疗养药膳 杜仲炖排骨

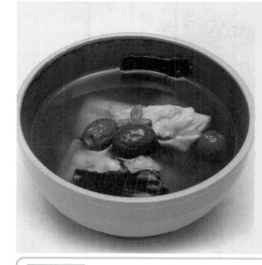

|配方| 杜仲12克，红枣、枸杞子各适量，排骨250克，米酒1大匙

|制作|

1. 排骨斩块，入水汆烫除去血丝和腥味，备用。

2. 将杜仲、红枣、枸杞子洗净；枸杞子和红枣分别泡发备用。

3. 锅置火上，倒入适量清水，将所有食材一起放入砂锅中，炖熬25分钟左右，待汤水快收干时，熄火即可。

药膳功效 杜仲具有补肝肾、强筋骨、安胎等药理作用，可治腰背酸疼、足膝痿弱、小便余沥、阴下湿痒、胎漏欲堕、胎动不安、高血压等。因此非常适宜妊娠高血压患者食用，既能安胎，又能降血压。

疗养药膳 葛根粉甜粥

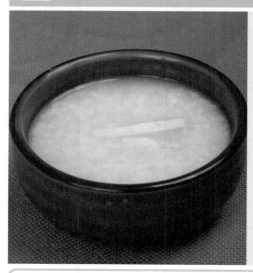

|配方| 大米100克，白糖适量，葛根30克

|制作|

1. 将大米洗净，用水泡发。

2. 将洗净的葛根晾干后，先剁成碎粒，再打成粉末。

3. 砂锅洗净，大米与葛根粉同入砂锅中，加600毫升水，先用武火烧开，再用文火煮至米开粥稠，起锅前放入适量白糖，搅拌均匀即可。

药膳功效 葛根具有良好的降血压功效，尤其可能逆转高血压所致的心肌肥厚。此外，葛根还有很好的生津止渴作用，可治疗糖尿病（消渴病）。

妊娠咳嗽

妊娠咳嗽，是指妊娠期间，咳嗽不已，俗称子嗽。本病的发生、发展与妊娠期特殊生理有关。若咳嗽剧烈或久咳不止，可损伤胎气而致小产、堕胎。中医学认为，肺脾伤损是妊娠咳嗽的主因，临床分为阴虚肺燥型和脾虚痰饮型，治疗应以养阴润肺、健脾除湿为主，以达到化痰止咳之效。因久咳伤气，气虚不能载胎，有碍胎气之嫌，因而在治疗用药上，应遵循止咳与安胎并重的原则，一是止咳，二是安胎，若有胎动不安症状，应加入安胎药；对于一些伤胎、滑胎的止咳药，应当慎用。

【证型分析】

1. 阴虚肺燥型：妊娠期咳嗽不已，干咳少痰或痰中夹血，咽燥口干，失眠盗汗，手足心热，舌红、苔少，脉细滑数。

2. 脾虚痰饮型：妊娠期间咳嗽痰多，胸闷，气促，甚或喘不能卧，神倦，食欲不振，消化不良，舌淡胖、苔白腻，脉濡滑。

【饮食原则】

1. 阴虚肺燥患者，饮食宜清淡，忌厚味油腻、辛辣刺激的食物，药材可选用具有滋阴润肺的川贝、玉竹、沙参、麦冬、百合、桔梗、太子参等。

2. 脾虚痰饮型患者，宜健脾化痰，药性要缓和，不可下猛药，可选用茯苓、白术、陈皮、杏仁、白果、莱菔子等。

3. 宜多食萝卜、丝瓜、枇杷、橘子、柚子、金橘、杏仁、白果、核桃仁、百合、银耳、雪梨等具有调畅肺气、止咳化痰作用的食物。

4. 若咳嗽日久出现胎动不安者，宜在止咳药中适当加入安胎药，如苏梗、艾叶、白术、砂仁、杜仲、菟丝子、桑寄生等。

5. 忌食油煎炙烤食品，不要吃糖果、饼干等甜食，花生、瓜子、油炸物等都应禁吃，以免酿痰生热。

6. 咳嗽期间忌食鱼腥发物，如虾、蟹，以免咳嗽加重。

【民间小偏方】

1. 桑白皮、人参、橘红、天冬、知母、青皮、五味子、地骨皮、甘草各3克，生姜2片，水煎服，每日1剂，日服2次。

2. 川贝、紫菀各9克，麦门冬、南沙参各15克，百部12克，水煎服，本方适用于妊娠咳嗽少痰或干咳无痰者。

疗养药膳 白果蒸鸡蛋

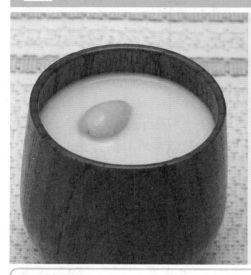

|配方| 鸡蛋2只，白果5颗，盐1小匙

|制作|

1. 白果剥皮，鸡蛋加盐打匀，加温水调匀成蛋，撇去浮沫，盛入碗内，加入白果。

2. 锅中加水，待水滚开后转中小火隔水蒸蛋，每隔3分钟左右掀一次锅盖，让蒸气溢出，保持蛋面不起气泡，约蒸15分钟即可。

3. 可酌加猪肉片等配料同蒸，但不宜搭配海鲜，否则反使咳嗽加重。

药膳功效 本菜可温肺益气、定喘咳、祛痰积、利小便，并能调节胃气、助食欲。咳嗽气急而痰多、哮喘、小便失禁者，同样适宜食用。需要注意的是，白果性苦，有小毒，适量服用有益镇咳，但是过多食用则会影响神经系统。

疗养药膳 川贝酿雪梨

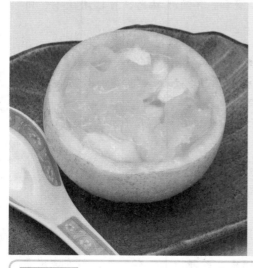

|配方| 新鲜雪梨1个，川贝6克，银耳1.5克

|制作|

1. 将银耳泡软，去蒂，切成细块，备用；雪梨从蒂柄上端平切，挖除中间的子核。

2. 将川贝洗净，将川贝、银耳置入梨心，并加满清水，放进碗盅里，再移入电锅内，外锅加400毫升水。

3. 约15分钟后，即可蒸熟。其梨肉、梨汁美味可口。

药膳功效 川贝具有清热润肺、化痰止咳的功效，用于肺热燥咳、干咳少痰、阴虚劳嗽、咯痰带血等症；雪梨则润肺止咳。本菜将川贝和雪梨配伍，可养阴润肺，适合肺热燥咳、阴虚久咳、干咳无痰、咽干舌燥症状食用。

疗养药膳 杏仁鹌鹑汤

|配 方| 冬虫夏草6克，杏仁15克，鹌鹑（人工养殖）1只，蜜枣3颗，盐5克

|制 作|

1. 冬虫夏草洗净，浸泡；杏仁温水浸泡，去红皮、杏尖，洗净。
2. 鹌鹑去内脏，洗净，氽水，斩件；蜜枣洗净。
3. 将以上原材料放入炖盅内，注入沸水，加盖，隔水炖4小时，加盐调味即可。

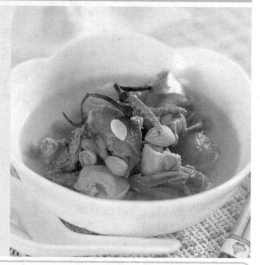

|药膳功效| 冬虫夏草具有补肺平喘、止血化痰的功效；杏仁可止咳化痰；鹌鹑益气补虚、补肾安胎。三者搭配炖汤食用，对肺虚或肺肾两虚引起的久咳虚喘均有食疗效果，并有很好的补肾安胎作用。

疗养药膳 山药银杏瘦肉粥

|配 方| 瘦肉30克，银杏10克，红枣4颗，山药500克，葱10克，姜8克，香菜5克，盐1克，味精2克

|制 作|

1. 山药去皮、切片，红枣泡发切碎，瘦肉剁蓉，银杏、米淘洗净，姜切丝，葱切花，香菜切末备用。
2. 砂锅中注水烧开，放入米煮成粥，放入银杏、山药煮5分钟后加入红枣、瘦肉、姜丝煮烂，放适量盐和鸡精拌匀，即可收火。

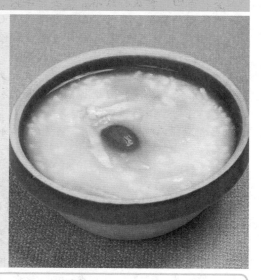

|药膳功效| 山药具有补肺气、止虚咳的作用；银杏敛肺止咳；红枣、瘦肉益气补虚。以上几味配伍食用，对妊娠咳嗽有较好的食疗作用；此外，还能改善胃肠功能。

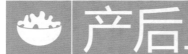

产后血晕

　　所谓产后血晕，是指产妇分娩后头晕眼花，不能起坐，胸闷，恶心呕吐，痰涌气急，心烦不安，甚或神志昏迷、牙关紧闭，不省人事。中医学认为，产后血晕有虚实之分，虚者多因阴血流失过多、心神失守所致，实者多由瘀血壅阻、扰乱心神而发，临床主要分为血虚气脱和瘀阻气闭两种。西医学"产后出血"和"羊水栓塞"可参照此病治疗。

【证型分析】

1. 血虚气脱型： 产时或产后失血过多，突然晕眩，面色苍白，心悸烦闷，甚或不省人事，眼闭口开，手撒肢冷，冷汗不止，舌淡、无苔，脉微欲绝或浮大而虚。

2. 瘀阻气闭型： 产后恶露不下或量少，小腹阵痛拒按，突然晕眩，不能起坐，心急气促，神志昏迷，面色青紫，牙关紧闭，不省人事，双手紧握，舌唇紫暗，脉涩。

【饮食原则】

1. 血虚气脱型患者应选择具有大补元气、温阳固脱的药材和食材，如制附子、人参、当归、黄芪、红枣、干姜、羊肉、土鸡、猪肚等。若阴道下血不止，可加入黑芥穗、姜炭、艾叶、田七以增强止血之功。

2. 瘀阻气闭型患者应选择活血逐瘀的食材，如当归、川芎、田七、乳香、没药、桃仁、红花、益母草、五灵脂等。

3. 产后血晕恢复期应大补气血，多食大枣、桂圆肉、乌鸡、鸽肉、牛肉、猪肚、排骨汤、鸡汤，可选择药性缓和的补益药材，如冬虫夏草、灵芝、熟地黄、当归、首乌、山药、党参等。

4. 患者应摄入富含蛋白质、热量的食物，补充营养，如蛋类、奶类、肉类、豆类等。

【民间小偏方】

1. **参附汤：** 人参30克，制附子15克，将制附子加水煎煮2小时，另起锅，人参加水用文火煎煮1小时，将两者药汁兑匀服用，可治疗血虚气脱型产后血晕症。

2. 黄芪20克，粳米50克，红糖适量，将黄芪放入200毫升水中煎至100毫升，去渣留汁；粳米煮粥，熟后加入黄芪汁和红糖搅拌，早晚各服1次。

3. 山楂10克，佛手、元胡各6克，水煎，去渣留汁，每日1剂。本品可活血化瘀、行气止痛，对瘀阻气闭型产后血晕者有一定疗效。

疗养药膳 熟地龙骨煲冬瓜汤

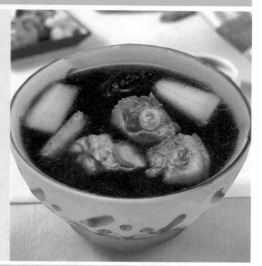

|配方| 熟地黄50克，龙骨300克，冬瓜100克，姜10克，盐3克，鸡精1克，胡椒粉2克

|制作|

1. 将所有材料洗净，龙骨斩件，冬瓜切片。

2. 烧油锅，炒香姜片、葱段，放适量清水，大火煮开，放入龙骨焯烫，滤除血水。

3. 砂煲上火，放入龙骨、姜片、熟地黄、冬瓜，文火炖约40分钟，调味即可。

药膳功效 熟地黄甘温质润，具有补阴益精的功效，为养血补虚之要药，配伍龙骨食用，可补肾养血，对肾虚、血虚引起的胎动不安均有疗效。

疗养药膳 红枣枸杞鸡汤

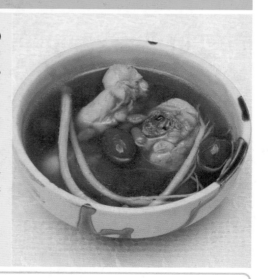

|配方| 枸杞子30克，党参3根，鸡300克，红枣30克，生姜1块，葱2根，香油10毫升，盐8克，生抽5毫升，胡椒粉5克，料酒5毫升，鸡精5克

|制作|

1. 将鸡洗净后剁成块，红枣、枸杞子、党参洗净，姜切片、葱切段备用。

2. 将剁好的鸡块及所有材料入锅炖煮，加入盐、生抽、胡椒粉、料酒煮约10分钟；转文火炖稍许，撒上调料，淋上香油即可。

药膳功效 红枣可补中益气、养血安神；枸杞子可滋补肝肾；鸡肉可强身健体、补虚。三者合用，适宜产后血虚气脱型血晕症患者食用。

疗养药膳 灵芝核桃枸杞汤

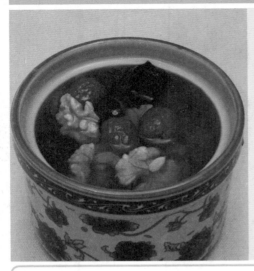

配方 灵芝30克，核桃仁50克，大枣2颗，冰糖20克，枸杞子10克

制作

1. 灵芝切小块，核桃仁用水泡发，撕去外皮，枸杞子泡发。

2. 煲中放水，下入灵芝、核桃、枸杞子、大枣，盖上盖，煲40分钟。

3. 将火调小，下入冰糖调味，待冰糖溶化，即可食用。

药膳功效 灵芝可宁心安神、补益五脏；核桃可补血养气、补肾填精；枸杞子可滋补肝肾；此品尤其适宜产后血晕恢复期患者食用。

疗养药膳 虫草瘦肉粥

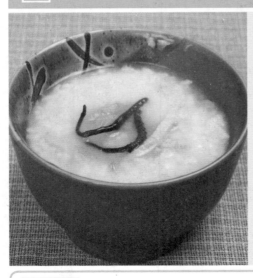

配方 冬虫夏草6克，瘦肉50克，白米100克，盐适量

制作

1. 将瘦肉用清水洗净，去掉血水，然后切成小方丁备用。冬虫夏草用清水洗净，并用网状纱布包好。

2. 将大米用清水淘洗干净，然后放入装着冬虫夏草的纱布包同煮。

3. 煮至七成熟后，再放入切好的瘦肉，煮熟后将药材包取出即可。

药膳功效 冬虫夏草具有益气补虚、养心安神、益肾补肺的功效；猪瘦肉益气养血、增强体质；粳米养胃气。三者合用，对产后体虚、血虚患者均有疗效。

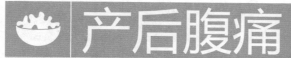

产后腹痛

　　产妇在产褥期内，发生与分娩或产褥有关的小腹疼痛，称为产后腹痛。若因瘀血引起的产后腹痛称为"儿枕痛"。孕妇分娩后，由于子宫收缩，下腹部会呈阵发性及节律性疼痛，多于产后1~2日出现，持续2~3天自然消失，西医学称为"宫缩痛""产后痛"，属产褥期的正常生理现象，一般不需治疗。若腹痛阵阵加剧，难以忍受，或腹痛缠绵不愈，疼痛不已，影响产妇的康复则为病态，应积极治疗。中医学认为，产后腹痛多因气血运行不畅所致，通常分气血两虚和瘀阻胞宫两种证型。

【证型分析】

1. 气血两虚型：产后小腹阵痛数日不止，喜按喜揉，恶露量少，色淡、质稀，面色苍白，头晕眼花，心悸，便干，舌淡、苔白，脉细弱。

2. 瘀阻胞宫型：产后小腹疼痛，拒按，得热痛缓，恶露量少不畅，色紫有块，块下痛减，面色青白，肢冷，胸胁胀痛，舌紫，脉沉紧或弦涩。

【饮食原则】

1. 气血两虚型患者应选择益气养血的药材和食物，如人参、党参、阿胶、当归、熟地黄、白芍、大枣、干荔枝、龙眼肉、动物肝脏、猪肚、乌鸡、红米、黑米、红糖等。

2. 瘀阻胞宫型患者应选择温经散寒、活血化瘀的药材和食材，如肉桂、桂枝、川芎、鸡血藤、香附、泽兰、元胡、生姜、米酒、红酒、红糖、羊肉、甲鱼等。

3. 患者应确保营养全面，多进食高蛋白食物，如瘦肉类、鱼类、蛋类、奶类，还要摄入足够的新鲜蔬菜、水果，有利于身体的恢复。

4. 多摄入补益气血、活血化瘀的食物，如乌鸡、红米、羊肉、当归、山楂、米酒等。

5. 饮食宜清淡，忌食辛辣刺激性食物，如辣椒、花椒、咖啡、浓茶等；忌食甜食，如果糖、巧克力等，这些食物对产后腹痛患者不利。

【民间小偏方】

1. 肉桂、甘草各3克，人参6克，麦冬、阿胶各9克，山药、当归、熟地黄、续断各15克，水煎服，每日1剂，每日2次。

2. 粳米50克，泽兰30克，先煎泽兰，去渣取汁，汁入粳米同煮粥，空腹食用，本方对产后瘀滞腹痛患者有一定的功效。

丹参三七炖鸡

|配 方| 乌鸡1只，丹参30克，三七10克，盐5克，味精、姜各适量

|制 作|
1. 乌鸡洗净切块，丹参、三七洗净。
2. 三七、丹参装于纱布袋中，扎紧袋口。
3. 布袋与鸡同放于砂锅中，加清水600毫升，烧开后，加入姜丝和盐，小火炖1小时，下味精调味即可。

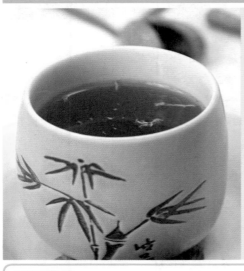

|药膳功效| 此汤取乌鸡的滋补作用及三七、丹参的活血止血作用。三七、丹参入血分，可散可收，既能止血，又能活血散瘀，均为化瘀止血的良药，尤其适合产后多虚多瘀的患者食用，对产后腹痛有显著效果。

当归生姜羊肉汤

|配 方| 当归50克，生姜20克，羊肉500克，食盐、酱油、大蒜各适量

|制 作|
1. 先将羊肉洗净，切成小块，放入沸水锅内汆去血水，捞出晾凉。
2. 将当归、生姜用水洗净，顺切成大片。
3. 取砂锅放入适量清水，将羊肉、当归、生姜放入，武火烧沸后，撇去浮沫，改用文火炖至羊肉烂熟，即可食用。

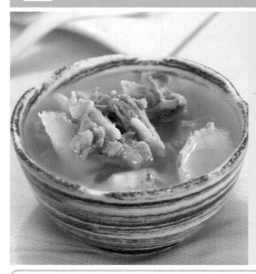

|药膳功效| 此汤是治疗产后腹痛的代表方。当归可补虚劳、化瘀血；生姜、羊肉可暖胞宫、散寒凝。三者配伍同用，对产后寒凝血瘀引起的腹痛有很好的疗效。

疗养药膳 鸡血藤鸡肉汤

|配方| 鸡肉200克，鸡血藤、生姜、川芎各20克，盐6克

|制作|

1. 鸡肉洗净，切片，汆水；生姜洗净切片；鸡血藤、川芎洗净，放入锅中，加水煎煮，留取药汁备用。

2. 将汆水后的鸡肉、生姜放入锅中，大火煮开，转小火炖煮1小时，再倒入药汁，煮沸。

3. 加入盐调味即可食用。

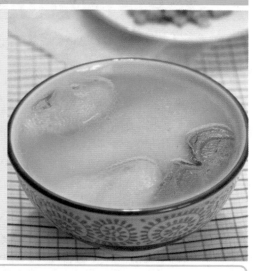

药膳功效 川芎能行气止痛、活血化瘀，鸡血藤能活血化瘀、通经通络，与川芎配伍，祛瘀能力倍增，对气滞血瘀所致的产后腹痛、闭经痛经、小腹或胸胁刺痛均有很好的疗效；鸡肉能益气补虚，改善产后体虚症状，增强抗病能力。

疗养药膳 桃仁红米粥

|配方| 桃仁20克，红米80克，枸杞子少许，红糖少量

|制作|

1. 将红米淘洗干净，置于冷水中泡发半小时后捞出沥干水分，桃仁洗净，枸杞子洗净，备用。

2. 锅置火上，倒入清水，放入红米煮至米粒开花。

3. 加入桃仁、枸杞子同煮至浓稠状，调入红糖拌匀即可。

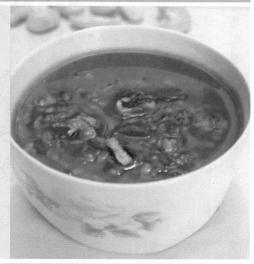

药膳功效 桃仁具有活血化瘀、通经止痛的功效；红糖可暖宫散寒；红米补益气血。三者合用，对产后血瘀腹痛有很好的疗效。

产后恶露不绝

产后（一般指顺产）血性恶露持续3周以上，仍淋漓不止者，称为"产后恶露不绝"，又称为"恶露不止""恶露不尽"，相当于西医学的晚期产后出血、产后子宫复旧不全。中医学认为，此病多因冲任失和、气血运行不畅所致，临床以气虚、血热、血瘀为多见。主要症状为：产后血性恶露日久不尽，量或多或少，色淡红、暗红或紫红，或有恶臭气，可伴有神疲懒言、气短乏力、小腹空坠；或小腹疼痛拒按，出血较多者可伴有贫血症状，严重者还可导致晕厥。妇科检查可见子宫大而软，有压痛，子宫口松弛，有时可见残留胎盘组织堵塞于宫口。

【证型分析】

1. 气虚型：恶露过期不止，量多、色淡、质稀，无臭，面色苍白，气短懒言，神倦体乏，小腹空坠，舌淡、苔白，脉细弱。

2. 血热型：产后恶露过期不止，量多、色紫、质稠，有臭，面色潮红，咽干口燥，舌红，脉细数。

3. 血瘀型：恶露过期不止，量时少时多，色黯有块，小腹疼痛拒按，舌紫或有瘀点，脉沉涩。

【饮食原则】

1. 产后患者身体多虚弱，因此饮食要保证营养全面，多食高蛋白食物，如瘦肉、鱼类、蛋类、奶类，还要摄入足够的新鲜蔬菜、水果，有利于身体的恢复。

2. 产后气虚型患者应多摄入具有补益气血的药材和食物，如当归、黄芪、党参、白芍、大枣、龙眼肉、米酒、黑米、乌鸡、羊肉等。

3. 产后血热型患者应选用凉血止血的药材和食材，如丹皮、赤芍、白茅根、生地、槐花、茜草、木耳、马齿苋、苋菜、茄子、莲藕、丝瓜、油菜等。

4. 产后血瘀型患者应选用活血化瘀的药材和食材，如田七、丹参、当归、益母草、川芎、元胡、香附、玫瑰花、月季花、红酒、红糖等。

5. 饮食宜清淡，忌食辛辣刺激性食物，如辣椒、花椒、咖啡、浓茶等；忌食甜食，如果糖、巧克力等，这些食物不利于产后恢复。

【民间小偏方】

1. 益母草、仙鹤草各30克，红糖适量，先将二味药浓煎，去渣留汁，红糖放入汁中煮沸即可，每日2～3次。

2. 粳米100克，马齿苋、益母草各30克，红糖适量，马齿苋和益母草水煎取汁，粳米煮粥将熟时加入红糖和药汁。

疗养药膳 当归芍药多味排骨

|配方| 当归、白芍、熟地黄、丹参各15克，川芎15克，三七粉5克，排骨500克，米酒1瓶，盐适量

|制作|

1. 将排骨洗净，氽烫去腥，再用冷开水冲洗干净，沥水、备用。

2. 将当归、白芍、熟地黄、丹参、川芎入水煮沸，下排骨，加米酒，待水煮开，转小火，续煮30分钟，最后加入三七粉，拌匀，适度调味即可。

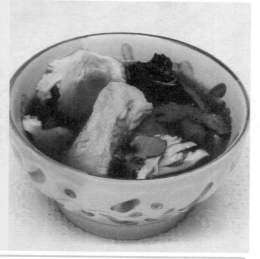

药膳功效 当归、白芍、熟地黄均是补血良药，白芍还可缓急止痛，可缓解产后恶露不止引起的贫血、腹痛等症状；丹参、川芎、三七均可活血化瘀，且丹参和三七既能活血又能止血，对血瘀性产后恶露不止者有很好的疗效。

疗养药膳 枸杞党参鱼头汤

|配方| 鱼头1个，山药片、党参、红枣各适量，枸杞子15克，盐、胡椒粉各少许

|制作|

1. 鱼头洗净，剖成两半，下入热油锅稍煎；山药片、党参、红枣均洗净备用；枸杞子泡发后洗净。

2. 汤锅加入适量清水，用大火烧沸，放入鱼头煲至汤汁呈乳白色。

3. 加入山药片、党参、红枣、枸杞子，用中火继续炖1小时，加入盐、胡椒粉调味即可。

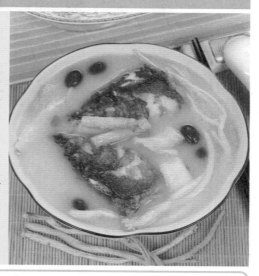

药膳功效 党参具有滋阴补气的功效，枸杞子可滋阴补肾、清肝明目。此品尤其适宜产后气虚型恶露者食用。

疗养药膳 当归墨鱼粥

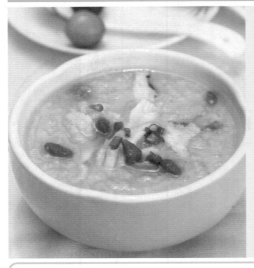

|配方| 当归、枸杞子、桂圆肉各10克，墨鱼50克，大米80克，盐3克，料酒、香油、胡椒粉、姜末、葱花各适量

|制作|

1. 大米洗净，入清水浸泡；墨鱼处理干净后改花刀，用料酒腌渍去腥；当归、枸杞子、桂圆肉洗净。

2. 锅中加入清水和大米，大火煮至五成熟。

3. 放入墨鱼、当归、枸杞子、桂圆肉、姜末煮至粥将成，加盐、香油、胡椒粉调匀，撒上葱花后即可。

药膳功效 当归既补血又活血，还能止腹痛，对血瘀或血虚型恶露不绝者均有疗效；墨鱼滋阴补肾、凉血止血；桂圆肉、枸杞子具有滋阴补血的功效。以上几味配伍同用，对产后恶露不绝患者有一定的食疗效果。

疗养药膳 无花果煲猪肚

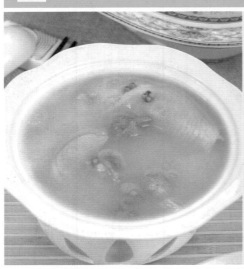

|配方| 无花果20克，猪肚1个，蜜枣适量，盐、鸡精、胡椒、老姜各适量

|制作|

1. 猪肚加盐、醋反复擦洗，用清水冲净；无花果、蜜枣洗净；胡椒稍研碎；姜洗净，去皮切片。

2. 锅中注水烧开，将猪肚氽去血沫后捞出。

3. 将所有食材一同放入砂煲中，加清水，大火煲滚后改小火煲2小时，至猪肚软烂后调入盐、鸡精即可。

药膳功效 本品具有补虚损、健脾胃的功效，对产后气血亏虚引起的恶露不绝有一定的食疗效果。

产后汗证

产妇在产后涔涔流汗，持续不止，称为"产后自汗"，如寐中汗出湿衣，醒来即止，则称"产后盗汗"，二者统称为产后汗证。本病以产后汗出量过多和持续时间长为特点，产后自汗者，白天汗多，活动后出汗量加重；夜间盗汗者，睡觉时出汗，醒后即止。不少妇女产后汗出比平时较多，尤其是在进食、活动后或睡眠时较显著，此因产后气血虚弱、肌肤腠理不密所致，可在数天后营卫自调而缓解，不作病论。中医学认为，产后汗证多由产后伤血耗气、气虚阳气不固、阴虚内热迫汗外出所致，临床分气虚自汗和阴虚盗汗。

【证型分析】

1. 气虚自汗型：产后汗出过多不止，动则加剧，恶风身冷，面色苍白，神倦体乏，气短懒言，舌淡、苔白，脉细弱。

2. 阴虚盗汗型：产后寐中汗出，甚至湿衣，醒后汗止，头晕耳鸣，面色潮红，咽干口燥，渴不思饮，五心烦热，腰腿酸软，舌红、苔少，脉细数。

【饮食原则】

1. 产后汗证者应选择具有收涩固汗的药材和食物，如五味子、芡实、麻黄根、浮小麦、糯稻须根、燕麦、黑豆、甲鱼、牡蛎肉等。

2. 气虚自汗型患者在收涩止汗的同时，还要搭配补气的药材和食材，如人参、党参、黄芪、太子参、白术、土鸡、乌鸡、粳米、小米、老鸭、猪蹄、牛肉、猪肚、牛肚、大枣等。

3. 阴虚盗汗型患者在选用收敛止汗的药材和食材之外，也要搭配补虚生津的药材和食材，如麦冬、熟地黄、玉竹、西洋参、海螵蛸、五味子、银耳、燕窝、莲子、蛤蜊、干贝等，忌食花椒、辣椒、肉桂、羊肉等燥热伤阴的食物。

4. 患者要多摄入富含营养的食物，如瘦肉类、奶类、蛋类，多喝排骨汤、鱼汤、鸡汤等，以补充出汗过多所丢失的营养；忌选用发汗的药材和食物，如麻黄、桑叶、薄荷、洋葱、葱白等。

【民间小偏方】

1. 五味子6克，麦门冬、人参各9克，将以上药材煎水服用，早晚各1剂，可益气生津、敛阴止汗。

2. 炙甘草9克，白术10克，黄芪15克，防己6克，生姜6克，大枣4颗，水煎服，每日2次。

人参蒸嫩鸡

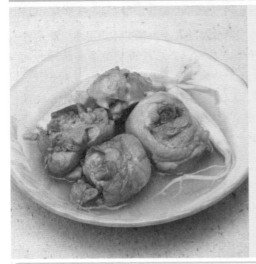

|配方| 人参15克，小母鸡1只，姜1克，精盐、味精、料酒、清汤、胡椒粉各适量

|制作|

1. 将鸡宰杀，将头、翅、颈斩成块，姜切片。

2. 将人参用温水洗净泥沙，鸡块入沸水焯去血水。

3. 鸡块和人参一起放入碗中，加清汤、姜片、精盐、味精、料酒、胡椒粉，加盖，上笼蒸1小时即可。

药膳功效 人参大补元气、回阳固脱，对产后大汗淋漓、四肢冰凉、气虚乏力等症有很好的疗效；小母鸡可益气补血、抗老补虚。因此，这道菜适用于产后大汗、脾虚体弱、营养不良、产后贫血等患者食用。

黄芪牛肉蔬菜汤

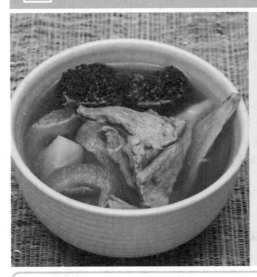

|配方| 黄芪25克，牛肉500克，西红柿2个，西蓝花150克，马铃薯半个，盐2小匙

|制作|

1. 牛肉切大块，入沸水汆烫，捞起冲净；西红柿洗净、切块，西蓝花切小朵，洗净。

2. 将备好的牛肉、西红柿、西蓝花一起放入锅中，加水至盖过所有材料。

3. 以武火煮开后转用文火续煮30分钟，然后再加入各种调味料即可。

药膳功效 黄芪益气补虚、敛汗固表、增强体力，能够调理产后大汗、气虚衰弱、身体乏力等症状。牛肉是益气补虚、增强体质的佳品，能够提供必要的蛋白质和人体必需的氨基酸，能增强机体免疫力、改善虚弱症状。

疗养药膳 十全大补乌鸡汤

|配方| 当归、熟地黄、党参、炒白芍、白术、茯苓、黄芪、川芎、甘草、肉桂、枸杞、红枣各10克；乌鸡腿1只，盐适量

|制作|

1. 鸡腿剁块，放入沸水氽烫、捞起、冲净，药材以清水快速冲洗，沥干备用。
2. 将鸡腿和所有药材一起盛入炖锅，加7碗水，以武火隔水煮开。
3. 转文火慢炖30分钟即成。其间，可用食具适当搅拌，使药材完全入味。

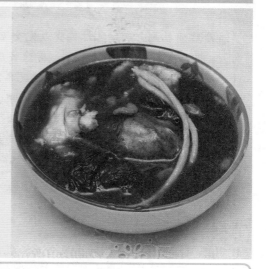

药膳功效 十全大补汤既补气又补血，促进血液循环、利尿消肿、提振精力。并滋肾补血、调经理带、消减疲劳，兼顾调理气血、经脉、筋骨、肌肉等组织及循环。搭配乌鸡炖补，适宜产后坐月子食用，可改善气血亏虚引起的各种疾病。

疗养药膳 人参鸡肉粥

|配方| 山药100克，人参1根，鸡肉120克，大米80克，盐3克，鸡精1克，葱花少许

|制作|

1. 山药洗净去皮切片；人参洗净；大米淘净，泡好；鸡肉用水泡洗干净，切片。
2. 大米放入锅中，放适量清水，旺火煮沸，放入山药、人参，转中火熬煮至米粒开花。
3. 再下入鸡肉，慢火将粥熬至浓稠，加盐、鸡精调味，撒入葱花即可。

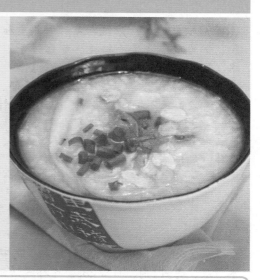

药膳功效 人参大补元气、敛汗生津；鸡肉、山药均为补气佳品，三者合用，对产后气虚自汗的患者有很好的疗效。此外，人参中可提取出对骨髓的造血功能有保护和刺激作用的人参二醇，能促进造血功能，适合产后妇女食用。

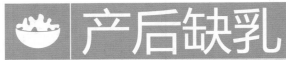

产后缺乳

产后哺乳期，产妇乳汁偏少或完全无乳，称之为缺乳，又称为"产后乳汁不行"。先天发育不良、精神紧张、劳逸失度、营养状况或哺乳方法不对都可影响乳汁分泌，而致缺乳。缺乳的程度和情况各不相同：有的开始哺乳时缺乏，以后稍多但仍不充足；有的全无乳汁，完全不能喂乳；有的正常哺乳，突然高热或七情过极后，乳汁骤少，不足于喂养婴儿。中医学认为，乳汁生化不足或乳络不畅是缺乳的主要原因，临床常分为肝郁气滞、气血虚弱、痰浊阻滞。对于乳汁不畅引起的乳房肿胀而导致乳汁不足者，宜先通乳，后给予催乳。

【证型分析】

1. 肝郁气滞型：产后乳汁少或全无，乳房胀硬、疼痛，乳汁稠，胸胁胀满，神情抑郁，食欲不振，舌正常、苔黄，脉弦或弦滑。

2. 气血虚弱型：产后乳汁少或全无，乳汁稀，乳房柔软无胀感，面色无华，神倦体乏，舌淡、苔白，脉细弱。

3. 痰湿阻滞型：乳汁少或全无，乳房硕大或下垂不胀满，乳汁稀，体胖，胸闷痰多，纳少便溏，或食多乳少，舌淡胖、苔腻，脉沉细。

【饮食原则】

1. 产后缺乳的妇女应摄入足够的热量和水分，多食各种富有营养且易消化的食物，如母鸡、鸡蛋、核桃、黄豆芽等，以满足乳母自身和哺乳的需要。多食汤水，如鲫鱼汤、骨头汤、猪蹄汤等。

2. 肝郁气滞型患者，应选用疏肝解郁、通络下乳的药材和食物，如通草、陈皮、青皮、王不留行、猪蹄、鲫鱼、金针菜、木瓜、丝瓜等。

3. 气血虚弱型患者，应选择益气养血、补虚通乳的药材和食物，如当归、熟地黄、猪蹄、土鸡、乌鸡、牛肉、鳝鱼、虾仁、黄豆、花生、牛奶、鲫鱼、章鱼等。

4. 痰湿阻滞型患者，应选择健脾化湿的药材和食物，如砂仁、通草、陈皮、鲫鱼、赤小豆、莴苣、南瓜子、木瓜等。

【民间小偏方】

1. 人参、甘草、川芎各3克，当归、芍药、枳壳各6克，桔梗4.5克，茯苓10克，水煎服，每日1剂，日服2次，可补气活血、通络下乳，对气血虚弱型缺乳者有一定功效。

2. 猪蹄1只，鲫鱼500克，通草9克，共煮汤，熟后去通草即可食用。

疗养药膳 虾仁豆腐汤

|配方| 鱿鱼、虾仁各100克，豆腐125克，鸡蛋1个，盐少许，香菜段3克

|制作|

1. 将鱿鱼、虾处理干净；豆腐洗净切条；鸡蛋打入盛器搅匀备用。

2. 净锅上火，倒入水，下入鱿鱼、虾、豆腐烧开至熟后，倒入鸡蛋液，煮开后即可食用。

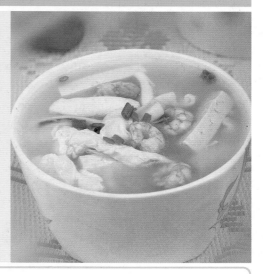

药膳功效 虾的通乳作用较强，并且富含磷、钙，对小儿、孕妇尤有补益功效；虾营养丰富，所含蛋白质是鱼、蛋、奶的几倍到几十倍；对身体虚弱及产后妇女是极好的食物。

疗养药膳 金针黄豆煲猪蹄

|配方| 猪蹄300克，金针菇、黄豆、红枣、枸杞子各少许，盐3克，葱花适量

|制作|

1. 猪蹄洗净，斩块；金针菇、黄豆均洗净泡发；红枣去蒂，洗净泡发；枸杞子洗净泡发。

2. 净锅上水烧开，下猪蹄汆透，捞起洗净。

3. 将猪蹄、黄豆、红枣、枸杞子放进瓦煲，注入清水，大火烧沸，改小火煲1.5小时，加盐调味即可。

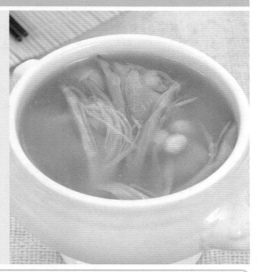

药膳功效 《随息居饮食谱》所载，猪蹄能"填肾精而健腰脚，滋胃液以滑皮肤，长肌肉可愈漏疡，助血脉能充乳汁"。一般多用来催乳，治产后气血不足、乳汁缺乏症。黄豆、红枣均有补气健脾、养血补虚的功效，可助猪蹄通乳汁。

疗养药膳 通草丝瓜对虾汤

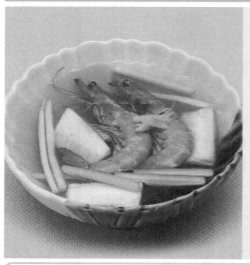

|配方| 通草6克，对虾8只，丝瓜200克，食用油、葱段、蒜、盐各适量

|制作|

1. 将通草、丝瓜、对虾分别洗干净，虾去泥、肠。

2. 将葱切段；蒜切成细末；丝瓜切条状。

3. 起锅，倒入食用油，下入对虾、通草、丝瓜、葱段、蒜末、盐，用中火煎至将熟时，再放些食用油，烧开即可。

药膳功效 通草可下乳汁、利小便；丝瓜可清热解毒、通络下乳，还能防止乳腺炎；虾有较好的下乳作用。三者合用，对产后乳少、乳汁不行以及因乳腺炎导致的乳汁不通均有一定的辅助治疗作用。

疗养药膳 莲子土鸡汤

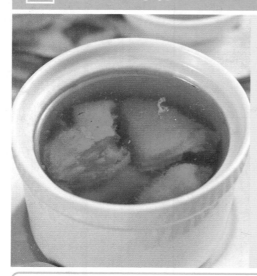

|配方| 土鸡300克，姜1片，莲子30克，盐、鸡精粉、味精各适量

|制作|

1. 先将土鸡剁成块，洗净，入沸水中焯去血水；莲子洗净，泡发。

2. 将鸡肉、莲子一起放入炖盅内，加开水适量，放入锅内，炖蒸2小时。

3. 最后加入盐、鸡精、味精调味即可食用。

药膳功效 本品具有温中益气、补精填髓、补益气血、补虚损、健脾胃的功效，对产后气血亏虚引起的缺乳有很好的补益效果。

产后抑郁

产妇在分娩后出现情绪低落、精神抑郁、烦躁易怒的现象，叫作产后抑郁。一般在产后1周开始出现症状，4~6周渐趋明显，平均持续6~8周，甚或数年。患者主要表现为精神抑郁、情绪低落、伤心落泪、悲观厌世、失眠多梦、易感疲乏无力，或内疚、焦虑、易怒，或沉默不语，不愿与人交流。严重者会出现处理事情能力低下，不能照料婴儿，甚至有伤害婴儿的行为或反复出现自杀的想法。中医学认为，血不养心、心脾受损、肝血不足、瘀血停滞是导致产后抑郁的主要原因，临床常见有心脾两虚、肝气郁结和瘀血壅阻等。

【证型分析】

1. 心脾两虚型：产后忧郁焦虑，心神不宁，情绪低落，常悲伤欲哭，寐少梦多，健忘，神倦体乏，面色萎黄，纳少便溏，脘腹闷胀，恶露色淡、质稀，舌淡、苔白，脉细弱。

2. 肝气郁结型：产后心情忧郁，心神不安，烦躁易怒，失眠，噩梦多，惊恐易醒，恶露时多时少，色紫有块，胸闷纳呆，常叹息，苔薄，脉弦。

3. 瘀血壅阻型：产后忧郁，沉默寡言，寐少梦多，神志恍惚，恶露淋漓日久，色紫有块，面色晦暗，舌暗有瘀斑、苔白，脉弦或涩。

【饮食原则】

1. 饮食宜营养全面，多摄入蛋白质及维生素较多的食物，如肉类、蛋类、奶类及新鲜蔬菜和水果，有利于产妇体质的恢复。

2. 多食具有疏肝解郁、养心安神的食物，如玫瑰花、乳鸽、金针菇、佛手、莲子、大豆、大枣等。

3. 饮食宜清淡，忌食辛辣刺激性食物，如辣椒、芥末、胡椒等，这些食物对神经系统不利，会加重精神异常症状。

4. 忌食咖啡、浓茶等食物，因咖啡中含有咖啡因，茶中富含茶碱等成分，有兴奋中枢神经的作用，会加重患者失眠、焦虑等症状。

【民间小偏方】

1. 莲心3克，大枣10枚，莲心研末，与大枣加水同煎，每日1次，食后服。

2. 木香9克，当归12克，人参20克，茯苓25克，枣仁、甘草、远志各10克，黄芪、白术、龙眼肉各15克，水煎服，每日1剂。

3. 当归20克，白芍、柴胡、茯苓、酸枣仁、木香、龙眼肉、合欢皮、夜交藤各10克，水煎服，可治疗肝气郁结型产后抑郁症。

疗兼药膳 百合莲子排骨汤

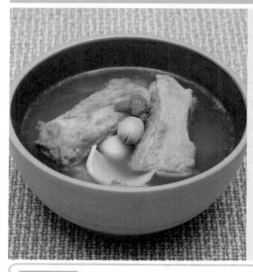

|配方| 排骨500克，莲子、百合各50克，枸杞子少许，米酒、盐、味精各适量

|制作|

1. 将排骨洗净，斩块，放入沸水中汆烫一下，去掉血水，捞出备用。
2. 将莲子和百合一起洗净，莲子去心，百合瓣成瓣，备用。
3. 将所有的材料一同放入锅中炖煮至排骨完全熟烂。
4. 起锅前加入调味料及枸杞子即可。

药膳功效 百合、莲子均具有清心泻火、安神解郁的功效；枸杞子滋补肝肾；米酒行气活血、养血疏肝。以上几味合用，对产后抑郁或烦躁不安、心悸心慌、失眠多梦者有很好的改善作用。

疗兼药膳 当归炖猪心

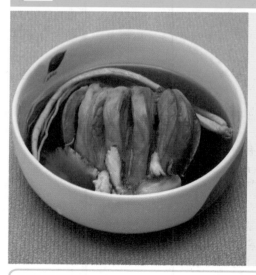

|配方| 党参20克，当归15克，鲜猪心1个，葱、姜、盐、料酒若干

|制作|

1. 将猪心剖开，洗净血水、血块。
2. 将党参、当归洗净，再一起放入猪心内，可用竹签固定。
3. 在猪心上，撒上葱、姜、蒜、料酒，再将猪心放入锅中，隔水炖熟。
4. 去除药渣，加入调料调味即可。

药膳功效 中医学有"以脏养脏"之说，猪心有很好的补心、强心作用，可改善心悸、失眠、健忘等症状；当归具有补血活血的功效；党参可益气健脾。三者合用，对心脾两虚型产后抑郁患者有一定的食疗效果。

疗茶药膳 酸枣仁莲子茶

|配 方| 干莲子1/2杯，酸枣仁10克，冰糖2大匙

|制 作|

1. 干莲子泡水10分钟，酸枣仁放入纱布袋内备用。

2. 将莲子沥干水分后放入锅中，放入酸枣仁后，加入800毫升清水，以大火煮沸，再转小火续煮20分钟，关火。

3. 加入冰糖搅拌至溶化，滤取茶汁即可(莲子亦可食用)。

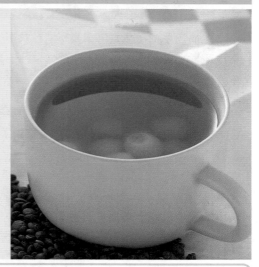

药膳功效 酸枣仁是一种安神药材，具有镇静的作用，特别适合因情绪烦躁导致失眠的人，而莲子含有丰富的色氨酸，有助稳定情绪。因此这道茶饮对产后抑郁、神经衰弱、心悸、经前烦躁不易入眠者均有一定的疗效，可多饮用。

疗茶药膳 玫瑰香附茶

|配 方| 玫瑰花5朵，香附10克，冰糖15克

|制 作|

1. 香附放入煮壶，加600毫升水煮开，转小火续煮10分钟。

2. 陶瓷杯以热水烫温，放入玫瑰花，将香附水倒入冲泡，加糖调味即成。

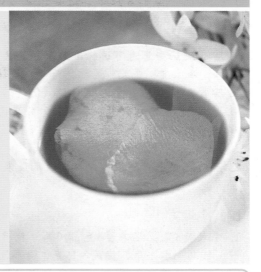

药膳功效 玫瑰具有能疏肝理气、除烦解郁、活血化瘀的作用；香附可疏肝解郁、行气活血。二者配伍，解郁效果更佳，对产后抑郁症患者有很好的辅助治疗作用，能改善患者郁郁寡欢、胸闷胁痛；同时还能调经止痛。

产后肥胖

女性怀孕期间体内激素增加，致使激素分泌紊乱，新陈代谢减慢，从而导致体重增加，这就是产后肥胖。此外，坐月子期间摄入过多高脂肪和高蛋白食物与极少体力活动也是造成产后肥胖的主要原因。临床以脾虚痰湿、脾胃湿热、脾肾阳虚和气滞痰凝居多。

【证型分析】

1. 脾虚痰湿型： 体型肥胖，神倦体乏，面色少华，大便不实，带下清稀，经少或闭经，舌淡红、苔腻，脉细濡。

2. 脾胃湿热型： 体型肥胖，口臭口干，面红口燥，多食多饮、易饿，大便干结，尿黄，舌红、苔黄腻，脉滑。

3. 脾肾阳虚型： 体型肥胖，面色苍白，畏寒肢冷，大便溏稀，小尿清长，白带稀，闭经，或不孕，舌淡、苔白，脉沉迟。

4. 气滞痰凝型： 体型肥胖，素来忧郁，善叹息，进食胃胀，经前乳房胀痛，经量少而不畅，小腹胀，大便失调，舌暗、苔白，脉弦滑。

【饮食原则】

1. 脾虚痰湿型患者应选择健脾化湿的药材和食物，如白术、茯苓、泽泻、薏米、山药、玉米须、山楂、海带、海藻、鲫鱼、鲤鱼、扁豆、赤小豆、豆芽、萝卜、魔芋等。

2. 脾胃湿热型患者可选择车前草、马齿苋、绿豆、芹菜、苦瓜、竹笋、莴笋、冬瓜、西瓜皮、白菜、莲藕、荷叶、马蹄、黄瓜等。

3. 脾肾阳虚型患者宜选择温阳、化气、利水的药材和食材，如肉桂、干姜、桂枝、黄芪、刀豆、洋葱、核桃仁、瘦羊肉等。

4. 气滞痰凝型患者宜选择行气、消痰、化瘀的药材和食材，如蒲黄、陈皮、山楂、佛手、香橼、橙子、茄子、荞麦等。

5. 产后肥胖患者还应控制热量、脂肪及碳水化合物的摄入量，少食多餐，饮食宜清淡，低盐饮食。

【民间小偏方】

1. 生大黄3克，淫羊藿6克，川芎、防己、白芷各9克，泽泻、山楂各10克，茵陈、首乌、水牛角、黄芪各15克，丹参20克，水煎服，每日2次。

2. 青木瓜30克，肋排100克，生姜片3片，盐适量，青木瓜切块，肋排切块，用滚水汆烫，水煮开后放入青木瓜、肋排、姜片、盐，大火烧开后转文火煮约25分钟即可。

疗养药膳 山楂荷叶泽泻茶

|配方| 山楂10克，荷叶5克，泽泻10克，冰糖10克

|制作|
1. 山楂、泽泻冲洗干净。
2. 荷叶剪成小片，冲净。
3. 所有材料盛入锅中，加500毫升水用大火煮开，转小火续煮20分钟，加入冰糖，溶化即成。

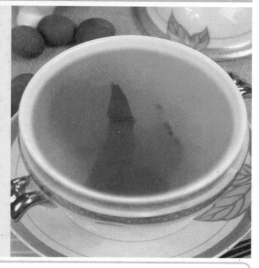

药膳功效 山楂具有降脂、活血、健脾、消食等功效；荷叶、泽泻均有清热、利湿消肿的功效。三者搭配煎水服用，对湿热型产后肥胖患者有很好的疗效。此外，常饮本品还可以有效防治脂肪肝、高血压、动脉硬化、肝炎等疾病。

疗养药膳 草本瘦身茶

|配方| 玫瑰花、决明子、山楂、陈皮、甘草、薄荷叶各适量

|制作|
1. 将决明子、甘草先洗净，放入锅中，加水600毫升，大火煮开。
2. 水沸后加入洗净的玫瑰花、陈皮、山楂、薄荷叶，续煮1分钟即可关火。
3. 滤去药渣，汁倒入杯中即可。

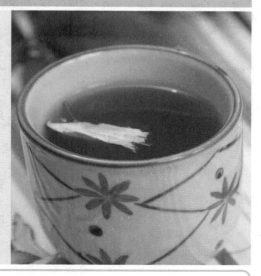

药膳功效 决明子有降低血液中的胆固醇、三酰甘油，并降低肝中三酰甘油含量的作用，是肥胖者的理想佳品；玫瑰花疏肝解郁、活血化瘀；山楂可降压降脂、保肝化瘀；陈皮行气除胀、消食化积。以上几种煎水服用，对产后肥胖有疗效。

疗养药膳 茯苓豆腐

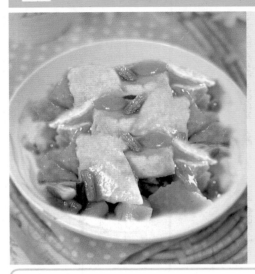

|配方| 豆腐500克，茯苓30克，香菇、枸杞子、精盐、料酒、淀粉各适量

|制作|
1. 豆腐挤压出水，切成小方块，撒上精盐，香菇切成片。
2. 将豆腐块下入高温油中炸至金黄色。
3. 清汤、精盐、料酒倒入锅内烧开，加淀粉勾成白芡，下入炸好的豆腐、茯苓、香菇片炒匀即成。

药膳功效 茯苓可健脾益气、利水减肥，对脾胃气虚引起的虚胖、脸部水肿均有疗效；豆腐能补脾益胃，利小便，解热毒；香菇可理气化痰、益胃和中、瘦脸减肥，对便秘、体虚、肥胖者均有食疗功效。

疗养药膳 泡菜烧魔芋

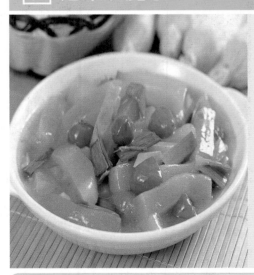

|配方| 魔芋豆腐400克，泡萝卜100克，青蒜叶20克，姜、味精、豆瓣各5克，料酒10毫升，水淀粉、蒜蓉各适量

|制作|
1. 魔芋豆腐切成条块，泡萝卜切成条形厚片，泡红椒切成马耳节。
2. 将魔芋放入沸水中焯去碱味。
3. 锅置火上，油烧热，下豆瓣炒红，下泡红椒、姜、蒜蓉煸炒香，泡萝卜片烧沸出味后，下魔芋、料酒、味精，烧至魔芋入味、汁快干时，调香油，下蒜叶，推匀起锅装盘。

药膳功效 魔芋含有丰富的纤维素和微量元素，还含有16种氨基酸，并且脂肪含量低，其所含的可溶性膳食纤维，在肠胃中会吸水变得膨胀起来，从而增加饱腹感，还会在肠胃中变为胶质状态，阻止脂肪吸收，是产后肥胖者的佳品。

产后小便不通

新产后产妇出现小便困难，尿液点滴而下，甚或闭塞不通、小腹胀急疼痛，叫作产后小便不通。此病多出现在产后3日内，或产褥期，其中以初产妇、滞产及手术产后居多。本病无尿痛症状，仅有小便闭塞不通或点滴而下，尿常规检查也无异常。中医学认为，产后小便不通多因膀胱气化失守所致，临床以气虚、肾虚和血瘀多见，治疗应以补气温肾、活血行水为原则。本病患者应积极治疗，若延误治疗，会使得膀胱过度膨胀而致破裂，严重影响产妇生活和产褥期的恢复。

【证型分析】

1. 气虚型： 产后小便不通，小腹胀急疼痛，尿清白，点滴而下，神倦体乏，气短懒言，面色少华，舌淡、苔白，脉缓弱。

2. 肾虚型： 产后小便不通，小腹胀急疼痛，小便清白，点滴而下，面色晦暗，腰腿酸软，舌淡、苔白，脉沉细无力。

3. 血瘀型： 产程不顺，产时伤及膀胱，产后小便不通，点滴而下，尿浊带血丝，小腹胀急疼痛，舌正常或暗，脉涩。

【饮食原则】

1. 产后小便不通者应选择利尿通淋的药材和食物，如黄芪、茯苓、泽泻、白茅根、车前草、玉米须、赤小豆、鲫鱼、鲤鱼、西葫芦、田螺、芹菜等。

2. 气虚型患者除选用利尿的药材和食材外，还要加入补气的药材和食物，如茯苓、鲫鱼、猪肚、土鸡、老鸭、黄芪、白术、党参、山药等。

3. 肾虚型患者宜选用补肾、利尿的药材和食物，如熟地黄、山茱萸、山药、蛤蚧、牡蛎肉、乌鸡、鸽子肉、黑豆、猪腰、甲鱼、淡菜等。

4. 血瘀型患者宜选择活血化瘀、利尿通淋的药材和食材，如当归、川芎、鸡血藤、香附、牛膝、桃仁、红花、动物血、山楂等。

【民间小偏方】

1. 肉桂1克，甘草3克，党参25克，王不留行、莲子、白果（捣碎）、车前子（包煎）各10克，水煎服，每日1剂，服1～2剂即可。

2. 川芎、白芍、当归、蒲黄各10克，瞿麦、牛膝、滑石各10克，桃仁6克，甘草梢6克，水煎服，对血瘀型产后小便不利者有良效。

螺肉煲西葫芦

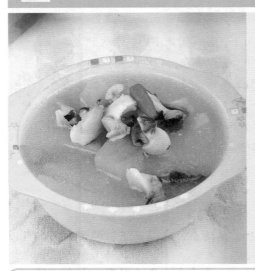

配方 螺肉200克，西葫芦250克，香附、丹参各10克，高汤适量，盐少许

制作

1. 将螺肉用盐反复搓洗干净；西葫芦洗净切方块，备用；香附、丹参洗净，煎取药汁，去渣备用。
2. 净锅上火倒入高汤，下入西葫芦、螺肉，大火煮开，转小火煲至熟，最后倒入药汁，煮沸后调入盐即可。

药膳功效 田螺肉具有利尿消肿等功效，西葫芦可清热利水，丹参可活血化瘀，香附理气活血、化瘀止痛。以上四味合用，对血瘀型产后小便不通有一定的食疗效果。

玉米须鲫鱼煲

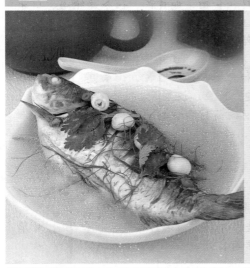

主料 鲫鱼450克，玉米须150克，莲子肉5克

制作

1. 鲫鱼处理干净，在鱼身上打花刀。
2. 玉米须洗净，莲子洗净。
3. 油锅葱、姜爆香，下入鲫鱼略煎，加入水、玉米须、莲子肉煲至熟，调入盐、味精即可。

药膳功效 玉米须具有清热利湿、利尿通淋的功效；鲫鱼可健脾益气、利水通淋；莲子健脾补肾。三者搭配炖汤食用，对产后气虚引起的小便不通、小腹胀急疼痛、尿清白、点滴而下、神倦体乏、气短懒言等均有很好的食疗作用。

疗茶药膳 老鸭猪肚汤

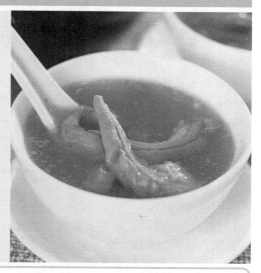

|配 方| 猪肚300克,姜片15克,老鸭1只,盐8克,味精2克,鸡精1克,胡椒粉5克,高汤适量

|制 作|

1. 老鸭去毛、内脏,斩件,入沸水中氽熟,捞出备用。

2. 猪肚洗净,入沸水中氽烫,捞出切条状备用。

3. 锅中入高汤,放入老鸭、猪肚、姜片煨4小时,调入盐、味精、鸡精、胡椒粉调匀即可。

药膳功效 猪肚具有健脾补虚的功效,老鸭可利水消肿。二者合用,对气虚型产后小便不通者有较好的疗效。

疗茶药膳 马蹄茅根茶

|主 料| 鲜马蹄、鲜茅根各100克

|制 作|

1. 鲜马蹄、鲜茅根分别用清水洗净,切碎备用。

2. 锅洗净,置于火上,注入适量清水,以大火烧沸,将鲜马蹄、鲜茅根一起入沸水煮20分钟左右,去渣。

3. 加白糖适量,饮服。

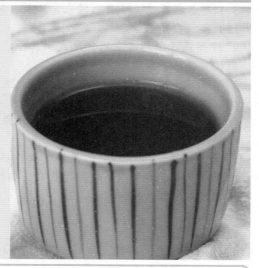

药膳功效 马蹄能清热解毒、凉血生津、利尿通便、化湿祛痰、消食除胀,白茅根能凉血止血、清热利尿。因此,本品具有凉血止血、利尿通淋的作用,可用于产后小便不通、尿道刺痛、排尿不畅等症的辅助治疗,有助于缓解相关症状。

急性乳腺炎

急性乳腺炎是妇女在哺乳期乳房红肿、疼痛、排乳不畅的一种病证，俗称为"奶疖"，多由妇女哺乳期乳房欠清洁、乳房受挤压或奶头破损所致。乳腺炎的初期症状为乳房肿胀、疼痛、肿块压痛；表面红肿、发热，严重者出现高热、寒战；患侧淋巴结肿，形成脓肿。急性乳腺炎在中医学上叫作"乳痈"，多由乳汁淤积、肝胃郁热及感受外邪引起乳络不通，化热成痈而形成。临床以胃热壅盛、肝郁气滞和气阴两伤居多。

【证型分析】

1. 胃热壅盛型：乳腺炎成脓期，乳房肿块增大，红肿，疼痛，恶寒发热，口干舌燥，舌黄、苔腻，脉滑数。

2. 肝郁气滞型：乳房发硬、疼痛，红肿不明显，乳汁不通，畏寒，脘闷嗳气，情志抑郁，食欲不振，舌淡、苔黄，脉弦数。

3. 气阴两伤型：乳腺炎后期脓肿溃开或手术切开引流后肿痛减轻，脓散毒解，发热症状消退，此时身体多虚弱，舌质淡、苔白，脉沉细。

【饮食原则】

1. 急性乳腺炎初期和成脓期（胃热壅盛型）宜选择具有清热通乳作用的食物，如猪蹄、丝瓜、赤小豆、绿豆、油菜、马齿苋、菊花、大黄、金银花、鱼腥草、蒲公英、白茅根等。

2. 肝郁气滞型患者宜选择陈皮、佛手、山楂、香附、柴胡、黄花菜、橙子、猕猴桃、香菜、薤白等药材和食物。

3. 乳腺炎恢复期（气阴两伤型）患者，宜选择滋阴益气的药材和食物，如乳鸽、老鸭、黄芪、大枣、山药、金枪鱼、猪蹄、金针菇等。

4. 饮食宜清淡而富含营养，如绿叶蔬菜、豆类、新鲜水果等，以清热寒凉类的食物为宜。

5. 忌食辛辣刺激性的食物，如辣椒、胡椒、芥末、洋葱、烟、酒等。忌热性、油腻性食物，如肥肉、羊肉、狗肉、榴梿等；忌油条、麻花等油炸类食物；忌食发物，如螃蟹、猪头肉等。

【民间小偏方】

1. 米酒1~2匙，鲜橙汁半碗，将米酒加入鲜橙汁搅拌即可饮服，每日2次，适用于急性乳腺炎早期患者。

2. 青皮、熟牛蒡子各15克，蒲公英30克，水煎服，每日1剂，适用于急性乳腺早期患者。

疗养药膳 金针菇金枪鱼汤

|配 方| 天花粉、知母各10克，金枪鱼肉200克，金针菇、西蓝花各150克，姜丝5克，盐2小匙

|制 作|

1. 天花粉、知母洗净，放入纱布袋；鱼肉、金针菇、西蓝花洗净，金针菇和西蓝花剥成小朵备用。
2. 清水注入锅中，放纱布袋和全部材料煮沸。
3. 取出纱布袋，放入姜丝和盐调味即可。

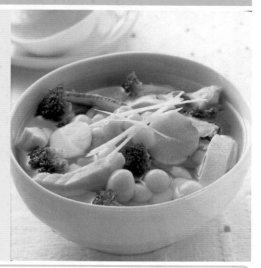

药膳功效 天花粉、知母均是清热泻火良药，对胃热壅盛引起的急性乳腺炎有很好的疗效；金枪鱼清热滋阴通乳；西蓝花是治疗乳腺疾病的良蔬；金针菇可清热滋阴、防癌抗癌。以上搭配炖汤食用，可缓解急性乳腺炎症状。

疗养药膳 银花茅根猪蹄汤

|配 方| 金银花、桔梗、白芷、茅根各15克，猪蹄1只，黄瓜35克，盐6克

|制 作|

1. 将猪蹄洗净、切块、汆水；黄瓜去皮、籽洗净，切滚刀块备用。
2. 将金银花、桔梗、白芷、茅根洗净装入纱布袋，扎紧。
3. 汤锅上火倒入水，下入猪蹄、药袋，调入盐烧开，煲至快熟时，下入黄瓜，捞起药袋丢弃即可。

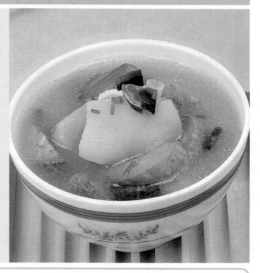

药膳功效 金银花清热解毒，白芷敛疮生肌，茅根凉血止血，桔梗排脓消肿，猪蹄通乳汁。以上材料同用，能清热消肿、排脓敛疮、通乳，对哺乳期乳汁淤积引起的乳腺炎患者有很好的食疗效果。

疗养药膳 莲藕赤小豆汤

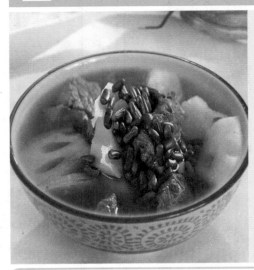

|配方| 猪瘦肉250克，莲藕300克，赤小豆50克，蒲公英10克，姜丝、葱末各适量，盐、味精、料酒、香油各适量

|制作|
1. 将猪瘦肉洗净，切块；莲藕去节，去皮，洗净，切段；赤小豆去杂质，洗净备用；蒲公英洗净，用纱布包好，扎紧。
2. 锅内加水，入猪肉、莲藕、赤小豆、料酒、姜丝、葱末大火烧沸，小火煮1小时。
3. 加入蒲公英包煎10分钟后取出丢弃，加入盐、味精、香油即成。

|药膳功效| 蒲公英清热解毒、消肿排脓，赤小豆抗菌消炎、排脓消肿，莲藕可清热凉血。三者配伍，对急性乳腺炎有很好的食疗效果。

疗养药膳 大黄公英护乳消炎茶

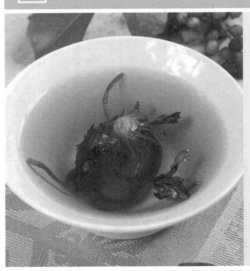

|配方| 生大黄2克，蒲公英15克，荆芥穗10克

|制作|
1. 将蒲公英、荆芥洗净，放入锅中，加水600毫升，大火煮开，转小火续煮5分钟。
2. 再将生大黄放入锅中，续煮1分钟即可关火。
3. 滤去药渣，取汁饮用。

|药膳功效| 蒲公英为中医传统清热解毒药材，药理研究表明，蒲公英有良好的抗炎、抗病毒作用，可用于临床多种感染性疾病，如急性乳腺炎、肺脓肿、腮腺炎、化脓性咽喉炎等。大黄外用可消肿敛疮，对热毒炽盛的病证有较好的效果。

第五章
常见女性疾病的
药膳调养

　　妇科疾病是女性一生中好发的疾病，也最为女性所关注。除了妇女经、带、胎、产常见疾病外，还有一系列的杂症，也需要引起广大女性重视。妇科疾病的病因多种多样，如七情、六欲、饮食、劳逸、房室、外伤等，只有全面、正确地了解妇科疾病产生的原因，才能防病于未然。

　　本章介绍了 13 种常见的妇科杂病，包括阴道炎、尿道炎、盆腔炎、宫颈炎、不孕症、卵巢早衰、乳腺增生、乳腺癌、子宫脱垂、子宫肌瘤、功血、子宫内膜异位症及子宫内膜癌，此外，还提供了一系列的对症药膳供女性朋友们选择。摆脱妇科疾病将不再是难事！

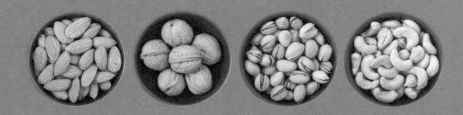

阴道炎

阴道炎是阴道黏膜及黏膜下结缔组织的炎症。正常健康妇女的阴道对病原体的侵入有自然防御功能，当防御功能受到破坏时，病原体则易于侵入而致阴道炎。引起阴道炎的病原体很多，包括细菌、病毒、原虫、念珠菌、衣原体等，临床上将阴道炎分为细菌性阴道炎、滴虫性阴道炎、真菌性阴道炎、老年性阴道炎四种。中医学认为，脏腑受损、肝肾失常和湿热虫毒是导致阴道炎的主因，临床以肝经郁热和肝肾阴虚多见。

【证型分析】

1. 肝经郁热型： 阴部瘙痒难忍，带下量多，色黄如脓，味腥臭，烦躁易怒，胸胁胀痛，口腻口苦，食欲不振，尿黄，舌红、苔黄腻，脉弦数。

2. 肝肾阴虚型： 阴部瘙痒难忍，干涩灼热，阴部肤色浅白粗糙，晕眩，五心烦热，烘热汗出，腰腿酸软，口干不思饮，舌红、苔少，脉细数无力。

【饮食原则】

1. 肝经郁热型患者应选择清热解毒的药材和食物，如金银花、黄连、黄檗、苦参、椿皮、马齿苋、苋菜、鱼腥草、赤小豆、薏苡仁、油菜、绿豆、丝瓜、苦瓜、田螺、泥鳅等。

2. 肝肾阴虚型患者应选择滋阴补肾的药材和食材，如女贞子、桑葚、生地、玄参、枸杞子、黄花菜、金针菇、香菇、木耳等。

3. 注意饮食的营养，多吃富含维生素、无机盐、纤维的食物，可以增强身体免疫能力，减少感染机会。此类食物包括绿叶蔬菜、水果等。多食富含B族维生素的食物，如粗粮、奶类、豆类等。

4. 治疗期间保持饮食清淡，多饮水，多食蔬菜，可以进食具有一定抗菌作用的食物，如马齿苋、鱼腥草、苋菜等。

5. 忌食甜食与油腻食物，这些食物有助湿作用，会增加白带的分泌，影响治疗效果。忌食海鲜等发物，忌辛辣、热性食物，如辣椒、胡椒、茴香、羊肉、狗肉等，以免助长湿热，加重外阴瘙痒症状。

【民间小偏方】

1. 猪肝60克，马鞭草30克，猪肝切块，与马鞭草同入盖碗，盖碗放入锅内蒸30分钟。

2. 车前草、猪肚、盐各适量，猪肚切块，加水和盐，一齐入锅炖30分钟即可食用。

3. 甘草6克，银杏、黄檗、乌贼骨（去壳研末冲服）各10克，苦参12克，芡实、地肤子、车前仁、蛇床子各15克，每日1剂，前3煎分3次口服，第4煎去渣留汁坐盆，每日1次。

疗莱 药膳 | 鱼腥草银花瘦肉汤

|配方| 鱼腥草30克，金银花15克，白茅根25克，连翘12克，猪瘦肉100克，盐6克，味精少许

|制作|

1. 鱼腥草、金银花、白茅根、连翘用清水洗净。
2. 所有材料放锅内加水煎汁，用文火煮30分钟，去渣留汁。
3. 瘦肉洗净切片，放入药汤里，用文火煮熟，调味即成。

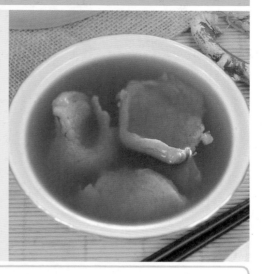

药膳功效 鱼腥草可清热解毒、消肿排脓，还有镇痛、止血、抑制浆液分泌的作用，对阴道炎患者、带下黄臭者有较好的治疗作用；金银花、连翘均可清热解毒、消炎杀菌；白茅根凉血利尿。以上几味搭配，对阴道炎有疗效。

疗莱 药膳 | 黄花菜马齿苋汤

|配方| 黄花菜、马齿苋各50克，苍术10克

|制作|

1. 将黄花菜洗净，放入沸水中焯一下，再用凉水浸泡2小时以上；将马齿苋用清水洗干净，备用；苍术用清水洗净，备用。
2. 锅洗净，置于火上，将黄花菜、马齿苋、苍术一同放入锅中。
3. 注入适量清水，以中火煮成汤即可。

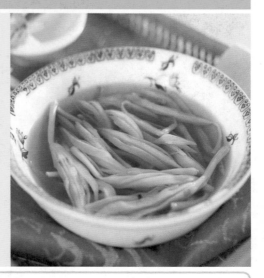

药膳功效 黄花菜清热解毒，苍术燥湿止痒、排毒敛疮，马齿苋清热解毒利湿。三者配伍煎水服用，具有清热解毒、杀菌消炎、利水消肿、止痛的功效，适合阴道炎、肠炎、皮肤湿疹等湿热性病证的患者食用。

疗养药膳 土茯苓绿豆老鸭汤

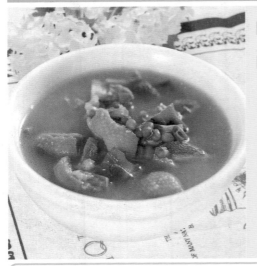

|配 方| 土茯苓50克，绿豆200克，陈皮3克，老鸭500克，盐少许

|制 作|

1. 先将老鸭洗净，斩件，备用。
2. 土茯苓、绿豆和陈皮用清水浸透，洗干净，备用。
3. 瓦煲内加入适量清水，先用大火烧开，然后放入土茯苓、绿豆、陈皮和老鸭，待水再开，改用小火继续煲3小时左右，以少许盐调味即可。

药膳功效 绿豆可清热解毒，土茯苓可解毒除湿，老鸭可清热毒、利小便。三者合用，对阴道炎患者有较好的疗效。

疗养药膳 苦参黄檗饮

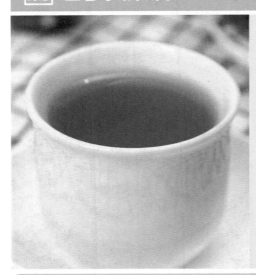

|配 方| 黄檗、金银花、苍术各6克，苦参10克，生甘草5克，砂糖适量

|制 作|

1. 将黄檗、金银花等5味药材分别洗净。
2. 砂锅内放入以上药材，加入适量清水，大火烧沸，改用小火煎煮25分钟，关火。
3. 去渣取液，加入白砂糖，搅匀即成。

药膳功效 黄檗、苦参、苍术清热燥湿，抑菌杀虫，消肿止痒，对湿热下注引起的外阴瘙痒、阴道炎及湿疹等皮肤病均有很好的疗效；金银花泻火解毒。本汤饮可抗阴道滴虫，适合滴虫性阴道炎患者饮用。

尿道炎

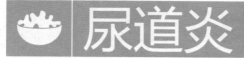

尿道炎是一种常见病，一般指非特异性尿道炎，主要由大肠杆菌、葡萄球菌和链球菌引起。女性的尿道较短，为3～4厘米，尿道外口与阴道口、肛门相邻近，容易被阴道分泌物及粪便污染。尤其是当女性在患上细菌性阴道病时，更容易伴随发生细菌性尿道炎。当女性的尿道口或尿道内发生梗阻，如尿道狭窄、尿路结石、肿瘤等，会致使尿液排出不畅，细菌在尿道滋生，引发尿道炎。中医学认为，尿道炎多由脾肾失调、湿热余邪、膀胱受损或下阴不洁所致，临床主要分为脾肾两虚和膀胱湿热，治疗以健脾补肾、清热利湿为主。

【证型分析】

1. 膀胱湿热型：尿短、黄，灼热刺痛，小腹胀痛，尿道口红肿，有污秽物，口干但不欲饮水，食欲不振，舌红、苔黄腻，脉濡数。

2. 脾肾两虚型：小便赤涩，淋漓不止，排尿无力，病情或轻或重，时作时止，劳累则发，腰腿酸软，神倦体乏，舌淡、苔白，脉沉细弱。

【饮食原则】

1. 膀胱湿热型患者宜选择具有清热利尿作用的药材和食材，如车前子、泽泻、金钱草、玉米须、白茅根、马齿苋、绿豆、赤小豆、冬瓜、马蹄、牛蛙、豆芽、苦瓜、板蓝根、西瓜、薏苡仁、苋菜等。

2. 脾肾两虚型患者应多食具有补肾健脾、利尿通淋作用的药材和食材，如茯苓、白术、薏苡仁、猪腰、鲫鱼、黄豆、黑豆、马蹄、蚌肉等。

3. 尿道炎患者应多饮水，每天饮水量最好在2 000毫升以上，每2～3小时排尿一次，这是最实用且最有效的方法，通过大量尿液的冲洗作用，可以清除部分细菌。

4. 尿道炎患者饮食忌助长湿热之品，包括酒类、甜品和高脂肪食物；忌辛辣刺激之物，如辣椒、姜、葱和蒜等，以免使尿路刺激症状加重、排尿困难。

【民间小偏方】

1. 枸杞子50克，红茶、茯苓各100克，枸杞子与茯苓共研末，每次取10克加红茶6克，开水冲泡10分钟即可饮服，每日2次。

2. 鱼腥草、通草各30克，玉米须、车前草各50克，水煎服，当茶饮用，不限次数，可治疗湿热下注引起的尿道炎。

3. 西瓜、马蹄、甘蔗各300克，榨汁饮用，可利尿通淋，有效缓解尿频、尿急、尿痛症状。

疗养药膳 车前子荷叶茶

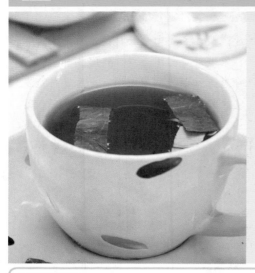

|配方| 荷叶干品、车前子、枸杞子各5克

|制作|

1. 将干荷叶、车前子、枸杞子分别用清水洗净，备用。

2. 锅洗净，置于火上，将干荷叶、车前子、枸杞子一起放入锅中，加入适量清水，以大火煮沸后熄火，加盖闷泡10～15分钟。

3. 滤出茶渣后即可饮用。

药膳功效 车前子、荷叶均具有清热解毒、利尿通淋的功效，适合湿热型尿路感染的患者服用，可缓解尿频、尿急、尿痛等相关症状。

疗养药膳 苦瓜黄豆牛蛙汤

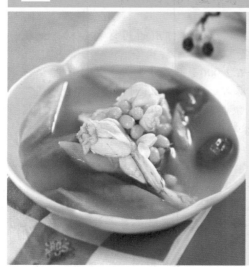

|配方| 苦瓜400克，黄豆50克，牛蛙500克，红枣5颗，盐5克，鸡蛋1个，火腿、淀粉各适量

|制作|

1. 苦瓜去瓤，切成小段，洗净；牛蛙处理干净；红枣泡发。

2. 鸡蛋入碗中打散，并加入盐和水、淀粉调匀；火腿切丁。

3. 将1600毫升清水放入瓦煲内，煮沸后加入所有原材料，武火煮沸后，改用文火煲100分钟，加盐调味即可。

药膳功效 苦瓜性寒，味苦，能除邪热、解劳乏，还能快速排除毒素，避免体内毒性的堆积；黄豆健脾利尿；牛蛙清热解毒、利尿通淋。三者搭配煮汤食用，对湿热引起的尿道炎有一定的食疗效果。

绿豆茯苓薏苡仁粥

|配方| 绿豆200克，薏苡仁200克，土茯苓15克，冰糖100克

|制作|

1. 绿豆、薏苡仁淘净，盛入锅中加6碗水。

2. 土茯苓碎成小片，放入锅中，以大火煮开，转小火续煮30分钟。

3. 加冰糖煮溶即可。

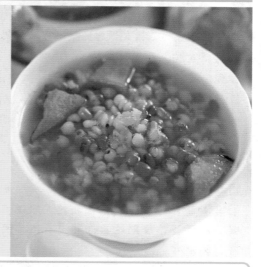

药膳功效 薏苡仁、土茯苓是常用的清热利尿，解毒排脓药；绿豆清热解毒。三者配伍，有泻火解毒、利尿通淋的功效，对急性尿道炎引起的排尿不畅、尿色黄赤、排尿涩痛、尿急、尿频等症有一定的食疗作用。

板蓝根西瓜汁

|配方| 板蓝根20克，白茅根20克，红肉西瓜300克，甘草5克，果糖2小匙

|制作|

1. 将板蓝根、白茅根、甘草洗净，沥水，备用。

2. 全部药材与清水150毫升置入锅中，以文火加热至沸腾，约1分钟后关火，滤取药液降温备用。

3. 西瓜去皮，切小块，放入果汁机内，加入晾凉的药液和果糖，搅拌均匀，倒入碗中，即可饮用。

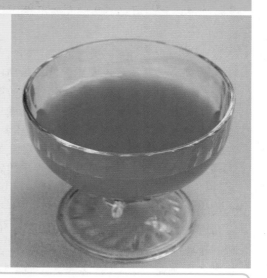

药膳功效 板蓝根味苦、性寒，具有清热解毒、凉血消肿的功效；白茅根具有凉血解毒、利尿通淋的功效，对少尿、尿痛、血尿等均有疗效；西瓜是清热利尿佳果；甘草清热解毒。以上四味搭配，对膀胱湿热引起的尿道炎有食疗效果。

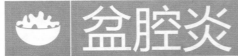 盆腔炎

盆腔炎，是指女性内生殖器官及其周围结缔组织、盆腔腹膜发生的炎症，可分为急性盆腔炎和慢性盆腔炎。急性盆腔炎指的是女性盆腔生殖器官及其周围结缔组织和腹膜的急性炎症，此病发病急、病情重，病势进展迅速；慢性盆腔炎指的是女性盆腔生殖器官及其周围结缔组织、盆腔腹膜发生慢性炎症性病变，此病起病缓慢，病情顽固难愈。中医学认为，该病多因邪毒入侵、气血两伤所致。

【证型分析】

1. 湿热瘀结型： 下腹疼痛拒按，胀满，寒热反复，带下量多、色黄、质稠、气臭，经量多，经期延长，淋漓不已，便溏或燥结，尿短赤，舌红有瘀点、苔黄厚，脉弦滑。

2. 气滞血瘀型： 小腹胀痛，经行腰腹疼痛加剧，经量多、有块，血块排出痛减，带下量多，婚久不孕，经前抑郁，乳房胀痛，舌紫有瘀斑、苔薄，脉弦涩。

3. 寒湿凝滞型： 小腹冷痛，或坠胀疼痛，神倦，腰骶冷痛，经行腹痛加重，喜热恶寒，经行延后，经量少、色黯，带下淋漓，尿频，婚久不孕，舌暗、苔白腻，脉沉迟。

4. 气虚血瘀型： 下腹疼痛有结块，痛连腰骶，经行加剧，经量多有块，带下量多，神倦体乏，消化不良、食欲不振，舌暗有瘀点、苔白，脉弦涩无力。

【饮食原则】

1. 盆腔炎患者要注意饮食调护，发热期间宜食清淡、易消化的食物。
2. 高热伤津的患者可食用有清热作用的寒凉性食物，但不可食冰镇食物。
3. 带下黄赤、质稠量多、有臭味者属湿热证，应忌食辛辣刺激性、煎烤食物。
4. 小腹冷痛的患者属寒凝气滞型，可食用姜汤、红糖水、桂圆等温热性食物，盆腔炎患者要注意饮食调护，发热期间宜食清淡、易消化的食物。
5. 高热伤津的患者可食用有清热作用的寒凉性食物，但不可食冰镇食物。

【民间小偏方】

1. 川芎5克，当归、玄胡索、川楝子各10克，地丁草、重楼、虎杖各15克，水煎服，每日1剂，可疏肝理气、活血化瘀、清利湿热。
2. 制大黄（后下）6克，生蒲黄（包）12克，皂角刺、生黄芪各20克，水煎服，每日1剂，可益气生肌、活血化瘀、托毒排脓。

疗菜药膳 生地木棉花瘦肉汤

|配 方| 瘦肉300克，生地、木棉花各10克，青皮6克，盐6克

|制 作|
1. 瘦肉洗净，切件，氽水；生地洗净，切片；木棉花、青皮均洗净。
2. 锅置火上，加水烧沸，放入瘦肉、生地慢炖1小时。
3. 放入木棉花、青皮再炖半个小时，调入盐即可食用。

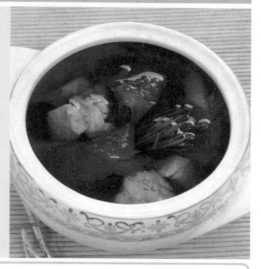

药膳功效 生地清热凉血、滋阴生津、杀菌消炎，可辅助治疗急性盆腔炎；青皮行气除胀、散结止痛，对气滞血瘀型盆腔炎、腹部胀痛、触及有硬块者有很好的疗效。木棉花清热、利湿、解毒，对湿热下注引起的急性盆腔炎有很好的疗效。

疗菜药膳 莲子茅根炖乌鸡

|配 方| 萹蓄、土茯苓、茅根各15克，红花8克，莲子50克，乌鸡肉200克，盐适量

|制 作|
1. 将莲子、萹蓄、土茯苓、茅根、红花洗净备用。
2. 乌鸡肉洗净，切小块，入沸水中氽烫，去血水。
3. 把全部用料一起放入炖盅内，加适量开水，炖盅加盖，文火隔水炖3小时，加盐调味即可。

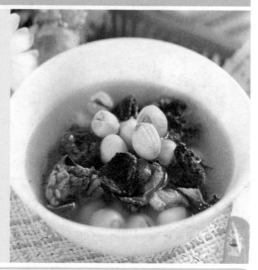

药膳功效 萹蓄、土茯苓、茅根均可清热利湿、消炎杀菌；莲子可健脾补肾、固涩止带，可辅助治疗湿热型盆腔炎，能有效改善带下异常、小腹隐隐作痛等症状；乌鸡可益气养血、滋补肝肾，是常用于妇科疾病的食疗佳品。

疗养药膳 薏苡仁黄芩酒

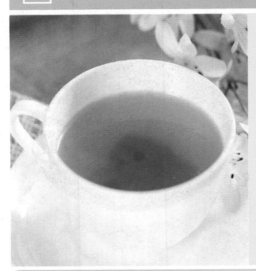

|配 方| 薏米50克，牛膝、生地各30克，黄芩、当归、川芎、吴茱萸各20克，枳壳15克，白酒2.5升

|制 作|

1. 将以上药材共捣粗末，装入纱布袋，扎紧。
2. 将纱布袋置于净器中，入白酒浸泡，封口，置阴凉干燥处，7日后开取，过滤去渣备用。
3. 每日2次，每次30毫升，饭前服用。

药膳功效 薏米、黄芩、生地、牛膝均有泻火解毒的功效，可改善白带异常、色黄臭秽的症状；当归、川芎、白酒可活血化瘀、行气散结；吴茱萸可温胃散寒，能行气止痛；枳壳可行气散结、除胀，可辅助治疗盆腔炎。

疗养药膳 丹参红花陈皮饮

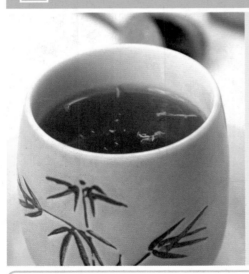

|配 方| 丹参10克，红花5克，陈皮5克

|制 作|

1. 丹参、红花、陈皮洗净备用，
2. 先将丹参、陈皮放入锅中，加水适量，大火煮开，转小火煮5分钟即可关火。
3. 再放入红花，加盖闷5分钟，倒入杯内，代茶饮用。

药膳功效 丹参具有活血祛瘀、安神宁心、排脓止痛的功效；红花可活血通经、祛瘀止痛；陈皮可行气散结。三者配伍同用，可治疗气滞血瘀型慢性盆腔炎。

宫颈炎

　　宫颈炎是育龄期女性的妇科常见病、多发病之一，分为急性与慢性两种。急性宫颈炎主要症状为白带增多，呈脓性，伴腰痛、下腹不适。多是因为分娩、流产或手术损伤宫颈后，使病原体侵入宫颈黏膜而发生的感染。宫颈炎在临床上以慢性宫颈炎较常见，主要症状表现为白带增多，呈乳白色，黏液状或白带中夹有血丝，或性交出血，伴外阴瘙痒、腰骶部疼痛等。中医学认为，宫颈炎多由脾肾两虚和湿热侵身所致，故临床分为脾虚型、肾虚型和湿热下注型。

【证型分析】

1. 脾虚型：带下白或淡黄、质稠、无臭、淋漓不止，神倦体乏，面色萎黄或苍白，肢冷，纳少便溏，双足水肿，舌淡、苔白或腻，脉缓弱。

2. 肾虚型：带下量多、质稀无臭，腰酸如折，小腹冷痛，便溏尿多，舌淡、苔白，脉沉；或阴部灼热，晕眩，面部烘热，五心烦热，舌红、苔少，脉细数。

3. 湿热下注型：带下量多、色黄、质黏有臭，胸闷，口腻，纳差，小腹作痛，阴痒，小便黄少，舌红、苔黄腻，脉滑数。

【饮食原则】

1. 饮食应注意营养，多食富含维生素、纤维素的食物，可增强身体免疫力，减少感染机会。保持饮食清淡，多饮水，多食蔬菜。

2. 多进食一些具有消炎抗菌作用的食物，如大蒜、马齿苋、油菜、芥菜、苦瓜等。

3. 忌甜食与油腻食物，这些食物会增加白带的分泌，影响治疗效果。

4. 忌辛辣刺激性食物，忌海鲜等发物及羊肉、狗肉等燥热性食物，这些食物都会加重宫颈红肿、糜烂等炎症反应，影响病情恢复。

【民间小偏方】

1. 艾叶15克，鸡蛋2个，艾叶煎汤，去渣留汁，放鸡蛋同煮熟即可，可辅助治疗寒湿型宫颈炎。

2. 桂肉6克，黄芪、熟地黄、杜仲、菟丝子、制附子、补骨脂、鹿角胶各10克，水煎服。

3. 盐砂仁3克，知母、苍术、黄檗各9克，土茯苓、白鸡冠花、椿根皮各15克，柳根、鲜少花龙葵各30克，水煎服，每日1剂，分2次饮服，3日为1个疗程，服3～4个疗程即愈。

疗养药膳 红豆炒芦荟

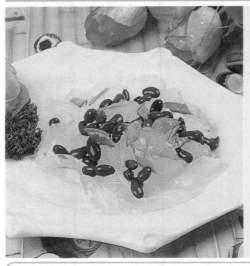

配方 芦荟250克，红豆100克，青椒50克，香油20克，盐5克，醋10克

制作

1. 芦荟洗净去皮，取肉切薄片；红豆洗净，青椒洗净切丁。
2. 红豆入锅中煮熟后，捞起沥干水。
3. 油锅烧热，加青椒爆香，放入芦荟肉、红豆同炒至熟，放盐、醋，淋上香油装盘即可。

药膳功效 芦荟性寒，味苦涩，有清热、止血、杀菌、敛疮、生肌的功效；红豆具有清热解毒、利湿的作用。两者配伍同用，对宫颈炎有一定食疗作用。

疗养药膳 凉拌鱼腥草

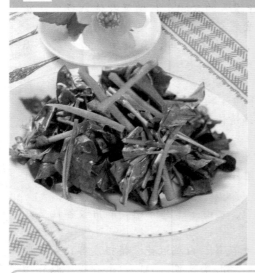

配方 鱼腥草350克，红椒20克，盐6克，味精3克，香油10毫升，醋10毫升

制作

1. 将鱼腥草洗净切成段，红椒洗净切丝。
2. 锅中加水烧开，下入鱼腥草焯透后，捞出装入碗内。
3. 将鱼腥草内加入红椒丝和所有调味料一起拌匀即可。

药膳功效 鱼腥草可清热解毒、消肿排脓，还有镇痛、止血、抑制浆液分泌的作用，对宫颈炎出现带下分泌增多（浆液性或血性排液）症状及合并感染出现脓血性排液，并伴有恶臭等症均有一定的改善作用。

疗养药膳 鸡蛋马齿苋汤

|配方| 马齿苋250克，鸡蛋2个，盐适量

|制作|

1. 将马齿苋用温水泡10分钟，择去根、老黄叶片，清水洗净，切成段，备用。
2. 鸡蛋煮熟后去壳。
3. 锅洗净，置于火上，将马齿苋、鸡蛋一起放入锅中同煮5分钟后，加盐调味即可。

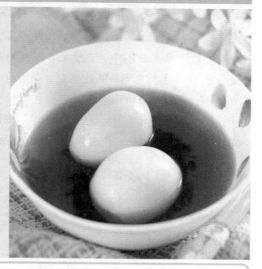

药膳功效 本品具有清热凉血、消炎解毒的功效，适合湿热下注型宫颈炎患者食用，可改善阴道瘙痒、带下黄臭的症状。要注意的是，马齿苋为寒凉之品，脾胃虚弱者、大便泄泻者、孕妇均不宜食用。

疗养药膳 半枝莲蛇舌草茶

|配方| 半枝莲30克，白花蛇舌草30克，冰糖少许

|制作|

1. 将半枝莲、白花蛇舌草洗净，放入锅内，备用。
2. 砂锅洗净，倒入清水，至没过材料，以武火煮开，转文火慢煮30分钟。
3. 直到药味熬出，加入适量冰糖，大约10分钟即可溶化。
4. 最后，去渣取汁当茶饮。

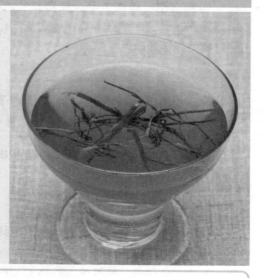

药膳功效 白花蛇舌草味苦、淡，性寒，主要功效是清热解毒、消痛散结、利尿除湿，尤善治疗各种类型炎症；半枝莲清热解毒、散瘀止血、消肿定痛。两者配伍煎水服用，对湿热下注引起的宫颈炎、宫颈癌等病均有一定的疗效。

不孕症

生育年龄的女性，婚后同居两年以上，有正常的性生活又未采取避孕措施而不孕者，称为原发性不孕。曾经生育或流产后又未采取避孕措施两年未再受孕，为继发性不孕。对于不孕年限的规定，我国为两年，1995年世界卫生组织将不孕期缩短为一年，目的是早诊断、早治疗。也有学者认为婚后有过妊娠，如流产、早产、死产，但未能获得活婴者，也属于不孕。中医学称原发性不孕症为"全不产"，称继发性不孕为"断绪"。多因肾虚、肝气郁结、痰湿内阻、瘀滞胞宫等原因引起不孕。

【证型分析】

1. 肾阳虚型：婚久不孕，月经迟来，或月经后推，甚至闭经，色淡，性欲淡漠，小腹冷，带下量多而稀，子宫发育不良，头晕耳鸣，腰腿酸软，夜尿多，眼圈黯，面部黯斑，唇暗，舌黯，苔白，脉沉细、尺弱。

2. 肾阴虚型：婚久不孕，月经提前，经量少或经闭，色鲜红，或行经时间延长甚至崩漏，体瘦，头晕心悸，腰腿酸软，五心烦热，寐少梦多，肌肤失润，阴中干涩，舌红略干，苔少，脉细或细数。

3. 肝气郁结型：婚久不孕，月经时前时后，经量时多时少，经来腹痛，经前烦躁，乳房胀痛，情志抑郁，善叹息，舌暗红或有瘀斑，脉弦细。

4. 瘀滞胞宫型：婚久不孕，经期正常或推后，经来腹痛，甚至呈进行性加剧，经量时多时少，色紫有血块，块下痛减；或经行不畅，淋漓难净，经间出血；或肛门坠胀，性交痛，舌紫有瘀点，苔白，脉弦或弦细涩。

【饮食原则】

1. 肾阳虚型患者应选择冬虫夏草、菟丝子、肉桂、茴香、杜仲、鹿茸、桑寄生、海参、乳鸽、鹌鹑肉、韭菜、核桃、板栗、榴梿等补肾助阳的药材和食物。

2. 肾阴虚型患者应选择龟板、女贞子、熟地黄、鳝鱼、鲍鱼、海参、银耳、黄精、桑葚、葡萄、樱桃、木耳等滋阴补肾的药材和食物。

【民间小偏方】

1. 丹参、当归、泽兰、赤芍、香附子、红花各10克，水煎服。本方具有活血化瘀、行气通滞的功效，对继发性经闭和排卵不畅有一定的治疗效果。

2. 白芍、当归、山萸肉、紫河车各9克，覆盆子、菟丝子各12克，熟地黄、炙龟板（先煎）各15克，鹿角霜（先煎）20克，水煎服，每日1剂。

疗养药膳 虫草海马炖鲜鲍

|配方| 冬虫夏草2克，新鲜大鲍鱼1只，海马4只，光鸡500克，猪瘦肉200克，金华火腿30克，生姜2片，花雕酒、味精各3克，食盐、鸡粉各2克，浓缩鸡汁2克

|制作|

1. 将海马洗净，用瓦煲煸去异味，光鸡洗净剁成块，瘦肉切成大粒，金华火腿切成粒，将切好的材料飞水去掉杂质。
2. 把所有的原材料放入炖盅，放入锅中隔水炖4小时后，放入调味料调味即成。

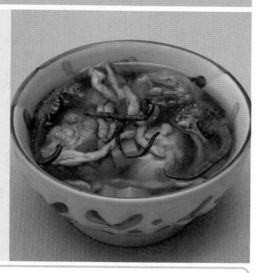

药膳功效 冬虫夏草具有补虚损、益精气、补肺肾之功效，主治肺肾两虚、精气不足、自汗盗汗、腰膝酸软等虚弱症状；海马具有滋阴补肾的功效；鲍鱼滋补肝肾。三者搭配炖汤食用，对肾阳亏虚引起的不孕症有一定的食疗效果。

疗养药膳 菟丝子烩鳝鱼

|配方| 干地黄12克，菟丝子12克，净鳝鱼250克，净笋10克，黄瓜10克，水发木耳3克，酱油、盐、淀粉、姜末、蒜末、香油、白糖各适量，蛋清1个，高汤少许

|制作|

1. 将菟丝子、干地黄煎两次，取汁过滤。鳝鱼切成片，加水、淀粉、蛋清、盐煨好。
2. 将鳝鱼片放入碗内，放温油中划开，待鱼片泛起即捞出。再放入所有材料调味即可。

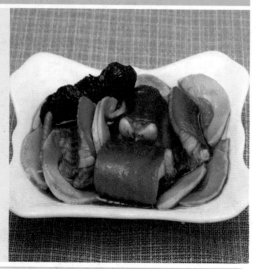

药膳功效 菟丝子具有滋补肝肾、固精缩尿等功效，可用于腰膝酸软、目昏耳鸣、肾虚等症；鳝鱼补肝肾、活血通络、养血调经；干地黄滋阴补肝肾。三者配伍同用，对肝肾亏虚引起的不孕症有较好的食疗效果。

疗养药膳 肉桂茴香炖鹌鹑

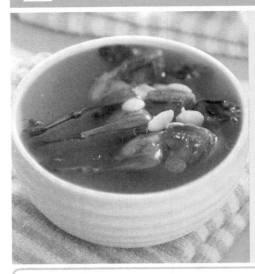

|配方| 鹌鹑（人工养殖）3只，肉桂、胡椒各10克，小茴香20克，杏仁15克，盐少许

|制作|

1. 鹌鹑去毛、内脏、脚爪，洗净；将肉桂、小茴香、胡椒、杏仁均洗净备用。
2. 鹌鹑放入煲中，加适量水，煮开，再加入肉桂、杏仁以小火炖2小时。
3. 最后加入小茴香、胡椒，焖煮10分钟，加盐调味即可。

药膳功效 鹌鹑肉补肾壮阳、益气养血；肉桂、茴香均可暖宫散寒，与鹌鹑配伍同食，对男女不育不孕均有一定的食疗效果，可促进女性排卵，改善小腹冷痛、四肢冰凉、腰膝酸痛、性欲冷淡等症状。

疗养药膳 龟板杜仲猪尾汤

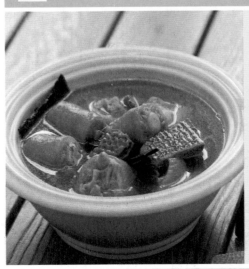

|配方| 龟板25克，炒杜仲30克，猪尾600克，盐2小匙

|制作|

1. 猪尾剁段洗净，氽烫捞起，再冲净1次。
2. 龟板、炒杜仲冲净备用。
3. 将猪尾、杜仲、龟板盛入炖锅，加6碗水以大火煮开，转小火炖40分钟，加盐调味。

药膳功效 龟板滋阴补肾、固经止血、养血补心；杜仲具有补肝肾、强筋骨、安胎气等疗效；猪尾可强腰壮骨。三者合用，对肝肾阴虚或肝肾不足所致的不孕症有很好的食疗效果，症见阴虚潮热、月经不调、失眠、腰膝酸软、不孕等。

卵巢早衰

卵巢早衰是指卵巢功能衰竭现象。特点是原发或继发闭经伴随血促性腺激素水平升高和雌激素水平降低，并伴有不同程度的一系列低雌激素症状，如潮热多汗、面部潮红、性欲低下等。中医学认为，肾虚是卵巢早衰的最主要因素，补肾是治疗此病的基本原则，且重在调补肾阴和肾阳。

【证型分析】

1. 阴虚火旺型： 经少渐至闭经，烘热汗出，五心烦热，头晕耳鸣，腰腿酸软，足后跟疼，便干尿赤，阴部干涩，子宫偏小，血清雌二醇（E_2）水平低下，卵泡雌激素（FSH）水平升高，舌红有裂纹、苔少，脉细数或带弦。

2. 肾虚肝郁型： 闭经，腰腿酸软，头晕耳鸣，胸闷，叹息，多愁易怒，寐少梦多，胁腹胀痛，性功能减退，子宫、卵巢偏小，带下量少，E_2偏低，FSH升高，舌暗、苔白或黄，脉细弦或沉弦。

3. 肾阳虚型： 绝经较早，或超龄没月经初潮，精神萎靡，头晕耳鸣，畏寒肢冷，腰背冷痛，性欲淡漠，尿频，夜尿，白带少，子宫、卵巢缩小，E_2低下，FSH升高，面色晦暗，舌淡、苔白，脉沉细或沉迟。

4. 阴阳俱虚型： 肾阳虚、肾阴虚症或并见，时畏寒肢冷、水肿便溏，时烘热汗出、头晕耳鸣，舌淡、苔薄，脉细弱或细弦。

【饮食原则】

1. 宜选用对卵巢功能有调节作用的食物，如鲍鱼、海参、鹌鹑、鸽子、乌鸡、墨鱼、章鱼等。

2. 多摄取β-胡萝卜素。食用胡萝卜、橙类的水果及红薯、哈密瓜、南瓜、西红柿等"有色"蔬果，可显著减少卵巢的发病率。

3. 多摄取高钙食物，如虾皮、海米、牛奶、海带、豆制品等。有研究指出，如果女性每日摄取高钙食物，会比摄取钙质不足的人患卵巢疾病的概率低很多。

4. 多摄取活性乳酸菌，同时多摄取谷类。谷类的特殊纤维可以提供乳酸菌活跃的能力，可增加自身的免疫力，有助于平衡体内荷尔蒙。

5. 卵巢早衰患者可多服养身调经、滋补肝肾之品，如桂圆、桑葚、黑芝麻、乌鸡等。

6. 治疗期间应忌烟、酒；忌食刺激性食物，以及肥腻、油煎、霉变、腌制的食物；忌食羊肉、狗肉、韭菜、胡椒等温热性食物。

【民间小偏方】

1. 橘皮6克，刀豆壳10克，二药洗净入锅，加水煎30分钟，去渣留汁即可饮服，分上、下午2次饮服。

2. 莲心1克，白菊花、苦丁茶各3克，枸杞子10克。将枸杞子、白菊花洗净，晒干，与莲心、苦丁茶同放入杯，沸水冲泡，加盖焖10分钟即可饮服。

疗养药膳 锁阳羊肉汤

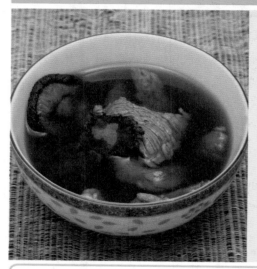

|配方| 锁阳15克，生姜3片，羊肉250克，香菇5朵

|制作|
1. 将羊肉洗净切块，放入沸水中氽烫一下，捞出，备用。香菇洗净，切丝；锁阳、生姜洗净备用。
2. 将所有的材料放入锅中，加适量水。大火煮沸后，再用小火慢慢炖煮至软烂，大约50分钟。
3. 起锅前，加适当的调味料即可。

药膳功效 锁阳具有滋阴补肾、增强性欲的功效，羊肉可温补肾阴、温经散寒，生姜散寒温胃，香菇益气滋阴、抗老防衰。以上几味配伍炖汤食用，对肾阳亏虚型卵巢早衰患者有较好的食疗作用。

疗养药膳 松茸鸽蛋海参汤

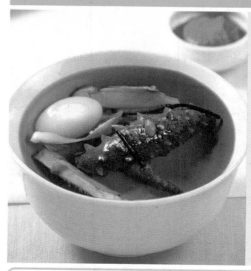

|配方| 海参20克，松茸20克，鸽蛋、水发虫草花、清鸡汤各适量

|制作|
1. 海参泡发，洗净备用；松茸洗净后用热水将其泡透，汤汁留用；将鸽蛋、水发虫草花、海参分别入沸水快速飞水，捞出备用。
2. 净锅下清鸡汤、松茸，汤开后倒入盛有调味料的炖盅内，盖上盖子，放入蒸笼旺火蒸10分钟至味足。
3. 取出即可上桌。

药膳功效 海参具有补肾益精、养血润燥、养巢抗衰的功效，可改善卵巢早衰引起的女性精血亏虚、性欲低下、月经不调等症状；虫草花、松茸、鸽蛋均具有补肾益气、延年抗衰的功效。以上几味配伍，对肾阳亏虚引起的卵巢早衰有疗效。

疗兼药膳 小鲍鱼汤

|配方| 鲍鱼2~3粒，瘦肉150克，人参片12片，枸杞子10粒，味精、鸡精、盐各适量

|制作|

1. 将鲍鱼杀好洗净，瘦肉切小块。
2. 将所有原材料放入盅内。
3. 用中火蒸1小时，最后放入调味料调味即可。

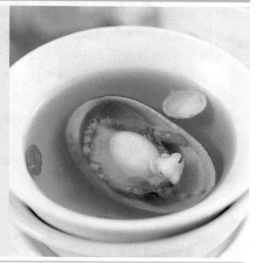

药膳功效 鲍鱼富含多种蛋白质和8种人体必需的氨基酸，有较好的抗衰老作用；人参片大补元气；枸杞子滋补肝肾、抗衰防老。三者搭配炖汤食用，对阴阳俱虚型卵巢早衰患者有一定的改善效果。

疗兼药膳 莲子补骨脂猪腰汤

|配方| 补骨脂50克，猪腰1个，莲子、核桃各40克，姜适量，盐2克

|制作|

1. 补骨脂、莲子、核桃分别洗净浸泡；猪腰剖开除去白色筋膜，加盐揉洗，以水冲净；姜洗净去皮切片。
2. 将所有材料放入砂煲中，注入清水，大火煲沸后转小火煲煮2小时。
3. 加入盐调味即可。

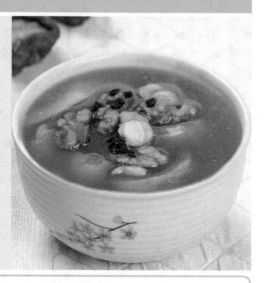

药膳功效 补骨脂具有滋阴补肾、养巢抗衰的作用，莲子清心醒脾、补肾固精，核桃补肾气。三者配伍同用，可改善雌激素水平，增强性欲，对肾阳虚型卵巢早衰患者有一定的食疗作用。

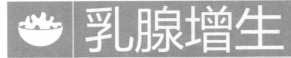

乳腺增生

乳腺增生是一种乳腺组织既非炎症也非肿瘤的异常增生性疾病，乃女性常见的多发病之一。乳腺增生主要表现为乳管及腺泡上皮增生，单侧或双侧乳房胀痛或触痛，也可有刺痛或牵拉痛，疼痛常在月经前加剧，经后疼痛减轻，常伴情绪波动而变化。乳房出现肿块，大小不等，形态不一，月经前期肿块增大，质地较硬，月经后肿块缩小，质韧而不硬，活动度较好。乳痛主要以乳房肿块处为甚，常涉及胸胁部或肩背部。乳腺增生类属中医学的"乳癖"范畴，多由精神情志刺激、急躁恼怒或日久抑郁所致，分为肝郁痰凝和冲任失调两个证型。

【证型分析】

1. 肝郁痰凝型： 乳腺肿块随喜怒消长，有疼痛，胸胁满闷，烦躁易怒，失眠多梦，烦热口干，纳呆食少，舌胖、苔白或腻，脉弦。

2. 冲任失调型： 乳腺有肿块，经前胀硬，经后便软，月经失调、量少、色淡，神倦体乏，腰腿酸软，舌红、苔白而少，脉细。

【饮食原则】

1. 肝郁痰凝型患者应选择疏肝理气、化痰消咳的药材和食材，如青皮、橘皮、柴胡、川楝子、佛手、郁金、荔枝核、橘核、茯苓、莱菔子、半夏、萝卜、海带、海藻、甲鱼等。

2. 冲任失调型患者应选择调理冲任、活血化瘀的药材和食材，如元胡、川芎、香附、当归、益母草、佛手、田七、丹参、白芍、猪肝、兔肉、甲鱼、牡蛎等。

3. 多进食富含纤维素的食物，如谷类、豆类的皮，以及各种蔬菜等。由于膳食纤维可以促使脂肪吸收减少，脂肪合成受到抑制，就会使激素水平下降，从而有利于乳腺增生疾病的恢复。

4. 宜多食含碘的食物，如海藻、海带、干贝、海参等。碘可以刺激垂体前叶黄体生成素，促进卵巢滤泡黄体化，从而使雌激素水平降低，恢复卵巢正常的功能。纠正内分泌失调，消除乳腺增生的隐患。

5. 宜低脂、低糖饮食，少食肥肉、甜食等。忌食辛辣刺激性食物。

【民间小偏方】

1. 丹参、青皮、三棱各9克，白芍、柴胡、香附、郁金各12克，黄芪、白花蛇舌草各15克，夏枯草、生牡蛎（先煎）各30克，水煎服，每日1剂，日服2次。

2. 瘦猪肉65克，鳖甲65克，海带65克，鳖甲切块，海带浸泡切块，加水共煮熟，加盐、麻油调味，每日1例，分2次温服。

疗养药膳 青皮炒兔肉

|配方| 青皮12克，生姜9克，兔肉150克，料酒、盐、花椒、姜末、酱油、味精、麻油各适量

|制作|

1. 青皮用温水泡后切小块。
2. 兔肉洗净，切丁，用食盐、姜末、葱段、料酒、酱油等稍腌渍。
3. 锅中放油，将兔肉翻炒至肉色发白，然后放入青皮、花椒、生姜、葱段等继续翻炒；待兔肉丁熟时，加酱油、味精等，炒至收干水分，淋上麻油即成。

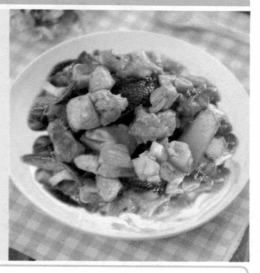

药膳功效 青皮可理气散结、行气止痛，对乳房有结节、胸胁刺痛、经前乳房胀痛明显的乳腺增生患者有很好的治疗效果；兔肉可疏肝解郁、清热解毒、益气补虚，对乳腺增生、乳房疼痛有烧灼感的患者效果较佳。

疗养药膳 佛手元胡猪肝汤

|配方| 佛手10克，元胡10克，制香附8克，猪肝100克，盐、姜丝、葱花各适量

|制作|

1. 将佛手、元胡、制香附洗净，备用。
2. 放佛手、元胡、制香入锅内，加适量水煮沸，再用文火煮15分钟左右。
3. 加入已洗净切好的猪肝片，放适量盐、姜丝、葱花，熟后即可食用。

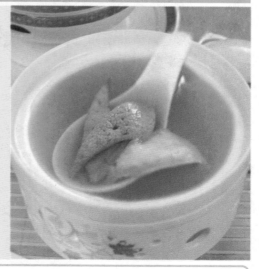

药膳功效 元胡、佛手、香附均有行气止痛、活血化瘀、宽胸散结的功效；猪肝可养肝补血。四者合用，可辅助治疗肝气郁结、气滞血瘀型乳腺增生。此汤还能补血调经，对月经不调患者也有益处。

疗养药膳 田七薤白鸡肉汤

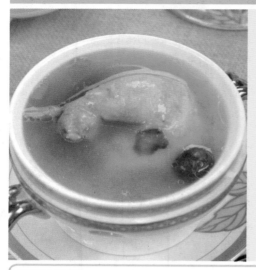

配方 鸡肉350克，枸杞子20克，田七、薤白各少许，盐5克

制作

1. 鸡处理干净，斩件，氽水；田七洗净，切片；薤白洗净，切碎；枸杞子洗净，浸泡。
2. 将鸡肉、田七、薤白、枸杞子放入锅中，加适量清水，用小火慢煲。
3. 2小时后加入盐即可食用。

药膳功效 薤白具有通阳散结、行气止痛的功效，对胸胁刺痛、心痛彻背、小腹冷痛、乳房胀痛等症均有疗效，是治疗胸痹心痛的常用药；田七可活血化瘀、散结止痛。两者合用，对气滞血瘀型乳腺增生有很好的疗效。

疗养药膳 柴胡橘皮饮

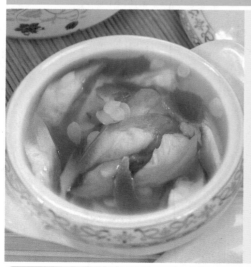

配方 柴胡10克，延胡索5克，鲜橘皮15克，丝瓜10克

制作

1. 先将丝瓜去皮，洗净切块；柴胡、延胡索洗净，煎汁去渣备用。
2. 将橘皮、丝瓜洗净，一起放入锅中，加水600毫升，旺火煮开后转小火续煮15分钟。
3. 倒入药汁，煮沸后即可关火，加少许白糖，代茶饮。

药膳功效 延胡索可理气通络，化瘀止痛；柴胡可疏肝理气，调畅情绪；丝瓜清热利湿，通络散结；橘皮理气止痛。四者合用，对肝郁气滞的乳腺增生患者有一定的食疗效果。

乳腺癌

　　乳腺癌是女性最常见的恶性肿瘤之一，发病率高，但病程进展较缓慢。乳腺癌症状：①无痛性肿块，乳腺癌的肿块常发生在乳房的外上方近腋窝处，肿块大小不一，形状不规则，质地较硬，边缘不清，固定不移。②少数患者，尤其是40岁以上的患者，会出现乳头血性或水样的溢液，且伴有乳房肿块。③乳房局部皮肤出现褶皱。早期皮肤会出现凹陷，呈现"酒窝征"，中晚期皮肤会出现溃烂、红肿、水肿及"橘皮样病变"。中医将此病分为冲任失调、肝郁痰凝和气虚血瘀三个证型。

【证型分析】

1. 冲任失调型： 经期紊乱，经前乳房胀痛，婚久未孕或多次流产，舌淡、苔薄，脉弦。

2. 肝郁痰凝型： 情志抑郁，或急躁，胸闷胁胀，经前乳房作胀，小腹作痛，乳房有肿块且皮色不变，苔薄，脉弦。

3. 气虚血瘀型： 肿块扩大，溃后变硬，渗流血水，不痛或剧痛，面色苍白，精神萎靡，食少，心悸失眠，舌紫有瘀斑，苔黄，脉弱无力。

【饮食原则】

1. 饮食宜多样化，避免食用油腻食物，增加一些开胃食品，如山楂糕、泡菜等，以增进食欲。宜多吃具有抗癌作用的食物，如菌类、海藻类、绿叶蔬菜、浆果类水果等，均有一定的抗癌作用。

2. 宜选择植物油，由于花生油、玉米油、菜籽油和豆油都含有大量的不饱和脂肪酸，可保护绝经期女性免受乳腺癌侵袭，所以平时应有意识地摄入一些植物油。

3. 少食肉类。摄入过多的肉类或导致胆固醇过高而刺激人体分泌更多的荷尔蒙，从而形成乳房肿块。

4. 少食盐。盐和其他含钠元素高的食物，会让女性体内保持更多的体液，增加乳房的不适。

5. 忌食辛辣刺激性食物，如辣椒、芥末、桂皮等；忌食油炸、霉变、腌制食品；忌烟、酒、咖啡。

【民间小偏方】

1. 生牡蛎30克，玄参、夏枯草各30克，昆布15克，海藻、姜半夏各12克，陈皮、青皮各9克，莪术、三棱各6克，水煎服或研末，开水冲服。

2. 五味子、山楂各15克，麦芽50克，水煎服，每日1剂，日服2次。可治肝气郁滞、痰凝聚结、肾阴不足。

疗养药膳 佛手老鸭汤

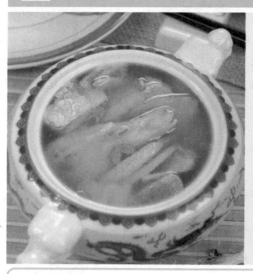

配方 老鸭250克，佛手100克，生地、丹皮各10克，枸杞子10克，盐5克，鸡精3克

制作

1. 老鸭处理干净，切件，汆水；佛手洗净，切片；枸杞子洗净，浸泡；生地、丹皮煎汁去渣备用。
2. 锅中放入老鸭肉、佛手、枸杞子，加入适量清水，小火慢炖。
3. 至香味四溢时，倒入药汁，调入盐和鸡精，稍炖，出锅即可。

药膳功效 佛手芳香行散，具有疏肝理气、活血化瘀、和中止痛的功效，老鸭可益气补虚、清热凉血；生地、丹皮清热凉血、敛疮生肌；枸杞子能滋补肝肾、防癌抗癌。三者合用，对辅助治疗乳腺癌有一定的作用。

疗养药膳 排骨苦瓜煲陈皮

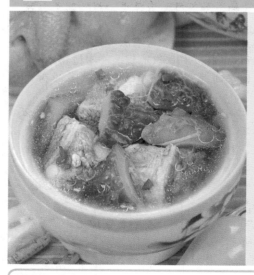

配方 苦瓜200克，排骨300克，蒲公英10克，陈皮8克，葱、姜各2克，盐6克，胡椒粉5克

制作

1. 将苦瓜洗净，去籽切块；排骨洗净，斩块汆水，陈皮洗净备用；蒲公英洗净，煎汁去渣备用。
2. 煲锅上火倒入水，调入葱、姜，下入排骨、苦瓜煲至八成熟。
3. 加入陈皮，倒入药汁，调入胡椒粉和盐即可。

药膳功效 蒲公英清热解毒、利尿散结，可治急性乳腺炎、炎性乳腺癌；苦瓜清热泻火，对一切热性病证均有疗效；陈皮可理气散结、止痛。三者同用，可缓解炎性乳腺癌出现的局部皮肤红、肿、热、痛的症状。

疗养药膳 生地绿豆猪大肠汤

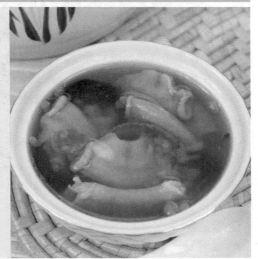

|配 方| 猪大肠100克，绿豆50克，生地、陈皮、生姜各3克，盐适量

|制 作|

1. 猪大肠切段后洗净；绿豆洗净，入水浸泡10分钟；生地、陈皮、生姜均洗净。

2. 锅入水烧开，入猪大肠煮透，捞出。

3. 将猪大肠、生地、绿豆、陈皮、生姜放入炖盅，注入清水，以大火烧开，改用小火煲2小时，加盐调味即可。

药膳功效 生地黄具有清热凉血、养阴生津的功效，对炎性乳腺癌有一定疗效；陈皮可行气消胀、除郁结；绿豆可清热解毒；猪大肠可清热解毒、止血排脓。四者同用，以清热解毒、消炎敛疮为主，对炎性乳腺癌有一定的食疗效果。

疗养药膳 蒲公英茶

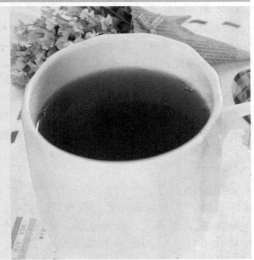

|配 方| 蒲公英15克，王不留行10克，金银花8克，甘草6克

|制 作|

1. 将蒲公英、王不留行、金银花、甘草分别洗净。

2. 先将王不留行、甘草放入锅中，加水700毫升，大火煮开。

3. 加入蒲公英、金银花，转小火煮5分钟即可关火，滤去药渣，留汁饮用。

药膳功效 蒲公英、金银花均可清热解毒、消痈排脓，是治疗急性化脓性炎症的常用药物；王不留行可行气散结，通络下乳。三者同用，可清热解毒、凉血排脓、疏肝通乳，对炎性乳腺癌患者有很好的辅助治疗作用，且内服、外敷皆宜。

子宫脱垂

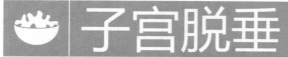

子宫脱垂，是指子宫从正常位置沿阴道下降，子宫颈外口达坐骨棘水平以下，甚或子宫完全脱出阴道口外者。子宫脱垂主要是由分娩损伤造成的，如分娩时产道过度伸展撕裂，没有及时修补，或是子宫口没有开全时过早用力，及难产处理不当等，都可造成支撑子宫的盆底组织松弛或撕裂。此外，产后过早劳动或患有慢性咳嗽、习惯性便秘，以及长期从事蹲、站等工作，均会造成腹腔内压力增加，使子宫下移而造成脱垂。中医学认为，中气不足或肾气亏虚、冲任不固，不能升拖子宫而致子宫下垂，据此分为气虚型和肾虚型。

【证型分析】

1. 气虚型：子宫下移或脱出阴道口外，阴道壁松弛胀出，过劳加重，小腹下坠，面色无华，体乏，懒言，尿频，带下量多，色淡、质稀，舌淡，苔薄，脉缓弱。

2. 肾虚型：子宫下脱，久而不愈，头晕耳鸣，腰腿酸软、冷痛，小腹下坠，尿频，夜尿，带下稀，舌淡，脉沉弱。

【饮食原则】

1. 多食高蛋白食物，如瘦肉类、鸡、蛋类、鱼类、豆制品等。蛋白质是机体组织修复不可缺少的营养素，能加强肌肉的弹性。

2. 多食具有补气、补肾作用的食物，补气的有人参、党参、黄芪、白术、山药、大枣、黄豆、莲子、土鸡、老鸭、牛肉、猪肚等；补肾的食物有熟地黄、首乌、山茱萸、杜仲、牛大力、乌鸡、黑豆等。

3. 忌食会引起下坠的寒性水产品。蚌肉、田螺、田鸡等水产品性寒，食用后会伤脾胃或造成子宫虚冷下滑。

4. 忌食燥热性食物，如羊肉、狗肉、红参等；忌辛辣刺激性食物，如辣椒、葱、蒜、韭菜、花椒、酒等，这些食物会使得脱出的子宫充血、红肿，引起局部炎症或糜烂。

【民间小偏方】

1. 当归、炙升麻各10克，益母草、党参、炒枳壳各15克，炙黄芪30克，水煎服，每日1剂，煎两次，分开饮服，10天为1个疗程，服1~3个疗程。

2. 升麻10克，川枳实15克，党参20克，大枣5枚，水煎服，日服1次，7天为1个疗程。

3. 陈米酒、鲜荔枝（去壳）各1 000克，将荔枝浸入酒内一周后饮服，每日早晚各1次。

疗养药膳 鲜人参炖鸡

|配方| 家鸡1只，鲜人参2条，猪瘦肉200克，火腿30克，花雕酒3毫升，清水1 000毫升，生姜2片，食盐2克，鸡精2克，味精3克，浓缩鸡汁2毫升

|制作|

1. 先将家鸡脱毛去内脏后，在背部开刀；猪瘦肉切成大肉粒；火腿切成粒。
2. 把上述材料飞水去血污，再把所有的原材料装进炖盅炖4小时。
3. 将炖好的汤加入调味料即可。

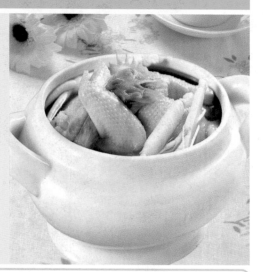

药膳功效 人参大补元气，家鸡具有益气补虚的功效，因此本品对体质虚弱导致的子宫脱垂患者有很好的补益作用。

疗养药膳 党参淮山猪肚汤

|配方| 猪肚250克，党参、淮山各20克，黄芪5克，枸杞子适量，姜片10克，盐6克

|制作|

1. 猪肚洗净，党参、淮山、黄芪、枸杞子洗净，锅中注入水烧开，放入猪肚汆烫。
2. 所有材料和姜片放入砂煲内，加清水没过材料，用大火煲沸，改小火煲3个小时，调入盐即可。

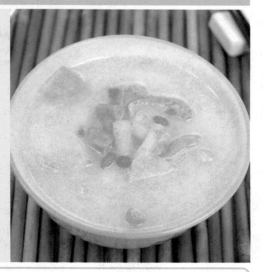

药膳功效 党参、淮山、黄芪均是补气健脾的佳品，猪肚能健脾益气、升提内脏。本品对气虚所致的内脏下垂（如胃下垂、子宫脱垂、脱肛、肾下垂等）患者大有补益作用。

黄芪猪肝汤

疗养药膳

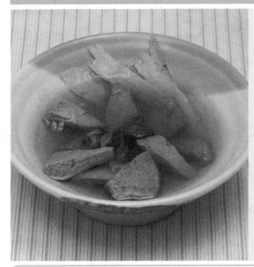

|配 方| 当归1条（约25克），党参、黄芪各20克，熟地黄8克，姜5片，米酒半碗，麻油1汤匙，猪肝200克，菠菜300克，水3碗

|做 法|

1. 当归、黄芪、丹参、熟地黄洗净，加3碗水，熬取药备用。

2. 麻油加葱爆香后，入猪肝炒半熟，盛起备用。

3. 将米酒、药汁入锅煮开，入猪肝煮开，再放入切好的菠菜煮开，适度调味即可。

药膳功效 党参、黄芪可补气健脾、升阳举陷，当归益气补血，熟地黄滋补肝肾，猪肝补血养肝。以上几味同用，对气血亏虚引起的子宫脱垂有较好的食疗作用。

补中玉米排骨汤

疗养药膳

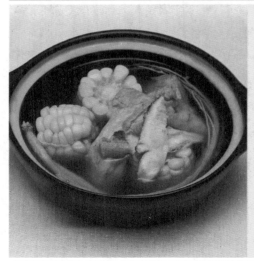

|配 方| 党参、黄芪各15克，玉米适量，小排骨300克，盐2小匙

|制 作|

1. 玉米洗净，剁成小块。

2. 排骨斩块，以沸水氽烫祛腥，捞起沥水，备用。

3. 将所有材料一起放入砂锅内，以大火煮开后，再以小火炖煮40分钟，待汤渐渐入味，起锅前以少许盐调味即可。

药膳功效 党参、黄芪都有补中益气的功效，黄芪还能升阳举陷；与玉米、排骨一起煮，不仅可以让汤更香甜，还能增强脾胃之气，对改善内脏下垂，如子宫脱垂、胃下垂等症有较好的食疗效果。

子宫肌瘤

　　子宫肌瘤是女性生殖系统中最常见的良性肿瘤，由平滑肌和结缔组织所构成，为单个或多个大小不一的球形、实性、质硬的肿块，小者直径仅有数毫米，大者可充满整个腹腔。多数子宫肌瘤无明显症状，只有在盆腔检查时才被发现。中医学认为，此病多因机体正气不足，风寒湿热邪内侵，或情志因素、房事所伤而导致肝脏功能失常所致。

【证型分析】

1. 肾虚血瘀型： 下腹结块、触痛，经量多少不一，经行腹痛较剧，色紫有块，婚久不孕，或曾多次流产，腰腿酸软，头晕耳鸣，舌暗，脉弦细。

2. 气滞血瘀型： 下腹结块，触痛或无痛，小腹胀满，经期不定，经量多有块、淋漓不止、色黯，情志抑郁，胸闷，面色晦暗，肌如鱼鳞，舌紫有瘀斑，脉沉弦涩。

3. 痰湿瘀结型： 下腹结块不硬，固定难移，经量多、淋漓不止，带下量多，胸脘痞闷，腰腹疼痛，舌紫而胖、有瘀点，苔白、厚、腻，脉弦滑或沉涩。

4. 湿热瘀结型： 下腹肿块，热痛起伏，触痛，痛连腰骶，经量多，经期延长，带下量多，色黄或赤白相兼，心烦口渴，大便秘结，尿赤，舌暗有瘀斑、苔黄，脉弦滑数。

【饮食原则】

1. 子宫肌瘤多有血瘀症状，因此宜选择活血化瘀、散结消肿的药材和食材，如桂枝、田七、桃仁、红花、川芎、乳香、没药、莪术、三棱、穿山甲、甲鱼、山楂、海带、大蒜等。

2. 肾虚血瘀型患者，在用活血药的同时，还要配伍补肾药，如熟地黄、山茱萸、补骨脂、乌鸡、木耳等；气滞血瘀型患者，还应配伍行气药，如木香、枳实、青皮、陈皮、橘核等；痰湿瘀结型患者应配伍化痰祛湿的药，如白术、苍术、陈皮、白萝卜、香菇、柚子等；湿热瘀结型患者，应配伍清热利湿药，如黄檗、苦参、赤小豆、马齿苋、绿豆、苋菜、油菜等。

3. 子宫肌瘤患者饮食要清淡，少吃辛辣刺激、烧烤、肥腻等食物。

【民间小偏方】

1. 当归、三棱、香附、桃仁各10克，莪术、王不留行各12克，夏枯草、续断、贯众、天葵子各15克，生牡蛎、海藻各20克，昆布30克，每日1剂，水煎，分3次饮服。

2. 桃仁、炙甘草、炮姜各3克，炒芥穗9克，川芎15克，当归24克，益母草30克，水煎服，每日1剂，日服2次。

疗养药膳 田七木耳乌鸡汤

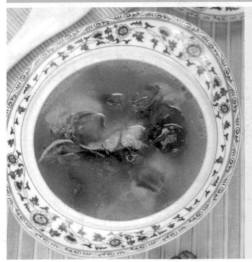

|配方| 乌鸡150克，田七5克，黑木耳10克，盐2克

|制作|

1. 乌鸡处理干净，斩件；田七浸泡，洗净，切成薄片；黑木耳泡发，洗净，撕成小朵。
2. 锅中注入适量清水烧沸，放入乌鸡氽去血水后捞出洗净。
3. 用瓦煲装适量清水，煮沸后加入乌鸡、田七、黑木耳，大火煲沸后改用小火煲2小时，加盐调味即可食用。

药膳功效 田七可化瘀定痛、活血止血，乌鸡可调补气血、滋阴补肾，黑木耳可补肾阴、凉血止血。三者搭配炖汤食用，对肾虚血瘀型子宫肌瘤患者有较好的食疗效果，还可改善患者贫血症状。此汤还非常适合月经期的女性食用。

疗养药膳 桂枝土茯苓鳝鱼汤

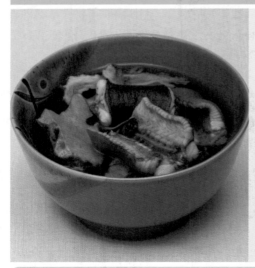

|配方| 鳝鱼、蘑菇各100克，土茯苓30克，桂枝10克，赤芍10克，盐5克，米酒10克

|制作|

1. 将鳝鱼洗净，切小段；蘑菇洗净，撕成小朵；当归、土茯苓、赤芍洗净备用。
2. 将当归、土茯苓、赤芍先放入锅中，以大火煮沸后转小火续煮20分钟。
3. 再下入鳝鱼煮5分钟，最后下入蘑菇炖煮3分钟，加盐、米酒调味即可。

药膳功效 土茯苓除湿解毒、消肿敛疮，赤芍清热凉血、散瘀止痛，桂枝活血化瘀，蘑菇可益气补虚、防癌抗癌，鳝鱼通络散结。以上几味搭配，可辅助治疗湿热瘀结型子宫肌瘤。

疗养药膳 三术粥

|配方| 莪术15克，白术10克，苍术10克，三棱9克，车前草8克，粳米100克

|制作|

1. 将莪术、白术、苍术、三棱、车前草均洗净，用纱布袋包成药包备用。
2. 先将药包入瓦锅中，加适量的水大火煮开后转小火煎煮30分钟，去渣取汁。
3. 再加入洗净的粳米煮成粥即可。

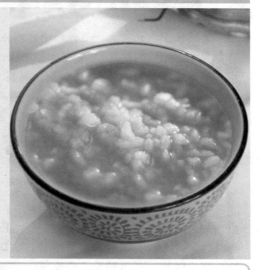

药膳功效 三棱、莪术是行气破血、散结止痛的良药；莪术属于破消之品，配合三棱治子宫肌瘤、盆腔包块、卵巢囊肿时，常需与等量党参或白术或黄芪等同用，使在破瘀之中不致损伤元气。

疗养药膳 红花木香饮

|配方| 青皮10克，红花10克，木香10克

|制作|

1. 先将木香洗净入锅，加水700毫升，大火将水烧开，转小火煎煮15分钟，青皮晾干后切成丝，与红花同入锅，再煮5分钟，最后过滤，去渣，取汁即成。
2. 当茶频频饮用，或早晚2次分服。

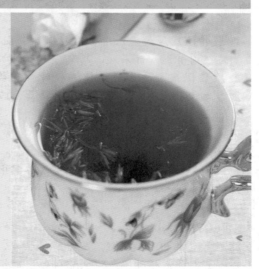

药膳功效 红花可活血化瘀、散结止痛；青皮、木香均可行气止痛，"气行则血行，血型则瘀易散"。因此，以上三味配伍同用，对气滞血瘀型子宫肌瘤有较好的疗效。

功能性子宫出血

女性由于内分泌失调所致的子宫内膜发生异常出血,为功能性子宫出血,简称功血。其症状主要表现为:阴道不规则出血,并伴有贫血症。临床上分为无排卵型功血和排卵型功血。无排卵型功血归属中医"崩漏"的范畴,症状有经期紊乱、长短不一、出血量时多时少,甚或大量出血、出血期间无腹痛,伴有贫血,甚至出现失血性休克,多发生于青春期和围绝经期妇女;排卵型功血多发生于生育期妇女,症状有经期提前、量多或排卵期出血、卵泡期延长、黄体期缩短、子宫内膜不规则脱落。

【证型分析】

1. 脾肾阳虚型: 经血不定时,暴下不止,或淋漓不尽,色淡质稀;面色苍白或晦暗,神疲乏力,或颜面四肢水肿,小腹有空坠感,手足冰冷,食少便稀,眼眶黯,腰脊酸软,夜尿频多;舌色淡,舌边有齿印,苔白,脉沉弱。

2. 肝肾阴虚型: 经乱无期,出血量少,淋漓累月不止,或停经数月后又突然暴崩下血,经色鲜红,质稍稠,伴有头晕耳鸣,腰膝酸软,五心烦热,舌红少苔,脉细数等。

3. 血瘀型: 经血非时而下,量时多时少,时出时止,或淋漓不断,或停经数月又突然崩漏下血,经色暗,有血块,舌质紫暗或舌尖有瘀点,脉弦细或涩。

【饮食原则】

1. 脾肾阳虚型患者应选择健脾温肾、固冲止血的药材和食材,如艾叶、党参、白术、补骨脂、赤石脂、乌鸡、土鸡、羊肉、茼蒿等。

2. 肝肾阴虚型患者应选择滋补肝肾的药材和食材,如熟地黄、女贞子、旱莲草、地榆、乌鸡、墨鱼、干贝、桑葚、田七等。

3. 血瘀型患者应选择活血化瘀的药材,如丹参、槐花、田七、桃仁、益母草、五灵脂、当归、香附等。

4. 多食含铁丰富的食物,如动物内脏、乌鸡、红枣、桂圆等,补充优质蛋白质,如牛奶、鸡蛋、瘦肉等,可改善因出血过多引起的贫血症状;忌吃辛辣刺激性的调味料。

【民间小偏方】

1. 黄芩、生白芍、石斛、玄参、地骨皮、藕节炭各12克,煅牡蛎、陈棕炭、花蕊石各30克,侧柏叶15克,生地24克,加水共煎,可养阴固摄,止血清热。

2. 柴胡、青皮(醋炒)、川芎、生地黄各2.4克,炒白芍、当归(酒浸)、香附(炒黑)各6克,甘草1.5克,水煎,食前服,可养血疏肝、调经止血。

疗养药膳 田七炖乌鸡

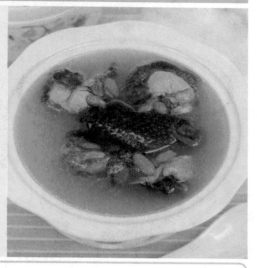

配方 当归20克，田七8克，乌鸡肉250克，盐5克，味精3克，蚝油5克

制作

1. 当归、田七洗净，田七砸碎，当归切成片。

2. 乌鸡洗净，斩块，放入开水中煮5分钟，取出过冷水。

3. 将当归、乌鸡块、田七一起放入锅中，加水适量，大火煮开，转小火续煮2小时，加盐、味精、蚝油调味即可。

药膳功效 当归可补血活血、调经止痛；田七可化瘀定痛、活血止血；乌鸡可调补气血，对功能性子宫出血患者有较好的食疗效果，还可改善因出血过多引起的贫血症状。此汤还非常适合月经期的女性食用。

疗养药膳 墨鱼鸡肉汤

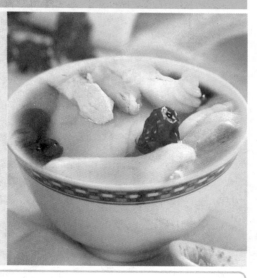

配方 地榆、槐花、白茅根各10克，红枣10颗，墨鱼100克，鸡肉200克，盐、味精各适量

制作

1. 将墨鱼泡发开，洗净切块；鸡肉洗净，切块；红枣洗净去核。

2. 将地榆、槐花、白茅根洗净装入纱布袋，扎紧。

3. 锅内加适量清水，放入墨鱼、鸡块及纱布袋，炖至墨鱼肉熟烂，捞起药袋丢弃，加盐、味精等调服。

药膳功效 墨鱼具有补益精气、养血滋阴、调经利水、收敛止血的食疗作用；地榆、槐花均可凉血止血；红枣益气补血。以上几味配伍同用，既补益气血，又收敛止血，对肝肾阴虚型功能性子宫出血有较好的疗效。

艾蒿茶

疗兼药膳

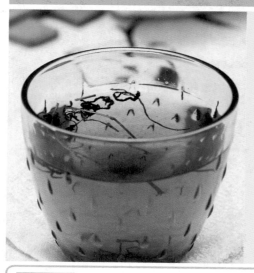

|配方| 晒干的艾蒿30克，蜂蜜2大匙
|制作|
1. 晒干的艾蒿去掉灰尘，切成几段。
2. 将水烧沸，倒入晒干的艾蒿中。
3. 用筛子过滤出浸泡艾蒿的汤。
4. 把浸泡艾蒿的汤放入碗中，放入少量蜂蜜，趁热喝。

药膳功效 艾蒿具有理气血、逐寒湿、温止血的功效，能使身体暖和，能缩短出血和凝血时间，具有很好的止血作用，尤其适合虚寒型子宫出血患者食用。

丹参槐花酒

疗兼药膳

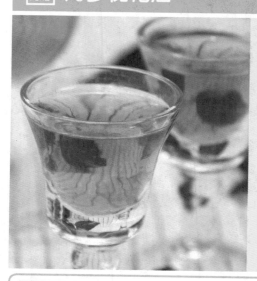

|配方| 丹参、槐花各300克，米酒适量
|制作|
1. 将丹参、槐花切碎，倒入适量的米酒浸泡15天。
2. 滤出药渣压榨出汁，将药汁与药酒合并。
3. 再加入适量米酒，过滤后装入瓶中即可。每次10毫升，每日3次，饭前将酒温热服用。

药膳功效 槐花味道清香甘甜，同时还具有清热解毒、凉血止血的功效；丹参既止血又活血；米酒能活血化瘀，益气补虚。三者合用，对功能性子宫出血有一定疗效。

子宫内膜异位症

　　子宫内膜组织在子宫腔以外的部位出现、生长、浸润，引发反复出血或疼痛、不孕及结节包块，是为子宫内膜异位症。此病多发生于盆腔腹膜，也见于卵巢、阴道直肠隔和输尿管，以30～40岁的妇女居多。本病典型的症状有盆腔疼痛，包括痛经、非经期腹痛及性交痛；不孕；盆腔包块。中医诊断本病多因瘀血壅滞胞宫、冲任而起，临床可分为肾虚血瘀、气滞血瘀、气虚血瘀、寒凝血瘀和热灼血瘀。

【证型分析】

1. 肾虚血瘀型：经行腹痛，腰酸背软，经期先后不定，量多少不一，头晕耳鸣，面色晦暗，神倦体乏，性欲减退，盆腔有结节包块，或不孕，舌暗、苔白，脉沉细。

2. 气滞血瘀型：经行下腹坠胀剧痛，拒按，胸闷乳胀，量多少不一、色黯有血块，盆腔有结节包块，口干，便结，或不孕，舌紫有瘀斑，脉弦或涩。

3. 气虚血瘀型：经行腹痛，量多少不一、色黯、质稀有血块，肛门坠胀不适，神倦体乏，面色无华，食欲不振，盆腔结节包块，或不孕，舌淡胖有瘀点、苔白腻，脉细或细涩。

4. 寒凝血瘀型：经前或经期小腹冷痛、绞痛、坠胀痛，拒按，得热痛减，量少、色黯，经血淋漓不止，或月经延期，或不孕，畏寒肢冷，便溏，舌紫胖、苔白，脉沉弦或紧。

5. 热灼血瘀型：经前或经行发热，小腹灼热疼痛，拒按，月经提前、量多、色红、质稠有块、淋漓不止，烦躁易怒，便结，盆腔结节包块，触痛明显，或不孕，舌红有瘀点、苔黄，脉弦数。

【饮食原则】

1. 子宫内膜异位症患者多有血瘀症状，因此宜选择活血化瘀、散结止痛的药材和食材，如当归、赤芍、丹参、红花、川芎、青皮、乳香、没药、莪术、三棱、甲鱼、山楂、海带、大蒜等。

2. 患者饮食宜清淡，多食蔬菜、菌类、豆类食物，少食肥腻食物，如肥猪肉、甜食；忌食烧烤、油炸类食物；忌喝冷饮等冰冻饮品。

【民间小偏方】

1. 桂枝4.5克，赤芍、桃仁、丹皮各10克，云茯苓12克，石见穿15克，皂角刺、鬼箭羽各20克，水煎，分次饮服。

2. 小茴香6克，吴茱萸8克，桃仁、乌药、红花、川芎各10克，当归、续断、元胡各12克，淮山、紫丹参各15克，水煎服，每日1剂，日服2次。

疗养药膳 当归猪手汤

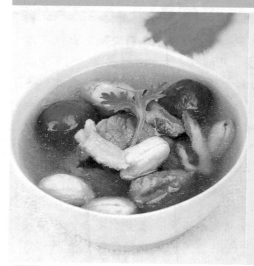

|配方| 猪手200克，当归30克，黄芪10克，红枣5颗，黄豆、花生米各10克，盐5克，白糖2克，八角1个

|制作|
1. 猪手洗净切块，氽水；红枣、黄豆、花生米、当归、黄芪洗净浸泡。
2. 汤锅上火倒入水，下入所有材料煲熟。
3. 调入盐、白糖即可。

|药膳功效| 当归可补血调经、活血化瘀；黄芪补中益气；猪手补气养血；红枣、黄豆益气补虚、增强免疫力。以上几味配伍同用，既补气又活血，对气虚血瘀型子宫内膜异位症患者有很好的食疗效果。

疗养药膳 清炖甲鱼

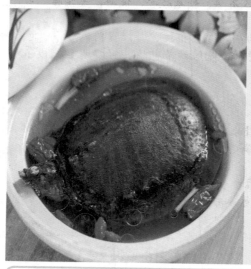

|配方| 甲鱼1只，红枣10克，枸杞子5克，葱15克，姜10克，味精、盐、鸡精各适量

|制作|
1. 甲鱼宰杀洗净，葱择洗干净切段，姜去皮切片。
2. 锅中注水烧开，放入甲鱼氽去血水，捞出后放入煲中，加入姜片、红枣、枸杞子煲开。
3. 继续煲1小时至甲鱼熟烂，调入调味料即可。

|药膳功效| 甲鱼具有益气补虚、滋阴益肾、活血散结等食疗作用，对各种肿瘤、盆腔包块、癌症均有很好的食疗作用，此外，还能改善患者发热症状；红枣益气补虚；枸杞子滋补肝肾。三者合用，对子宫内膜异位症患者有较好的食疗效果。

疗养药膳 赤芍生地丹参饮

|配方| 赤芍、丹参、生地黄、牡丹皮、白芍各15克，牛膝10克，陈皮5克

|制作|

1. 将所有材料洗净，先将赤芍、丹参、生地黄、白芍、牛膝放入锅中，加水700毫升。

2. 大火煎煮开，转小火煮至药汁为400毫升，再放入牡丹皮、陈皮即可，续煮5分钟即可关火。

3. 再煎煮一次，将两次的药汁兑匀，分两次服用，每日1剂。

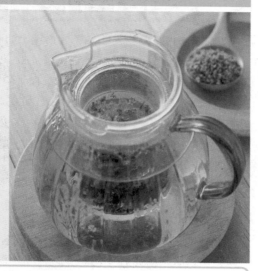

药膳功效 丹参、赤芍、牛膝均能清热凉血、活血化瘀；陈皮可行气、散结、止痛；白芍有较好的止痛效果；丹皮、生地凉血止血，可治疗子宫出血症状。以上药材配伍同用，对热灼血瘀型子宫内膜异位症有很好的疗效。

疗养药膳 青皮红花茶

|配方| 青皮10克，红花12克

|制作|

1. 青皮晾干后切成丝，与红花同入砂锅，加水浸泡30分钟，煎煮30分钟，用洁净纱布过滤，去渣，取汁即成。

2. 当茶频频饮用或早晚2次分服。

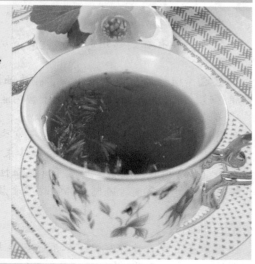

药膳功效 红花可活血化瘀；青皮行气止痛。对气质血瘀型子宫内膜异位症有较好的疗效。

子宫内膜癌

子宫内膜癌指发生在子宫内膜上的恶性肿瘤，是最常见的女性生殖器官恶性肿瘤。患者主要症状为不规则阴道流血，量一般不多。少数患者会出现排液增多的现象。早期可出现浆液性或浆液血性排液，晚期合并成感染则出现脓血性排液，并伴有恶臭。当癌瘤侵犯周围组织时，可引起下腹胀痛及痉挛样疼痛。晚期患者会出现全身症状，如贫血、消瘦、恶病质、发热及全身衰竭。从中医的角度看，子宫内膜癌是因脾、肝、脏功能失调，肝气郁结，湿热邪毒，气滞血瘀等久积腹中所致，临床常见有肾虚型、血热型、气虚型和血瘀型。

【证型分析】

1. 肾虚型：阴道出血，量时多时少、色鲜红，眩晕，心悸耳鸣，五心烦热，两颧赤红，腰腿酸软，舌红、苔少，脉细数。

2. 血热型：阴道大出血或出血淋漓不止，胸胁胀满，烦躁易怒，舌红、苔薄黄，脉细数。

3. 气虚型：暴崩下血或淋漓不已，色淡、质清，面色苍白，神倦体乏，气短懒言，舌淡或有齿印，苔薄润，脉缓弱无力。

4. 血瘀型：或崩或止，淋漓不止，或量骤增，夹有瘀块，小腹疼痛拒按，舌紫或有瘀点、苔薄，脉沉涩或弦细。

【饮食原则】

1. 宜多吃具有抗癌作用的食物，如菌类食物、海藻类、绿叶蔬菜、浆果类水果等。

2. 宜选择植物油，由于玉米油、花生油、菜籽油、大豆油都含有大量的不饱和脂肪酸，可保护绝经期女性免受子宫内膜癌侵袭的作用。

3. 多摄取高钙食物，如奶类、排骨汤、豆制品、鱼类等。有研究表明，每日摄取高钙食物，会比摄取不足的人患子宫内膜癌的发生率低很多。

4. 忌食辛辣刺激性食物，如辣椒、芥末、桂皮等；忌烟、酒、咖啡，这些食物会加重子宫内膜癌症状，加重子宫脓血性排液症状。

5. 忌食油炸、霉变、腌制食品；这些食物都含有致癌物质，会加重癌变。

【民间小偏方】

1. 冬瓜子30克，冰糖30克，冬瓜子捣烂与冰糖放入碗中，加入沸水300毫升，文火隔水炖熟，日服1剂，7天为1个疗程。

2. 蜀羊泉30克，红枣10枚，水煎服，每日1剂，可清热解毒，对热毒型子宫内膜癌患者有一定的功效。

疗养药膳 鸡血藤鲜菇鸡汤

|配方| 鸡肉200克，鸡血藤30克，鲜香菇200克，生姜3片，盐6克

|制作|

1. 鸡肉洗净，切片，氽水；鸡血藤、生姜、天麻洗净。
2. 将鸡肉、鸡血藤、生姜、天麻放入锅中。
3. 加适量清水小火炖3小时，加入盐即可食用。

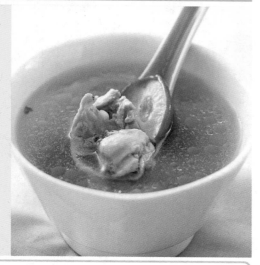

药膳功效 鸡血藤有行血活血、调经止痛等功效，可治疗月经不调、经行不畅、痛经、血虚经闭等妇科疾病，对血瘀型子宫内膜癌患者有较好的食疗作用；香菇是防癌抗癌佳品。两者搭配，药效更佳。

疗养药膳 田七冬菇炖鸡

|配方| 田七12克，冬菇30克，鸡肉500克，大枣15～20颗，姜丝、蒜泥各少量，盐6克

|制作|

1. 将田七洗净，冬菇洗净，温水泡发。
2. 把鸡肉洗净，斩件；大枣洗净。
3. 将所有原材料放入砂煲中，加入姜、蒜入煲内，注入水适量，慢火炖之；待鸡肉烂熟，入油、盐调味食之。

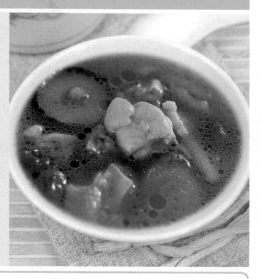

药膳功效 田七即为三七，具有活血化瘀、止血的功效，能明显缩短出血和凝血时间，对子宫内膜癌患者所出现的阴道不规则出血有较好的抑制作用；冬菇可防癌抗癌、益气补虚；鸡肉、红枣均可益气补血。四者合用，可辅助治疗子宫内膜癌。

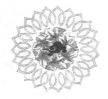